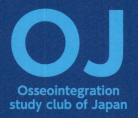

別冊 Quintessence DENTAL Implantology

外科術式とlongevityから再考するインプラント周囲組織マネジメント

オッセオインテグレイション・
スタディクラブ・オブ・ジャパン
22ndミーティング抄録集

監修：松島正和

編集：松井徳雄　　中村茂人　　甘利佳之
　　　飯田吉郎　　岡田素平太　菊地康司
　　　村川達也

本別冊は、2024年7月27日(土)、28日(日)に一橋大学一橋講堂(東京都)にて開催された「オッセオインテグレイション・スタディクラブ・オブ・ジャパン 2024年 年次ミーティング」を再編集したものである。

クインテッセンス出版株式会社　2025

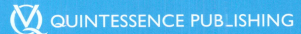

Berlin | Chicago | Tokyo
Barcelona | London | Milan | Paris | Prague | Seoul | Warsaw
Beijing | Istanbul | Sao Paulo | Sydney | Zagreb

はじめに：会長の言葉

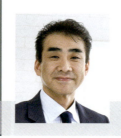

Osseointegration study club of Japan (OJ) 2024年度の活動を振り返って

OJ会長 **松島正和** Masakazu Matsushima

はじめに

今年も無事OJの運営ができましたことを皆様に深く感謝申し上げます。OJは、スタディグループやインプラントシステムの垣根を越えて集まった会員の学術団体です。今後もOJの誓いの理念を遵守して会の発展に寄与したいと思っております。

2024年度ミッドウィンターミーティング

OJミッドウィンターミーティングは例年2月11日の建国記念日に開催されます。2024年は東京都千代田区の日本歯科大学生命歯学部富士見ホールで開催しました（図1）。計18名の新進気鋭の演者が集まり、渥美克幸先生、大島健吾先生、古賀慎太郎先生、菅田真吾先生、関錦二郎先生、津田 祐先生（五十音順）の6名の先生方が7月の年次ミーティング会員発表に選出されました。

2024年度年次ミーティング

2024年7月27日（土）、28日（日）、晴天の夏日、OJ年次ミーティングは東京都千代田区の一橋大学一橋講堂で、多くの若手歯科医師に、演者、座長、司会などさまざまな立場で尽力いただき、「インプラント周囲組織のマネジメントを再考する」をテーマに開催しました（図2）。

大変喜ばしいことに、OJは昨年多くの新しい役員を迎えました。その全員が、次世代のわが国のインプラント治療を担うスペシャリストとして今後活躍されることと思います。軟組織へのアプローチを確実に行うことができればインプラント治療の適応症は拡大し、機能性、審美性、メインテナンス、デジタル関連との連携など、患者のニーズに応えられる好ましい治療結果を期待することができます。新藤有道企画委員長を中心に役員一同渾身のプログラムができあがりました。

初日のプログラムは、司会を午前中は川端一裕先生、午後は池上龍朗先生に依頼し開催されました。会員発表は先のミッドウィンターミーティングで選出された6名の先生方によって、さらにブラッシュアップした内容で発表が行われました。

午後の部の教育講演では日本歯科大学生命歯学部歯周病学講座の関野 愉准教授に「エビデンスに基づいたインプラント周囲病変の診断と対応」という演題で登壇いただきました。大学人の立場から、多くのエビデンスとともに大変有益なご講演をいただきました。

正会員コンテストでは、一柳通宣先生、西山貴浩先生、松本圭史先生、毛内伸威先生の4名の演者が登壇し、松井徳雄学術委員長を中心とした慎重かつ厳正な選考の結果、「Partial extraction therapyとDigital dentistryの融合 —顎間関係に配慮し前歯部にPETを用いて審美性を獲得した咬合再構成症例—」の演題で講演した松本先生がOJ Awardを受賞しました。

シンポジウムⅠは「インプラント周囲組織安定を目指したプランニング」として小野晴彦先生、新藤先生、飯田吉郎先生が登壇し、活発なディスカッションが行われました。

二日目のプログラムは、司会を午前中は平山富興先生、午後は片山 昇先生に依頼し開催されました。シンポジウムⅡ-1は「外科術式 こだわりを語ろう！(Part 1)」として高田智史先生、相宮秀俊先生、増田英人先生が登壇しました。続くシンポジウムⅡ-2では「外科術式 こだわりを語ろう！(Part 2)」として船登彰芳先生、鈴木真名先生が登壇しました。

午後にはシンポジウムⅢ-1「longevityを実現するためのチームアプローチ(Part 1)」として奥田浩規先生と伊藤彰規先生がペアでご登壇されました。次にシンポジウムⅢ-2ではそのPart 2として、木原敏裕先生と上原芳樹先生がペアで登壇しました。

Osseointegration study club of Japan（OJ）　2024年度の活動を振り返って　松島正和

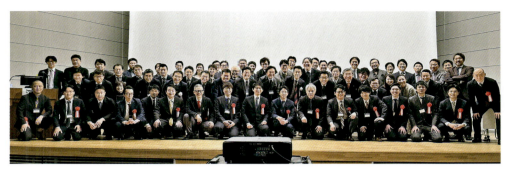

図1　2024年度ミッドウィンターミーティングにて、発表演者および役員たちで記念撮影。

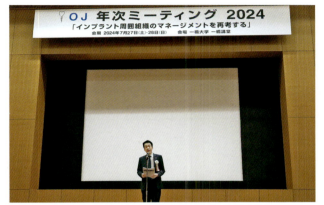

図2　2024年度年次ミーティングにて、開会の挨拶をする筆者。

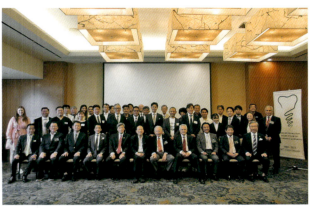

図3　2024年度OSCSC・OJジョイントミーティングでの集合写真。

別ホールで行われたコ・デンタルセッションは藤波淳委員長のもと、「インプラント周囲組織のマネージメントを再考する～longevityを実現するためのチーム医療と役割～」をテーマに開催されました。司会と座長を午前中は奥田先生、一柳先生、午後は藤波先生、田内友貴先生に依頼しました。藤波先生、今井正秀先生、田内先生、上原先生、佐藤孝弘先生、村井結衣先生、秋山和則先生、丸橋理沙先生がご登壇されました。

2024年度OSCSC・OJジョイントミーティング

OSCSC（Osseointegration Study Club of Southern California）は、オッセオインテグレーテッドインプラント療法を確立した故P. I. Brånemark博士が、米国でもオッセオインテグレーテッドインプラント療法が正しく普及発展するようにとRoy T. Yanase先生に依頼され1986年に設立された、米国初のオッセオインテグレーテッドインプラントに関する学術団体です。これまでに発表された先生方の内容がすぐれていたことと、歴代会長、役員の尽力で、OJ正会員はOSCSCから大変高い評価をいただいております。

2024年は派遣会員としてOJの誇る新進気鋭の正会員である諸隈正和先生、渥美先生、菅田先生が講演し大変高く評価いただきました（**図3**）。2024年度よりOSCSCの会長は、OJ顧問でもあります山下恒彦先生が務められております。今後ますますOSCSCとOJの交流は活発となるでしょう。両会の架け橋となって尽力いただいておりますYanase先生、Kent Ochiai先生、山下顧問とそのご家族の皆様に心より感謝申し上げます。

おわりに

来年度の年次ミーティングは2025年7月19日（土）、20日（日）に福岡市のエルガーラホールで開催される予定です。ぜひご期待いただき、奮ってご参加くださいますようお願い申し上げます。

最後に、本年度の運営を行うにあたり多大なるご尽力を賜りましたOJ役員の先生方、各委員会の皆様、協賛企業の皆様、事務局の皆様に誌面をお借りしまして衷心より感謝申し上げます。

オッセオインテグレイション・スタディクラブ・オブ・ジャパン
22ndミーティング抄録集
CONTENTS

011 / シンポジウム I
インプラント周囲組織安定を目指したプランニング

- **012** Healed siteにおけるインプラント周囲組織マネジメント ……… 小野晴
- **020** エステティックゾーンにおけるインプラント周囲のマネジメントを考える ……… 新藤有
- **028** 前歯部多数歯欠損へのインプラント治療戦略 ……… 飯田吉

039 / シンポジウム II
外科術式　こだわりを語ろう！

- **040** 上顎結節の特性を利用したインプラント治療 ……… 増田英
- **048** インプラント周囲組織を安定させる硬組織の役割
  ―審美領域におけるオーバーグラフトの有用性― ……… 高田智
- **056** 外傷後の変化にて生じた欠損に対するインプラント治療
  ―歯根膜を活かした外科術式へのこだわり― ……… 相宮秀
- **064** Application of tooth roots with periodontal ligament in dental implantology ……… 船登彰
- **072** インプラント間の乳頭再建を考える ……… 鈴木真

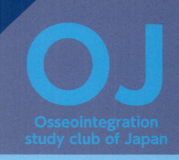

081 シンポジウムⅢ Longevityを実現するためのチームアプローチ

082 前歯部インプラント治療におけるエマージェンスプロファイルを考察する
　　　　　　　　　　　　　　　　　　　　　　　　　　　奥田浩規／伊藤彰規

088 インプラント治療における診断と補綴
　　―Longevityを実現するためのチームアプローチ―　　　　　木原敏裕／上原芳樹

099 教育講演

100 エビデンスに基づいたインプラント周囲病変の診断と対応　　　　　　関野　愉

105 会員発表

106 咬合再構成におけるインプラント治療の「新」術式
　　―良質で負担の少ないデジタル活用法―　　　　　　　　　　　　　大島健吾

112 歯内療法学的観点からみた抜歯基準とインプラント治療　　　　　　渥美克幸

118 歯肉色再現法
　　―アナトミカル・ジンジバル・シェーディングテクニック―　　　関　錦二郎

124 矯正治療とインプラント治療により咬合改善と審美改善を行うための
　　包括的治療戦略　Ortho Implant Planning　　　　　　　　　　　津田　祐

130 高度に委縮した下顎前歯部および臼歯部における垂直的歯槽堤造成術　古賀慎太郎

136 審美領域における複数歯連続欠損に対するジンジバルマージンの構築　菅田真吾

143 / 正会員コンテスト

- **144** A new concept for prosthetic design ……… 一柳通軍
- **150** Multi-Digital Dentistryが変えるインプラント治療 ……… 西山貴浩
- **156** GBRの術式を再考する
  ―GBRを成功するために必要な切開・剥離・縫合― ……… 毛内伸康
- **162** Partial Extraction TherapyとDigital Dentistryの融合
  ―顎間関係に配慮し前歯部にPETを用いて審美性を獲得した咬合再構成症例―
  ……… 松本圭史

169 / コ・デンタルセッション

- **170** Preservation of soft tissue for a long-term success ……… 藤波
- **172** インプラント周囲に有効なOHI ―ホームケアを確立させるメソッド― ……… 田内友
- **174** インプラント補綴形態の再現とデジタルの活用 ……… 上原芳樹
- **176** インプラントのエマージェンスアングルと組織安定性 ……… 佐藤孝弘
- **178** インプラント周囲のティッシュマネジメントについて
  ―歯科衛生士にできること― ……… 村井結
- **180** 予知性の高いインプラント補綴を目指して ―Longevityの獲得― ……… 秋山和則
- **182** 長期的スタビリティを考慮し患者のニーズに応えたチーム歯科医療
  ―天然歯の保存を優先して審美性の回復が得られた症例― ……… 丸橋理沙

硬・軟組織マネジメント大全

世界最高峰の硬・軟組織マネジメントのすべてがここにある！

ENCYCLOPEDIA OF HARD AND SOFT TISSUE MANAGEMENT IN IMPLANT TREATMENT

石川知弘 著
（静岡県浜松市開業、5-D Japanファウンダー）

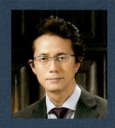

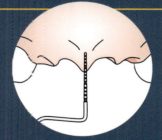 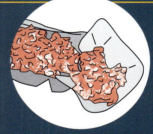

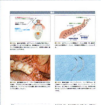 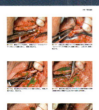 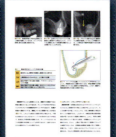 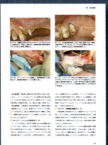 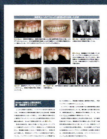 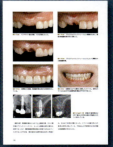

世界のトップランナーたちも絶賛！

明快な構成と多数のすぐれた臨床例により、本書は困難な初期状況や高度な治療に取り組む歯科医師に価値ある貢献を果たしています。臨床的な巧妙さと方法論的な正確さが結実した真の傑作といえるでしょう。
Dr. Arndt Happe（ドイツ開業）

私に言えることは、すばらしい作品だということだけです。美しく、そして非常によく記録されています。 Dr. Istvan Urban（ハンガリー開業）

エビデンスに裏付けされた確かな理論と、それを臨床で実践し、さらに発展させられる技術で結果を出し続けてきた著者が、メンブレンのトリミングなど普段言及されることの少ない細部の術式に至るまで硬・軟組織マネジメントのノウハウを余すことなく詰め込んだ1冊。部位別の詳細なマネジメント方法に加え、連載時にはなかった臨床テクニックを丁寧に解説した動画も収録し、硬・軟組織マネジメントのレベルを飛躍的に高められる。

QUINTESSENCE PUBLISHING 日本

● サイズ:A4判　● 240ページ　● 定価19,800円（本体18,000円+税10％）

クインテッセンス出版株式会社
〒113-0033　東京都文京区本郷3丁目2番6号　クイントハウスビル
TEL 03-5842-2272（営業）　FAX 03-5800-7592　https://www.quint-j.co.jp　e-mail mb@quint-j.co.jp

執筆者一覧 （五十音順、敬称略）

相宮秀俊(吹上みなみ歯科)
秋山和則(デンテックインターナショナル株式会社)
渥美克幸(デンタルクリニックK)
飯田吉郎(ナディアパークデンタルクリニック)
伊藤彰規(伊藤企画)
上原芳樹(有限会社ファイン)
大島健吾(ホワイト歯科医院)
奥田浩規(奥田歯科医院)
小野晴彦(おの歯科医院)
木原敏裕(木原歯科医院)
古賀慎太郎(長津田南口デンタルクリニック)
佐藤孝弘(オリーブデンタルハウス)
新藤有道(岩本町デンタルクリニック)
菅田真吾(菅田歯科医院)
鈴木真名(鈴木歯科医院)
関　錦二郎(有限会社関錦二郎商店)
関野　愉(日本歯科大学生命歯学部歯周病学講座)
田内友貴(yuki DENTAL care)
高田智史(高田兄弟歯科・矯正歯科)
津田　祐(津田歯科・矯正歯科)
西山貴浩(和田精密歯研株式会社)
一柳通宣(デンテックインターナショナル株式会社)
藤波　淳(ふじなみ歯科医院)
船登彰芳(なぎさ歯科クリニック)
増田英人(ますだ歯科医院)
松島正和(神田歯科医院)
松本圭史(松本デンタルオフィス)
丸橋理沙(Lisa visible association 株式会社)
村井結衣(タキノ歯科医院ペリオ・インプラントオフィス勤務)
毛内伸威(あいり歯科クリニック)

22nd ミーティング委員およびファウンダー （敬称略／2024年7月28日時点）

会長
松島正和

副会長
日髙豊彦、金成雅彦、岩田光弘、中川雅裕

相談役
岡田隆夫、木原敏裕、上田秀朗、夏堀礼二、鈴木真名、水上哲也、三好敬三、石川知弘、瀧野裕行

顧問
白鳥清人、土屋賢司、新村昌弘、松下容子、山下恒彦

専務理事
工藤淳一

常任理事
上野大輔、小川洋一、木津康博、佐藤孝弘、白土　徹、新藤有道、杉元敬弘、鈴木健造、立木靖種、中田光太郎、中村茂人、林　美穂、藤波　淳、藤林晃一郎、松井徳雄

理事
相宮秀俊、甘利佳之、安藤壮吾、飯田吉郎、池上龍朗、岩野義弘、大久保恵子、大森有樹、岡田素平太、奥田浩規、海谷幸利、片山　昇、川端一裕、菊地康司、木村智憲、小林友貴、田中憲一、築山鉄平、筒井祐介、中村航也、根本康子、平塚智裕、平山富興、増田英人、松尾幸一、松本圭史、村川達也、毛内伸威、山田陽子、吉野宏幸、米澤大地

監事
寺本昌司

ファウンダー
伊藤雄策、糸瀬正通、榎本紘昭、大塚　隆、小野善弘、河津　寛、河原英雄、小宮山彌太郎、佐藤直志、菅井敏郎、内藤正裕、中村社綱、波多野尚樹、細山　愃、本多正明、村上　斎、森本啓三、山﨑長郎

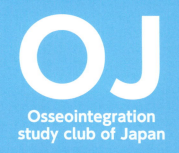

シンポジウム I
インプラント周囲組織安定を目指したプランニング

小野晴彦

新藤有道

飯田吉郎

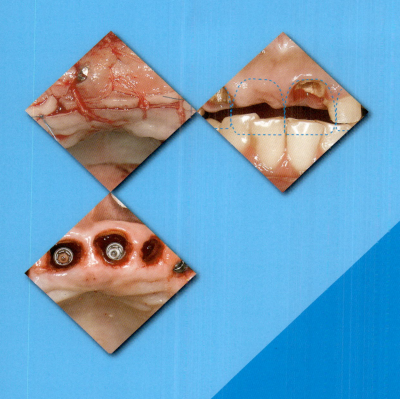

シンポジウム I

Healed siteにおける
インプラント周囲組織マネジメント

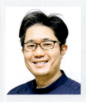

小野晴彦
Haruhiko Ono
大分県開業

1994年　広島大学歯学部卒業、広島大学附属病院勤務
2000年　おの歯科医院勤務～現在に至る
日本臨床歯周病学会認定医、米国歯周病学会（AAP）、JIADS理事、九州JIADS代表

審美領域におけるインプラント治療の難しさ

　審美領域においては、インプラント周囲組織の不足、欠損によって審美基準から見て失敗とみなされる場合がある。これは審美領域の特殊性、すなわち唇側骨量の不足、軟組織の質、量の不足、歯間乳頭の不足あるいは喪失、患者の審美的要求度などから引き起こされる[1]。術前診断によって硬・軟組織の形態、厚みを正確に評価し、また隣在歯の付着レベルによって歯間乳頭がどの程度再建可能かを予測することが重要と考える。

インプラント埋入のタイミング

　一般的に審美領域でのインプラント治療にはさまざまなリスクファクターが存在する[2]が、局所においては、唇側骨壁、歯肉のフェノタイプなど元々ある硬・軟組織の状態と厚み、さらに隣在歯の付着レベルなど、歯間乳頭の保持または再建の条件を考慮すべきと考えられている。また、埋入のタイミングについて抜歯後およそ5通りのタイプが考えられる（**表I**）[3]。

　抜歯後の寸法変化のうち、唇側骨壁の吸収にともなって起こる水平・垂直性欠損と隣接歯間乳頭の萎縮は、審美的な結果を得るための障壁となる[4,5]。そのため、埋入タイミング④、⑤で、特に歯周フェノタイプが薄い傾向にあるアジア人種の場合、多くのケースで骨の増大や結合組織移植を用いた軟組織の増大処置が必要になる。条件によっては抜歯即時埋入を積極的に採用したほうが早くて簡単な処置方法になりうるが、どのタイミングを選ぶにせよ、処置の難易度と自分のスキル、医院の体制や長期的に維持できるかどうかを選択基準とすべきと考える。

Healed siteとは

　Tonettiら[3]が著したコンセンサスの分類（**図I**）では抜歯後4ヵ月以上経過し、硬組織の治癒、リモデリングも終わっている時期にあたり、前歯部の、特に複数本のインプラントが必要なケースにおいては唇側の硬・軟組織の萎縮が起こり、歯間乳頭もほぼ喪失していることが多い。そのため硬・軟組織の増大、歯間乳頭の再建、プロビジョナルレストレーションによるティッシュスカルプティングのすべてを行う必要があると考える。

　臨床における診断としては、術前に軟組織、隣在歯の評価を行い、CBCTにて硬組織、解剖学的指標を評価するとともに補綴主導のインプラントポジションのシミュレーションを行う。抜歯前であれば炎症所見なども含めて埋入のタイミングを考慮し、手術の準備に入る。

タイプ①	抜歯即時埋入
タイプ②	抜歯時にリッジプリザベーション（RP）を行い、3～4ヵ月後に埋入
タイプ③	early implant placement：軟組織の治癒を待ち抜歯後4～8週で埋入
タイプ④	delayed implant placement：ほとんどの硬組織の寸法変化が終了し、抜歯後12～16週で埋入
タイプ⑤	conventional protocol：硬組織の完全な治癒を待ち、抜歯後16週以上経過し埋入

表I　インプラント埋入のタイミング

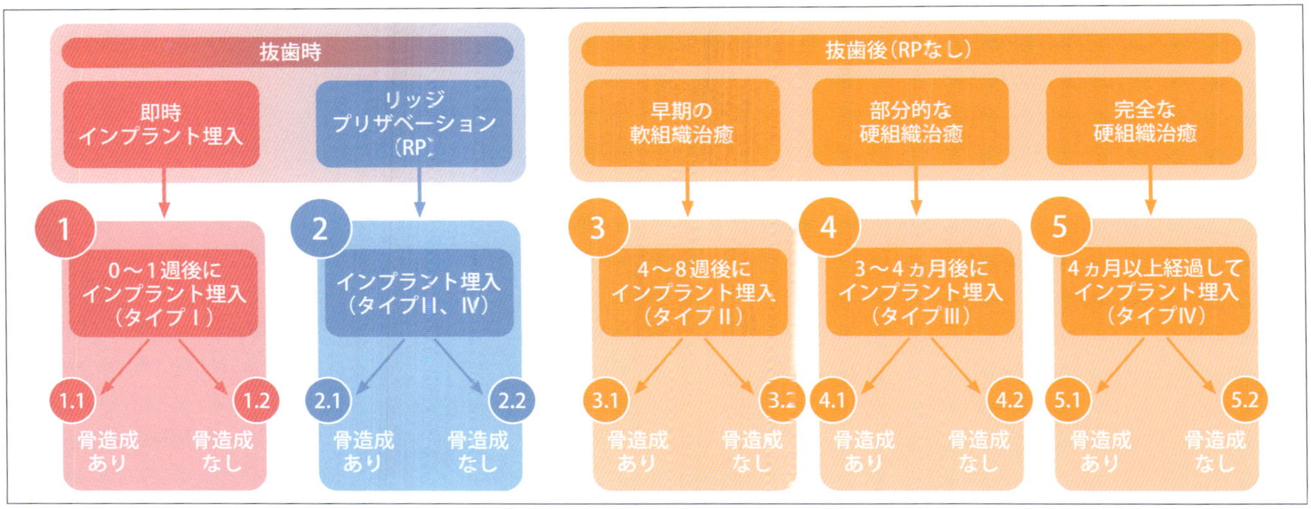

図1 抜歯後のインプラント埋入時に用いるオプション。(文献3より引用・改変)

表2 Esthetic Risk Assessment (ERA) (文献6より引用・改変)

審美的リスク要因	リスクの程度		
	低い	中程度	高い
全身的な状態	健康かつ協力的な患者で、正常な免疫機能		低下した免疫機能
喫煙習慣	非喫煙者	軽度の喫煙者(<10本/日)	重度の喫煙者(≧10本/日)
患者の審美的期待	低い	中程度	高い
リップライン	低い	中程度	高い
歯肉のフェノタイプ	低いスキャロップ、厚い	中程度のスキャロップ、やや厚い	高いスキャロップ、薄い
歯冠形態	方形		三角形
インプラント部位の感染	なし	慢性	急性
隣在歯の骨レベル	コンタクトポイントから≦5mm	コンタクトポイントから5.5〜6.5mm	コンタクトポイントから≧7mm
隣在歯の修復状態	天然歯		修復済み
欠損部の幅	1歯(≧7mm)	1歯(≦7mm)	2歯以上
軟組織の解剖学的形態	欠損のない軟組織		軟組織欠損
歯槽骨頂の解剖学的形態	骨量不足のない歯槽骨頂	水平的骨量不足	垂直的骨量不足

周囲組織安定のための条件

審美領域のインプラント治療において、Esthetic Risk Assessment (ERA)として、**表2**の項目を術前に評価することが推奨されている。一方、同治療において必須と考えられる3つの条件がある。すなわち、
1. 適正なインプラントポジション
2. インプラント周囲の十分な硬・軟組織量の確保
3. 歯間乳頭保持あるいは再建の戦略、ティッシュスカルプティング

である。審美的な条件を達成するために、埋入ポジションは歯冠のほぼ真下、ゼニスポイントを考えやや遠心寄りで、可能ならアクセスホールが舌側にくる位置が理想である。また、隣接する歯やインプラントとの距離はSalamaらの見解[7]を参考に天然歯との間隔は1.5mmを近接限界とし、インプラント間の間隔は3mmを近接限界とする。

埋入深度はLinkeviciusらの述べる最低3mmの粘膜の厚みを確保し[8]、3〜4mmが適当なサブジンジバルカントゥアを作るうえで必要な距離と考えている。また、

シンポジウム I

症例1：タイプ②のケース（抜歯時にRP、4ヵ月後にインプラント埋入とマイナーGBR）

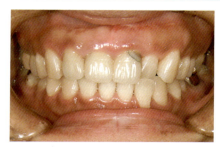
図2-a ⌊1の審美障害を主訴に来院。歯周フェノタイプはthick-flatである。

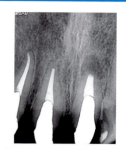
図2-b ⌊1は太いコアが入っており、根尖病変も認める。

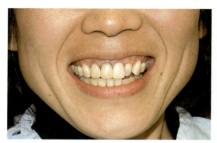
図2-c ハイリップのため歯頸ラインの調和がより厳密に求められる。

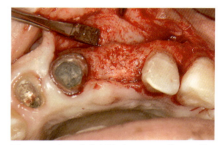
図2-d リッジプリザベーション後4ヵ月。歯槽堤幅は骨頂を除き維持されていた。

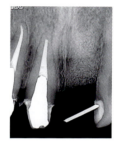
図2-e 埋入前、FDBAの顆粒はまだ周囲と識別できる状態。

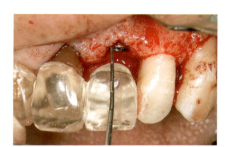
図2-f 補綴唇側マージンから3mm下にプラットフォームを位置付けた。

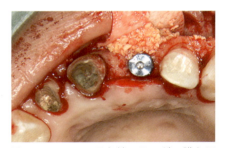
図2-g DBBM、吸収性コラーゲン膜を用いたGBR。

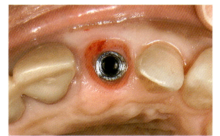
図2-h ティッシュスカルプティング後、天然歯を模倣した形態に軟組織を形成。

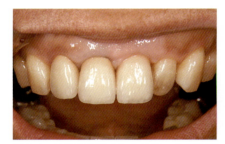
図2-i 最終補綴後1年の状態。歯間乳頭もほぼ再現できており、患者も満足している。

唇舌的には周囲骨の増大、確保とも関連するが、インプラントの唇舌側に最低2mmの骨幅を確保できる位置[9]とする。石川ら[10]も述べているように、審美的な周囲組織のフレームワークを構築するためにはベースとなる硬組織を確実に確保することが重要と考える。

ここからは治療の中長期的予後について触れてみたい。

症例供覧

症例1：タイプ②のケース（抜歯時にRP、4ヵ月後にインプラント埋入とマイナーGBR）

患者は、初診時41歳の女性。⌊1が破折と根尖病変のため抜歯予定となり、インプラント補綴を計画した。おもなリスクファクターはハイリップであることのみで、隣在歯の付着レベルも良好でthick-flat typeの患者であった（図2-a〜c）。抜歯時にFDBAを用いてリッジプリザベーションを行い、4ヵ月後にインプラント埋入を行った。骨幅は十分に見えたが、インプラントプラットフォーム唇側の厚みは1mm以下であったため、マイナーGBRを行った（図2-d〜g）。軟組織の増大はせずプロビジョナルレストレーションでのティッシュスカルプティングのみを行い、最終補綴を行った（図2-h、i）。14年経過後も周囲組織は安定しており（図2-j〜l）、歯間乳頭も閉鎖し高さを保っている。

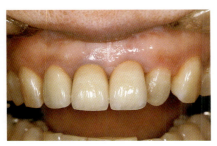 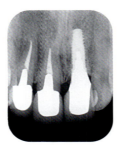 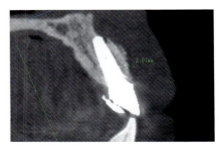

図2-j 術後14年の状態。PES(pink esthetic score)も12点と審美的な基準は保たれており、唇側軟組織のボリュームも十分である。

図2-k 同時期のデンタルX線写真。近遠心の骨レベルは周囲骨吸収もなくプラットフォームより高い位置に保たれている。

図2-l 同CBCT像。唇側の硬組織の幅は2.1mm。今後も粘膜退縮リスクは少ないと考えられる。

症例2：タイプ③のケース（抜歯後3ヵ月でインプラント埋入とGBR）

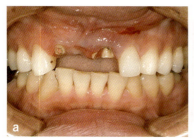 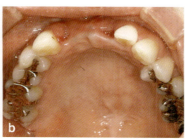 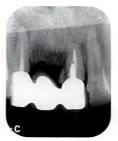 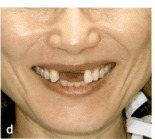

図3-a〜d 初診時の状態。支台歯は健全歯質も少なく、破折もあり周囲の骨吸収を認める。抜歯後3週で歯槽堤の水平的な萎縮もある。術前スマイルで歯肉は退縮しており、ハイリップのため水平的のみならず垂直的な増大が必要と診断した。

軟組織の厚みが元々あるケースにおいては、唇側の硬組織増大のみでも十分に長期的に審美的な結果を得ることが可能と考えている。

症例②：タイプ③のケース（抜歯後3ヵ月でインプラント埋入とGBR）

患者は、初診時48歳の女性。上顎前歯部のブリッジ脱離で来院され、2|1 の両支台歯はどちらも保存不可と診断し、インプラント補綴を計画した。炎症のコントロールのためやむを得ず先に抜歯を行い、healed siteとなった。唇側の硬組織、粘膜はともに大きく萎縮し、3|2 の近心歯間乳頭はほぼ喪失した。この患者は審美的要求度が高く、さらにハイリップ（図3-a〜d）で、術前のERAでは多くの項目がハイリスクであった。

CBCT上でのシミュレーションにおいて、インプラントの初期固定は取れるが、唇側骨の造成を大規模に行う必要があり（図3-e）、GBRの方法について慎重に検討

した。粘膜も非常に薄いタイプであったため、裂開を避けるために吸収性のコラーゲン膜を用い、骨補填材、ピンを併用することとした（図3-f〜j）。

インプラント埋入およびGBR後6ヵ月待ち、二次手術前に軟組織の評価を行った。欠損部顎堤は上に凸の形態（図3-k）をしており、このままプロビジョナルレストレーションを立ち上げても歯間乳頭の再建が難しいと判断し、二次手術時に軟組織の増大を行うこととした。唇側フラップを剥離し、硬組織の増大を確認（図3-l）、口蓋側より上皮付き結合組織を採取して顎堤全体に設置（図3-m）し、一旦閉鎖した。軟組織の治癒後、下に凸の形態（図3-n）になっていることを確認し、パンチアウトでプロビジョナルレストレーションを装着した（図3-o）。

ティッシュスカルプティングを行い患者にも違和感がないことを確認し、最終補綴装置を装着した。現在4年経過しているが、CT上で唇側硬組織の量は2mm以上保たれており軟組織の状態も良好である（図3-p〜s）。

シンポジウムⅠ

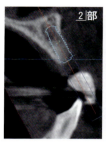

図3-e　CBCT術前シミュレーションでは唇側への大幅な骨増大が必要なことがわかる。

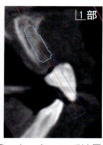

図3-f　埋入時、補綴マージンより3〜4mm下にプラットフォームを位置付けた。

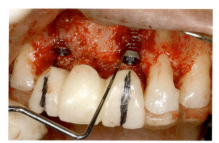

図3-g　歯間乳頭相当部位直下に、垂直・水平的増大を狙ってチタンスクリューピンを設置。

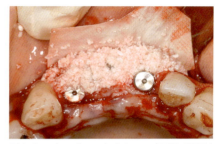

図3-h　オーバーコレクション気味にDBBMを置き、遅延型吸収性膜で被覆。

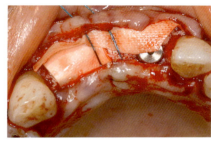

図3-i　骨補填材を完全に被覆できるように膜を複数枚設置。隣在歯には接触しないようにした。

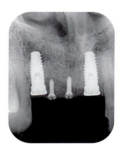

図3-j　チタンピンはカバースクリュー(厚さ1mm)より高く位置している。

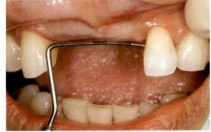

図3-k　CTG前再評価時の顎堤の形態。上に凸の形を呈しており、歯間乳頭を再現するのは困難と診断。

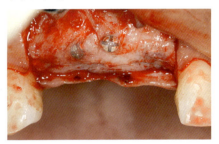

図3-l　CTG時、スクリューピンのトップ直下まで硬組織増大を確認できた。

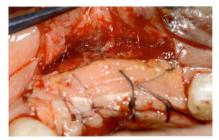

図3-m　上皮カラー付き結合組織を移植。結合組織の上にフラップを戻し、一次閉鎖とした。

　フェノタイプが薄く、しかもhealed siteとなったことでより条件的には厳しくなったケースでは、硬・軟組織の増大量が大きく、ある程度の吸収を見越して過補償してちょうど良いくらいになることを予測しておく必要がある。さらに、二次手術以降の審美的配慮として、プロビジョナルレストレーションでPES[1]などの審美の基準を再評価し、患者の審美的要求と照らし合わせることも重要なステップと考える。ただし、ベースとなる硬組織の増大なくして良好な長期経過は期待できないことを申し添えたい。

症例3：タイプ⑤のケース（抜歯後4ヵ月以上経過してから埋入）

　患者は、初診時51歳の女性。前歯部のブリッジ脱離を主訴に来院。2┼2は元々欠損で、同部にインプラント補綴を計画した（図4-a、b）。CBCTでの術前シミュレーションから、唇側硬組織の萎縮が大きくインプラントの初期固定を獲得することも難しいと診断し、ステージドアプローチを採用した。

　まず骨補填材、ピン、吸収性膜を用いてGBRを行い（図4-c、d）、8ヵ月後にインプラントの埋入を行った（図4-e、f）。将来の歯間乳頭を支える乳頭直下の骨の

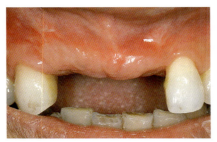

図3-n　CTG後1ヵ月、顎堤は下に凸の形態となったのを確認。

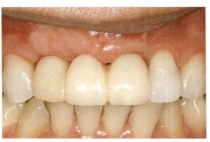

図3-o　パンチアウト後、スクリュー固定式のプロビジョナルレストレーションにてティッシュスカルプティングを行った。

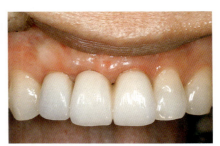

図3-p　最終補綴装置装着後4年の状態。歯間乳頭の形態も維持されている。

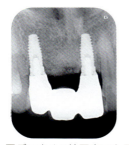

図3-q　同デンタルX線写真でも周囲硬組織は吸収もなく安定している。

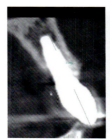

図3-r　同CBCT像。唇側の硬組織は2mm以上確保されている。

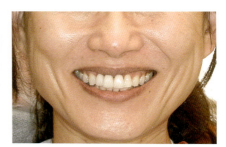

図3-s　同4年のスマイル写真。自信を持って笑えるようになり、患者と術者双方が満足できる結果となった。

症例3：タイプ⑤のケース（抜歯後4ヵ月以上経過してから埋入）

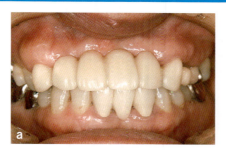

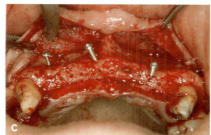

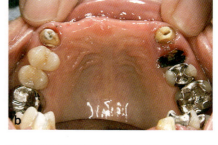

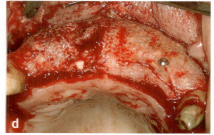

図4-a、b　2┼2部は水平的に大きく組織を失っており、大きく増大が必要な状態であった。

図4-c　スクリューピン、DBBM、遅延型吸収性膜を用いたGBR。大きなフラップを形成し十分伸展するまで減張を行った。

図4-d　GBR後8ヵ月で唇側に硬組織の増大を確認した。一部のピンの周囲には軟組織の迷入を認めたため、掻爬し追加的なGBRを行った。

位置を確認し、補綴のコンタクトポイントまでの距離を計測し、5mm以下にできれば歯間乳頭再建のチャンスがあると考えている[11]が、このケースでは各々6〜7mm程度であったため、さらに軟組織の増大も必要と判断した。

二次手術時、プラットフォーム唇側の硬組織の厚みが不足していた1│1部に対する追加的なマイナーGBRと結合組織移植を行った（図4-g、h）。インプラントを4本並べる計画を敢えて採用した理由は、ほとんど

シンポジウム I

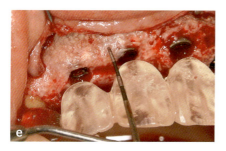
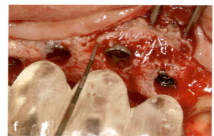

図4-e　埋入時所見。各インプラント間の距離を3mm以上保つことと、歯間乳頭直下の硬組織の高さを保つことが重要である。

図4-f　歯間乳頭直下の硬組織から将来のコンタクトポイントまでの距離が7mm程度となっていることに注目。

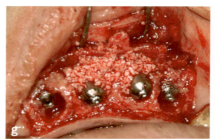
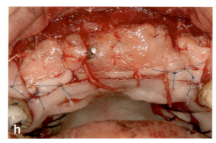
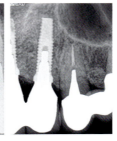

図4-g、h　CTG時所見。1|1部間の乳頭を支える硬組織が不足していると判断し、追加GBRを行った（g）。続いて、上皮付き結合組織を両側の口蓋から採取し2⌐⌐2部の範囲を被覆するように移植した（h）。

図4-i　プロビジョナルレストレーションで軟組織調整後、天然歯を模倣した形態となった。

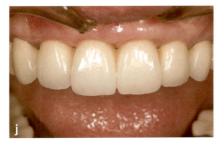
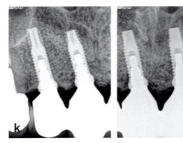

図4-j、k　最終補綴装置装着後。歯間乳頭様組織を支える硬組織もプラットフォームより高い位置に維持できている。

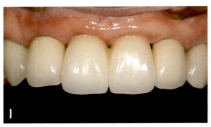
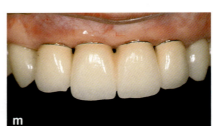

図4-l、m　術後10年（l）および16年後（m）の状態。16年後では唇側組織、歯間乳頭ともに若干の退縮が認められる。

がGBRで造成された骨内に埋入されるインプラントを2|2の2本のみで力学的に長期にわたって維持できるのか確証がなかったためである。そのうえで、審美的な条件を満たすために3.25mmの細い径のインプラントを用いることでインプラントの唇側の骨幅、インプラント間距離を確保しようと考えた。残存歯のMTMもあり、パンチアウト後のティッシュスカルプティングに1年近く要したが（図4-i）、患者は機能的にも審美的にも満足され、メインテナンスに入った（図4-j、k）。

本症例で注目すべきは、メインテナンスに入って10年までは歯間乳頭もある程度維持されていたが、患者が60代後半に入って15年が経過する頃より乳頭組織、さらに唇側の軟組織にも若干の退縮が認められるようになったことである（図4-l、m）。幸い患者はローリップでまったく気にされていない。年齢によるコラーゲン量の減少も関与している可能性は十分にあるが、インプラントを連続させる計画に無理があったことは否めない。ただし、このケースにおいても増大した唇側硬組織は16年後

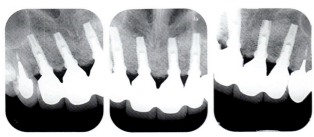

図4-n 16年後のデンタルX線写真。歯間乳頭直下の硬組織の高さが保たれていることがわかる。

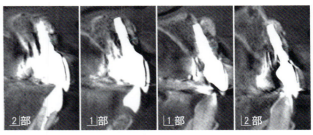

図4-o 同CBCT像。各インプラントの唇側硬組織の幅は2mm以上保たれている。

のCTにおいても維持されており、乳頭直下の硬組織の高さもプラットフォームより高く保たれていることから、これ以上の大きな退縮は起こりにくいと考えている（図4-n、o）。

まとめ

Healed siteにおいて審美的結果を得るためには、以下の項目が必須と考える。

- 術前に硬・軟組織の不足量を把握したうえで、三次元的なインプラントポジションをCBCT上で正確にシミュレーションしておく
- インプラント周囲硬組織を十分に増大し、軟組織のフェノタイプが薄い場合は二次手術時に結合組織移植を併用する
- 歯間乳頭の高さを予測するために隣在歯の付着位置を評価し、必要であれば矯正的挺出などの補助的な手技を活用する
- プロビジョナルレストレーションの段階で審美的に再評価し、ティッシュスカルプティングを行うことでより審美的な軟組織のフレームを構築する

これらの要素を一つひとつ丁寧に実践することが、長期的な成功を達成するための重要な鍵である。

参考文献

1. Zucchelli G, Tavelli L, Stefanini M, Barootchi S, Mazzotti C, Gori G, Wang HL. Classification of facial peri-implant soft tissue dehiscence/deficiencies at single implant sites in the esthetic zone. J Periodontol. 2019 Oct；90(10)：1116-24.
2. Buser D, Chen S, Wismeijer D（編）. 黒江敏史, 船越栄次（監訳）. ITI Treatment Guide Volume10. 審美領域におけるインプラント治療：単独歯欠損修復に関する最新の治療法と材料. 東京：クインテッセンス出版, 2018.
3. Tonetti MS, Jung RE, Avila-Ortiz G, Blanco J, Cosyn J, Fickl S, Figuero E, Goldstein M, Graziani F, Madianos P, Molina A, Nart J, Salvi GE, Sanz-Martin I, Thoma D, Van Assche N, Vignoletti F. Management of the extraction socket and timing of implant placement: Consensus report and clinical recommendations of group 3 of the XV European Workshop in Periodontology. J Clin Periodontol. 2019 Jun；46 Suppl 21：183-94.
4. Sculean A, Stavropoulos A, Bosshardt DD. Self-regenerative capacity of intra-oral bone defects. J Clin Periodontol. 2019 Jun；46 Suppl 21：70-81.
5. Van der Weijden F, Dell'Acqua F, Slot DE. Alveolar bone dimensional changes of post-extraction sockets in humans: a systematic review. J Clin Periodontol. 2009 Dec；36(12)：1048-58.
6. Dawson A, Chen S, Buser D. The SAC Classification in Implant Dentistry. London：Quintessence Publishing, 2009.
7. Salama H, Salama MA, Garber D, Adar P. The interproximal height of bone: a guidepost to predictable aesthetic strategies and soft tissue contours in anterior tooth replacement. Pract Periodontics Aesthet Dent. 1998 Nov-Dec；10(9)：1131-41；quiz 1142.
8. Linkevicius T, Linkevicius R, Alkimavicius J, Linkeviciene L, Andrijauskas P, Puisys A. Influence of titanium base, lithium disilicate restoration and vertical soft tissue thickness on bone stability around triangular-shaped implants: A prospective clinical trial. Clin Oral Implants Res. 2018 Jul；29(7)：716-24.
9. Miyamoto Y, Obama T. Dental cone beam computed tomography analyses of postoperative labial bone thickness in maxillary anterior implants: comparing immediate and delayed implant placement. Int J Periodontics Restorative Dent. 2011 Jun；31(3)：215-25.
10. Ishikawa T, Salama M, Funato A, Kitajima H, Moroi H, Salama H, Garber D. Three-dimensional bone and soft tissue requirements for optimizing esthetic results in compromised cases with multiple implants. Int J Periodontics Restorative Dent. 2010 Oct；30(5)：503-11.
11. Fürhauser R, Florescu D, Benesch T, Haas R, Mailath G, Watzek G. Evaluation of soft tissue around single-tooth implant crowns: the pink esthetic score. Clin Oral Implants Res. 2005 Dec；16(6)：639-44.

シンポジウム I

エスティックゾーンにおけるインプラント周囲のマネジメントを考える

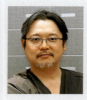

新藤有道
Arimichi Shindou
東京都開業

1998年　日本大学松戸歯学部卒業
2004年　岩本町デンタルクリニック開設
日本臨床歯科学会東京支部理事、スタディーグループ赤坂会理事、O.S.I. Study Club会長、
OJ理事、日本補綴歯科学会、日本口腔インプラント学会

はじめに

　エステティックゾーン、特に上顎前歯部のインプラント治療は解剖学的な問題から、難度が高い治療とされている。上顎前歯の歯根は歯槽堤の唇側寄りに位置しており、唇側歯槽骨は非常に薄い。ほとんどが歯根膜の栄養供給により維持していた束状骨（bundle bone）で、抜歯し歯根膜がなくなると廃用吸収を起こす。抜歯をすると歯槽堤は唇側の高さと幅が失われる。その状態のままインプラント補綴を行うと上部構造は長くなったり、歯頸部付近で凹んだ形になったりし、審美性や清掃性の問題が起こりやすくなる（図1）。
　そのため、上顎前歯部のインプラント治療は、硬・軟組織を造成させる付加的処置（骨再生誘導法[GBR]、結合組織移植[CTG]など）が併用されることが多い。しかし図1のように著しい吸収が起こるのは、抜歯後数ヵ月の抜歯窩の治癒が完全に進んだ時期であり、この時期のインプラント埋入を待時埋入とよび、この時期の歯槽堤の状態はHealed siteという。歯槽堤の吸収が起こる前に抜歯窩内で仮骨形成が起こり上皮による被覆が完了する時期（6〜8週後）に埋入する早期埋入（Premature site）や、抜歯と同時に埋入を行う抜歯即時埋入（Fresh extraction site）など埋入時期に考慮したり、抜歯窩に骨補填材などの填入を行ったりして歯槽堤の吸収を抑え（ソケットプリザベーション）、なるべく良い条件でインプラント治療ができるよう筆者は努力してきた。症例の条件によって個別の最適な治療プランを選択することが重要である。
　本稿では、条件の異なるいくつかの症例について、先に述べたさまざまな手法を用いて治療したものがその後どのように経過していったかを提示し、私見を述べさせていただく。

症例供覧

症例1：早期埋入

　2|に歯根嚢胞が存在し、根管治療中に歯根破折を認めたためホープレスと判断した（図2-a）。嚢胞の大きさから抜歯即時埋入の初期固定をとることが困難と判断し、抜歯後6〜8週にインプラント埋入を計画した。抜歯時は、内縁上皮を内斜切開で除去し、嚢胞を根尖相当部で開窓し十分に掻爬して（図2-b）、CGF（concentrated growth factors）を填入し、接着性のオベイトポンティックで周囲粘膜のサポートを行った。
　抜歯後8週、口蓋側近遠心の歯肉サポートは維持され

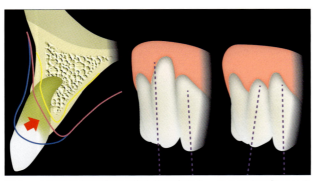

図1　上顎前歯部歯槽堤の抜歯後の変化と、それにより起こりやすくなるインプラント補綴の問題。（青線：抜歯前軟組織の位置、ピンク線：抜歯後軟組織の位置、黄線：抜歯後硬組織の位置）

症例1：早期埋入

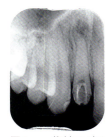
図2-a 術前の2|のデンタルX線写真。

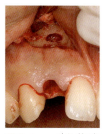
図2-b 2|を抜歯し、嚢胞を摘出した。

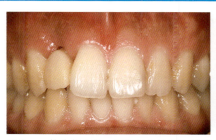
図2-c 抜歯後8週。唇側にやや凹みが認められる。

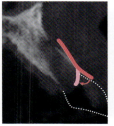
図2-d 同CT画像。唇側歯槽骨はまだ残っており、抜歯窩内の仮骨形成が認められる。凹みは歯根がサポートしていた歯肉の倒れこみによるものと思われる。

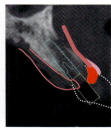
図2-e インプラントサイズや埋入ポジションをシミュレーションし、CTGも計画した。

図2-f インプラント埋入およびCTG、プロビジョナルレストレーション装着時。軟組織のボリュームを確保する目的で、ポンティック唇側をレスカントゥアにした。

図2-g プロビジョナルレストレーション調整後。

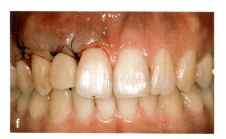
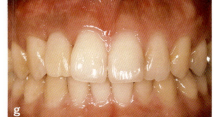

図2-h、i 最終補綴装置装着後2年。

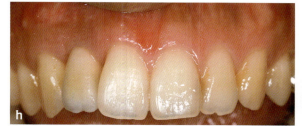

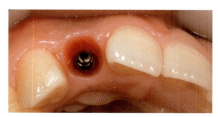
図2-j アバットメント印象前の咬合面観。

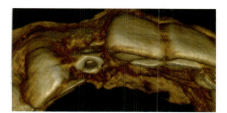
図2-k 同CT画像。

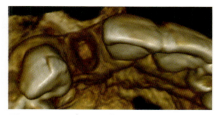
図2-l インプラント埋入前のCT画像。

ているが、唇側軟組織の内側への倒れこみによる歯頸部付近の凹みを認めた（**図2-c**）。CT画像上でシミュレーションを行い（**図2-d、e**）、インプラントを埋入し、同時に歯頸部付近へのCTGとプロビジョナルレストレーションの装着も行った（**図2-f**）。

術後4ヵ月、プロビジョナルレストレーションで歯頸線の調整や咬合付与を行い（**図2-g**）、最終補綴装置を装着した。装着後2年、特に変化は見られない（**図2-h、i**）。アバットメント印象前の周囲粘膜の状態（**図2-j**）と同時期のCT画像（**図2-k**）と埋入前のCT画像（**図2-l**）を比べ

症例2：抜歯即時埋入

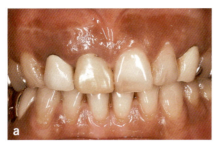
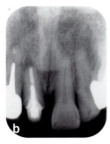
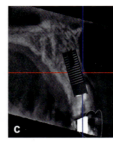

図3-a　術前の咬合平面は右下がりで、1|の歯頚線は|1よりも歯冠側に位置している。

図3-b　同デンタルX線写真。根尖切除後のため根尖部に透過像があるが、初期固定に十分な骨は存在した。

図3-c　CT画像上でのシミュレーション。抜歯即時埋入後、唇側のギャップは2mmとなるため、骨補填材の填入を計画した。

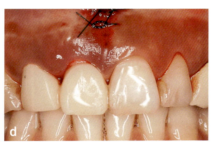
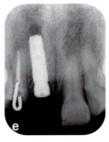
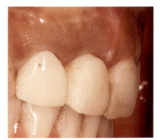

図3-d　抜歯即時埋入後。ギャップは骨補填材、上部はコラーゲンスポンジで満たし、オベイトポンティックで封鎖した。

図3-e、f　埋入後6ヵ月。歯頚部付近に凹みがみられる。

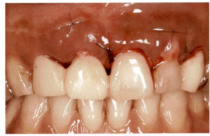
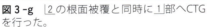
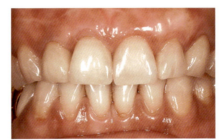
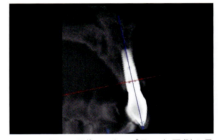

図3-g　|2の根面被覆と同時に1|部へCTGを行った。

図3-h　術後7年の正面観。

図3-i　同CT画像。インプラント唇側の骨はほとんど吸収しているが、ネック部に填入した骨補填材は残っている。

ると、軟組織のボリュームは維持されているがインプラント唇側の骨のボリュームは埋入手術前よりも減っている。

症例2：抜歯即時埋入

数年前に嚢胞摘出と根尖切除術を施し、経過観察中だった1|に疼痛が起こったため、予後不良と判断し、インプラント治療を行うことになった。ゼニスの位置は反対側同名歯(|1)よりも歯冠側に位置しており、初期固定に十分な骨も存在したため(図3-a、b)、抜歯即時埋入を計画した。

歯根は歯肉縁下まで削合(ルートリメイニング)し、軟組織の増大を図り、オベイトポンティックで周囲粘膜のサポートを行った。CTを撮影してインプラント埋入のシミュレーションを行い(図3-c)、抜歯即時埋入を行った。ギャップは骨補填材、上部はコラーゲンスポンジで満たし、オベイトポンティックで封鎖した(図3-d)。

埋入後6ヵ月、唇側軟組織の内側への倒れこみによる歯頚部付近の凹みを認めた(図3-e、f)。|2の歯頚線是正を目的とした根面被覆と同時に、1|部へCTGを行った(図3-g)。CTG後3ヵ月、プロビジョナルレストレーションで歯頚線の調整を行い、最終補綴装置を装着した。

術後7年、周囲軟組織は安定している(図3-h)。また、CTで確認したところ、インプラント唇側の骨はほとん

症例3：ソケットプリザベーション・歯槽堤増大術

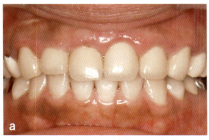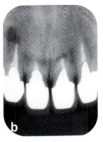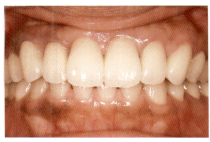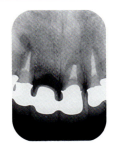

図4-a、b　初診時の口腔内およびデンタルX線写真。1|が破折していた。なお、2|根尖部透過像は根尖と交通のない原始性囊胞であった。

図4-c　主訴部位だけでなく全顎的な咬合再構成を施し、前歯は3 2|1支台のブリッジで修復し、1|部にはCTGによる歯槽堤増大術を行った。

図4-d　修復後12年で|1が破折した。

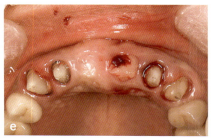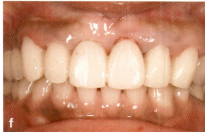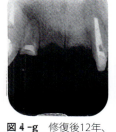

図4-e、f　|1部にソケットプリザベーションを行った(e)。

図4-g　修復後12年、|1抜歯後3ヵ月のデンタルX線写真。

図4-h　|2抜歯後8週のデンタルX線写真。

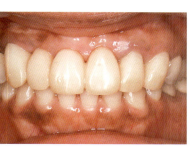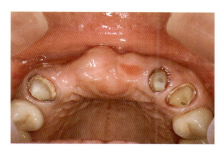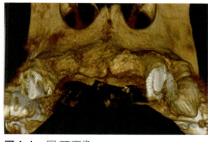

図4-i　インプラント埋入前の正面観。

図4-j　同顎堤の状態。

図4-k　同CT画像。

ど吸収している（インプラント表面に薄く残存）が、ネック部唇側の骨は残っている。埋入時に填入した骨補塡材だと思われる（**図3-i**）。

症例3：ソケットプリザベーション・歯槽堤増大術

　初診時、患者は1|の破折を主訴に来院（**図4-a、b**）。1|を抜歯し、3 2|1支台のブリッジで修復した（**図4-c**）。1|部にはCTGによる歯槽堤増大術を行った。その後、定期的なメインテナンスを継続し問題なかったが、修復後12年で|1が破折した（**図4-d**）。

　|1を抜歯後、抜歯窩に骨補塡材、上部にCGFを填入し、オベイトポンティックで封鎖した（ソケットプリザベーション：**図4-e、f**）。3 2|2 3支台のブリッジで修復予定だったが、その3ヵ月後に|2も破折し（**図4-g**）、抜歯して同部にもソケットプリザベーションを行った。8週後、CTでインプラント埋入シミュレーションを行い（**図4-h～k**）、2 1|部にわずかな骨造成を併用してインプラントを埋入した。埋入後6ヵ月、CTGを併用した

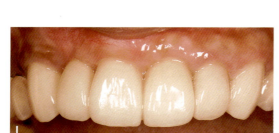
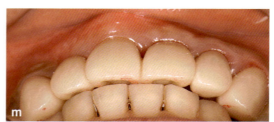
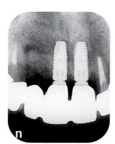

図4-l〜n　最終補綴装置装着後5年の正面観およびデンタルX線写真。

二次手術を行い、プロビジョナルレストレーションで調整後、最終補綴装置を装着した。

装着後5年、良好な状態を維持できている(図4-l〜n)。インプラント埋入前の正面観および顎堤(図4-i、j)と比較すると、オベイトポンティックによる軟組織サポートのおかげで、歯間乳頭と口蓋側歯肉縁は維持されている。同CT画像(図4-k)と比べると、ソケットプリザベーションを行った2|1部は骨補填材が残っており骨のボリュームはありそうに見えるが、唇側の軟組織のボリュームは減っている。1部の唇側骨は完全に喪失しているが、CTGを行ったためか歯槽堤の幅は維持され、唇側歯肉縁も確認できる。

症例4：ソケットプリザベーション・歯槽堤増大術の長期経過

患者は2|1支台のブリッジ脱離を主訴に来院し(図5-a)、|1は歯根破折でホープレスと診断した。主訴の部位だけでなく全顎的な咬合再構成を行い、前歯部は中切歯切縁から求めたゼニスポイントを考慮して、|1部にはCTGによる歯槽堤増大術、|1部には骨補填材を填入したソケットプリザベーションを行い、2|23には歯冠長延長術を行った(図5-b〜e)。最終的に、3 2|2 3支台のブリッジで修復した(図5-f)。

その後、定期的なメインテナンスを継続し問題なかったが、修復後13年、|2が歯肉縁で破折。フェルールがない状態でブリッジの支台歯としては適さないため、欠損部へインプラント治療を行うこととなった。ポンティックの圧接部の形を見ると、顎堤は幅も高さも維持されていた(図5-g、h)。同日のCT画像では、もともと唇側転位していた|1部へのソケットプリザベーションと|1部の歯槽堤増大術のおかげで、|1部の骨の吸収が抑えられていた(図5-i)。埋入シミュレーションの結果、インプラント埋入には十分な骨が存在した(図5-j、k)ため、切歯乳頭を残して切開を行い、唇側歯頚部付近へのCTGと同時の1回法の術式で1|1部にインプラントを埋入した(図5-l)。

術後4ヵ月、プロビジョナルレストレーションで軟組織の形を整えた後、|2部へルートサブマージェンステクニックを施したが(図5-m)、残歯根の感染によって上部歯肉の封鎖が起こらなかったため、唇側と近心の歯根片以外を抜根した(ポンティックシールドテクニック；図5-n)。最終印象採得前の状態を見ると|2部は完全に被覆され、CTGのおかげで1|1部の唇側よりも外側に軟組織のボリュームが維持されている(図5-o)。

最終補綴装置装着後6年、良好な状態を維持できている(図5-p〜r)。

症例4：ソケットプリザベーション・歯槽堤増大術の長期経過

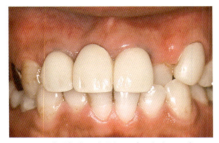

図5-a　初診時。主訴は 2|1 支台のブリッジの脱離。

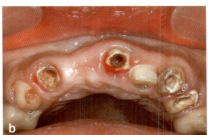

図5-b、c　前歯は中切歯切縁から求めたゼニスポイントを考慮し、 1| 部はCTGによる歯槽堤増大術を、|1 は唇側転位しているため多少の目減りも想定して抜歯窩に骨補填材を填入し歯槽堤ボリュームの維持を図ることとした。

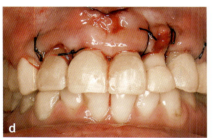

図5-d、e　1| 部へCTG、|1 部へソケットプリザベーション、2|23 は同時に歯冠長延長術を行った。

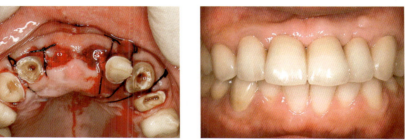

図5-f　最終修復物は 32|23 支台のブリッジとした。

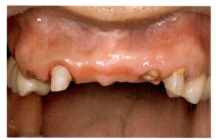

図5-g　修復後13年。ブリッジ脱離とともに|2 が歯肉縁で破折。フェルールがなくなっていた。

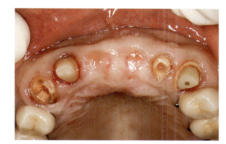

図5-h　ポンティックの圧接部の形から、顎堤は幅も高さも維持されていることがわかる。

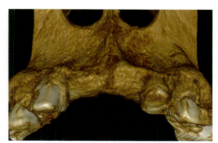

図5-i　同日のCT画像。1| 部の骨吸収が抑えられている。

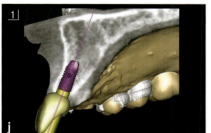

図5-j、k　インプラント埋入シミュレーション。骨は十分に維持されている。

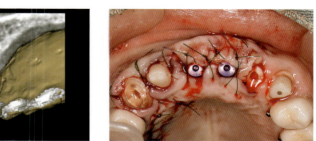

図5-l　1|1 部に1回法でインプラントを埋入。切開は切歯乳頭を残して行い、埋入と同時に唇側歯頸部付近へCTGを行った。

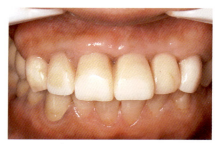

図5-m　プロビジョナルレストレーションで軟組織の形を整えた後、2|部へルートサブマージェンステクニックを行った。

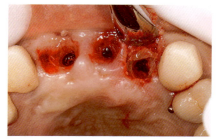

図5-n　|2部にポンティックシールドテクニックを行った。

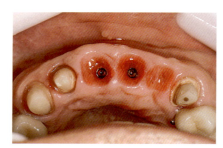

図5-o　最終印象採得前の咬合面観。

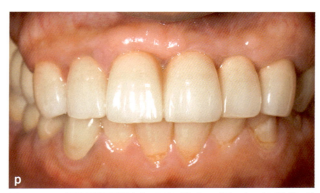

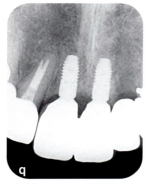

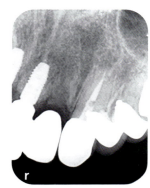

図5-p～r　最終補綴装置として1|1部インプラント、|2部ポンティックのスクリュー固定式インプラントブリッジを装着した。図は最終補綴装置装着後6年の正面観およびデンタルX線写真。

おわりに

　抜歯即時埋入（図6-a）や早期埋入、骨補填材を使ったソケットプリザベーション（症例3の2|1部、症例4の|1部：図6-b）、即時埋入時にギャップへの骨補填材填入（症例2：図6-c）を行ったとしても、抜歯窩内の生体親和性のあるチタン製のインプラントや骨補填材（骨補填材は少し吸収）の位置まで骨の目減りは起こり、治癒後も顎堤の吸収が起こるようである。

　また、CTG後の長期経過を見ていると、血液供給が豊富で厚くなった部分は維持されやすいようである。さらに、元の豊隆よりも過度に増大しそれを維持することも可能なようである（症例3の1|部：図6-d）。即時埋入での骨の目減りを想定して同時にCTGを行ったり

（図6-e）、即時埋入でギャップに骨補填材填入と同時にCTGを行ったり（図6-f）、早期埋入と同時にCTGを行ったり（症例1：図6-g）することで、元の豊隆を維持したり、より増すことも可能なようである。

　一方、抜歯時やインプラント埋入時のポンティック、プロビジョナルレストレーションによる軟組織のサポートも重要である。歯頚線を調整する際に根尖側へ押し下げる操作が必要なので、歯頚部付近の軟組織をより多くして歯冠側に置くことで調整が容易になる。元の豊隆を維持したい場合は、ルートサブマージェンステクニック（図6-h）やポンティックシールドテクニック（症例4：図6-i）も有効である。しかし筆者は、経験症例数や経過を追えている症例が少ないため、これらに関する考察はまたの機会としたい。

インプラント埋入の時期や手法による術後の顎堤変化

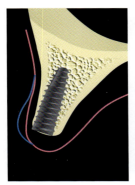

図6-a　抜歯即時埋入。（青線：術前軟組織の位置、ピンク線：術後軟組織の位置）

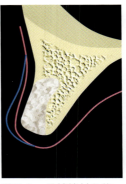

図6-b　骨補填材を使ったソケットプリザベーション。（グレー部：骨補填材）

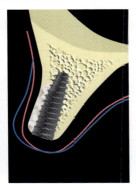

図6-c　即時埋入時にギャップへ骨補填材を填入。

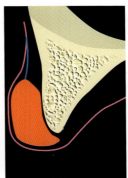

図6-d　CTG。（赤色部：結合組織）

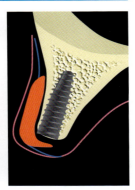

図6-e　即時埋入と同時にCTG。

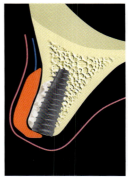

図6-f　即時埋入時にギャップへの骨補填材填入と同時にCTG。

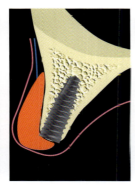

図6-g　早期埋入と同時にCTG。

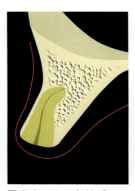

図6-h　ルートサブマージェンステクニック。

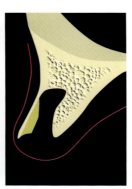

図6-i　ポンティックシールドテクニック。

参考文献

1. Grunder U, Gracis S, Capelli M. Influence of the 3-D bone-to-implant relationship on esthetics. Int J Periodontics Restorative Dent. 2005 Apr;25(2):113-9.
2. Araújo M, Linder E, Wennström J, Lindhe J. The influence of Bio-Oss Collagen on healing of an extraction socket: an experimental study in the dog. Int J Periodontics Restorative Dent. 2008 Apr;28(2):123-35.
3. Winter PR. Pontics with Natural Appearing Emergence Profiles. Quintessence Dental Technol. 2007;30:108-10.

シンポジウム I

前歯部多数歯欠損へのインプラント治療戦略

飯田吉郎
Yoshiro Iida
愛知県開業

1992年 岡山大学歯学部卒業
1996年 医療法人ナディアパークデンタルクリニック開業
EAO認定医、Greater Nagoya Dental Meetingファウンダー、MID-G顧問、OJ理事、
Academy of Osseointegration、日本口腔インプラント学会

はじめに

　前歯部でのインプラント治療を計画する際には機能的な回復だけでなく、審美性の高い結果が求められる。そして、その審美的な結果が治療終了時に達成されるだけでなく、長期にわたり安定して維持されなければ、患者の期待を裏切ることとなってしまう。しかし、多くの研究者が報告しているように、抜歯後に生じる唇側組織の持続的な吸収は[1〜6]、前歯部インプラント周囲組織の安定を困難なものとしており、前歯部インプラント治療の成功の鍵はこの唇側組織の持続的な吸収への対応と制御に尽きるといっても過言ではない。さらに多数歯の連続した欠損の場合には、この唇側組織の吸収が連鎖して増幅し[7〜9]、より複雑な状況を呈するため、治療計画はより緻密なものが求められる。

　本稿では前歯部多数歯欠損でのインプラント治療戦略を、インプラント周囲組織、特に唇側組織と歯間乳頭部の安定を得るための治療戦略に焦点を当て解説していく。

抜歯が必要な部位への治療戦略

　これまで、前歯部での抜歯が必要な部位へのインプラント治療を計画する際には、抜歯窩の歯槽骨の状態や初期固定を得るための骨量の有無などを評価し、抜歯即時埋入か、あるいは抜歯時にAlveolar Ridge Preservation(ARP)を行って待時埋入するかを検討してきた。しかし、2007年以降に、顎堤の吸収抑制のために歯根を利用するPartial Extraction Therapy(PET)の概念が提案され[10]、なかでも2010年以降にSocket Shield Technique(SST)が応用されるようになってからは[11,12]、即時か待時かの検討に加え、SSTが応用できないかを抜歯部位へのインプラント治療戦略として検討すべきであると考える(図1)。すなわち、唇側の歯根が健全な場合には、唇側の歯根の一部を抜歯窩に残置できないか診査し、唇側組織の吸収を抑制するために唇側歯根の歯根膜の能力を利用する治療戦略を検討する必要がある。

　このことをふまえ、抜歯を行ってインプラントに置換していく場合の治療戦略のディシジョンツリーを提案する(図2)[13]。まず抜歯部位の唇側骨の健全性を、CBCT画像所見や浸麻下でのボーンサウンディングから、裂開(Dehiscence)や大きな開窓(Fenestration)がないか診査する。唇側骨が健全でない場合には、すべての歯根を抜歯し、抜歯窩の内側にARPを行うか、唇側骨の外側まで骨造成(GBR)を行い、オベイトポンティックを装着して6ヵ月以上待時した後にインプラントを埋入する[14]。一方、唇側骨が健全であれば、次に唇側骨の骨頂付近の厚みを診査する。Chappuisら[2]やCouso-Queirugaら[3]が示すように、唇側骨の厚みが1mm以

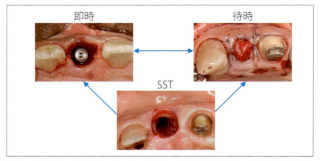

図1　抜歯予定部位へのインプラント治療戦略は、即時埋入か待時埋入かの検討に加え、SSTが応用できないかを検討すべきである。

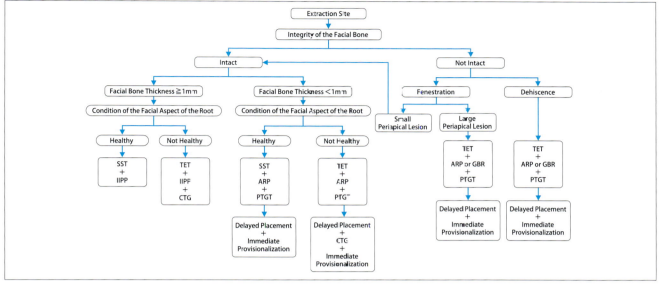

図2 唇側骨と唇側歯根の状態に基づいた抜歯予定部位へのインプラント治療のディシジョンツリー（詳細な解説は『審美インプラントの治療戦略 成功へ導く22のレシピ』[13]を参照）。SST：Socket Shield Technique、TET：Total Extraction Therapy、IIPP：Immediate Implant Placement & Provisionalization、CTG：Connective Tissue Graft、ARP：Alveolar Ridge Preservation、PTGT：Prosthetic Tissue Guiding Technique、GBR：Guided Bone Regeneration。

下で薄い場合、1mm以上の厚い場合と比べ、抜歯後の唇側骨の吸収が大きく生じることが予測されるため、唇側骨の厚みが1mm以上の場合にのみ抜歯即時埋入が可能であると考える。

そして、抜歯即時埋入が可能であると判断した場合、次に抜去予定歯の唇側根の状態を診査し、破折やう蝕が唇側根に波及していなければ、唇側根を残置してSSTを併用した抜歯即時埋入を行い、抜歯後の唇側組織の吸収抑制を図る手法を選択する。唇側根が保存できない場合には全部の歯根を抜歯するが、この場合はある程度の唇側組織の吸収が予測されるため[15,16]、抜歯即時埋入に結合組織移植（CTG）を併せて行い、唇側組織の吸収を補償する必要がある[17]。一方、唇側骨が健全であっても1mm以下の薄い場合には、ARPを行って待時埋入とすることで、抜歯後の唇側組織の吸収量を確認でき安全であると考える。ただし、どのような手技のARPを行っても、経時的に唇側組織の吸収が少なからず生じる可能性が指摘されており[18]、埋入時に唇側組織の吸収を補うためにCTGやGBRが追加で必要となることが多い。しかし、このような場合も、筆者らが報告しているように、唇側根が健全で保存可能であれば、SSTを応用した

ARPを行って待時することで唇側組織の吸収を大幅に抑制でき[19]、唇側骨の厚みが薄い日本人の場合には[20,21]このARPの手法は審美的な予知性が担保しやすいすぐれた手法であると考える。

このように、SSTの手法の登場以降は即時か待時かの検討だけでなく、抜歯予定歯の唇側根の状態を診査し、SSTの応用を組み合わせた治療戦略を検討していく必要がある。

抜歯が必要な部位が、連続した多数歯に及ぶ場合の治療戦略

抜歯予定部位が連続した多数歯に及ぶ場合は、それぞれの部位の治療戦略はこれまでに述べたディシジョンツリーに即して検討していくが、それに加え、歯間乳頭を含む歯肉の調和のとれた連続性を達成するための治療戦略が求められる。

ではまず、抜歯が連続した部位に及ぶ場合の、抜歯後の歯槽骨の変化を考えてみる。1歯の抜歯後に生じる唇側骨の吸収が、2歯から3歯と連続していくことにより骨吸収が連鎖し、吸収量が大きくなっていくことが予測される（図3）。Al-Hezaimiら[7]は、ClassⅠは近遠心に

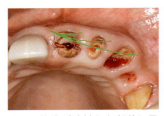

図3 抜歯が連続した部位に及ぶ場合の、抜歯後の歯槽骨の変化。1歯の抜歯後に生じる唇側骨の吸収が、2歯から3歯と連続していくことにより骨吸収が連鎖し、吸収量が大きくなる。

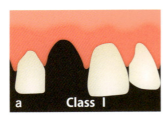 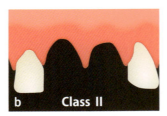 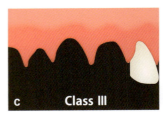

図4-a〜c 隣接する天然歯の存在に基づいた抜歯窩の分類。Class I：近遠心に健全な天然歯が存在する1歯の抜歯窩(a)。Class II：2歯の連続した歯が抜歯され、健全な天然歯が近縁心のどちらか一方に隣接する抜歯窩(b)。Class III：3本以上の連続した歯が抜歯され、その中央の抜歯窩のように近遠心に隣接する天然歯がない抜歯窩(c)。

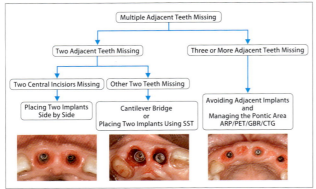

図5 抜歯予定部位が連続した多数歯に及ぶ場合の、インプラント治療のディシジョンツリー。

健全な天然歯が存在する1歯の抜歯窩、Class IIは2歯の連続した歯が抜歯され、健全な天然歯が近縁心のどちらか一方に隣接する抜歯窩、Class IIIは3本以上の連続した歯が抜歯され、その中央の抜歯窩のように近遠心に隣接する天然歯がない抜歯窩の3種に分類しており（図4）、抜歯後の隣接歯側からの血液供給量の減少を理由に、抜歯後の骨吸収量はClass I＜Class II＜Class IIIの順に大きくなるとしている。また、彼らはこのことをイヌの実験モデルでも実証しており[8]、Class I、II、IIIのそれぞれの抜歯窩にインプラントを即時埋入し、歯槽骨の変化を組織学的に観察した結果、Class Iと比べてClass II、IIIでは舌側骨の厚み・頬側骨の厚み・骨-インプラント接触率は減少し、近遠心の垂直的な骨吸収は増加したとしている。同様にFaveroら[9]はイヌの実験で、抜歯窩へインプラントを即時埋入する際に隣在歯が抜歯されると、隣在歯が維持されている場合と比べて、頬舌的にも近遠心的にも歯槽骨の吸収が大きいとしており、連続した欠損部位での抜歯後の骨吸収量の増加を指摘している。これらのことをふまえ、抜歯予定部位が連続した多数歯に及ぶ場合のディシジョンツリーを提案する（図5）[13]。

まず、さきほどのClass IIにあたる2歯の連続した欠損と、Class IIIにあたる3歯以上の欠損に戦略を分けて考える。そして、2歯欠損でも中切歯2歯の連続した欠損は切歯乳頭や切歯孔が存在するので、歯間部の組織が吸収しにくく例外的に捉えることができ、ここにはそれぞれの部位にインプラントを並列して埋入しても審美的な問題は生じにくい（症例1）。

しかし、それ以外の中切歯－側切歯・側切歯－犬歯の連続した2歯欠損は、それぞれの抜歯窩に連続してインプラントを埋入した場合、インプラント間の骨吸収が生じ、歯間部の軟組織も消退し審美的な問題が生じる可能性が高いので、どちらか片方に埋入してカンチレバーブリッジの設計にするか、どちらかあるいは両方の抜歯窩にSSTを応用し、歯間部の硬・軟組織の吸収を防ぎつつ、それぞれの抜歯窩にインプラントを埋入する（症例2）。

そして、3歯以上の欠損では、インプラントが隣り合うと歯間乳頭様軟組織のボリュームが得にくくなることから[10]、インプラントを隣どうしに並べて埋入することは基本的に避け、それによって生じるインプラント間のポンティック部分のマネジメントを、ARP・GBR・CTG・PETを駆使して行うようにすることで、歯間乳頭様軟組織のボリュームを維持する（症例3）。

また、連続した欠損の形態を変える目的で、矯正治療により歯を移動させて欠損の配置を変更したり[22]、自家

前歯部多数歯欠損へのインプラント治療戦略　飯田吉郎

症例1：中切歯2歯の連続した欠損にインプラントを並列して埋入した症例

患者年齢および性別：28歳、男性　　　　**主訴**：インプラント治療を希望。

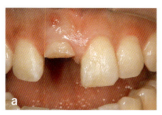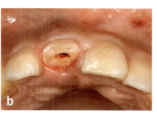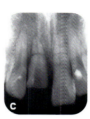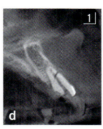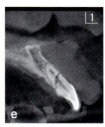

図6-a〜e　28歳男性。自転車で転倒して顔面を強打し、近医での1|1歯根破折部の暫間固定と、下顎前歯の歯冠破折部の修復処置を受け、受傷から4ヵ月後にインプラント治療を希望して紹介で来院した。1|1ともに保存不可能と診断し、インプラント治療を計画した。**a**：初診時正面観。1|の残存している歯冠は動揺しており、唇側にはサイナストラクトが形成されている。**b**：同咬合面観。1|の口蓋側は歯肉縁下まで破折が及んでいる。**c**：同デンタルX線写真。1|1ともに歯根に水平的な破折線がみられる。**d**：1|のCBCT矢状断画像。歯根の唇側から口蓋側まで横断する破折線がみられる。唇側骨は唇側の破折線付近まで吸収している。**e**：|1のCBCT矢状断画像。歯根の唇側から口蓋側まで横断する破折線がみられる。唇側骨の厚みは1mm程度でやや薄いが、健全に保たれている。

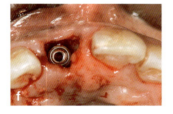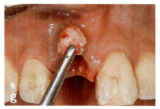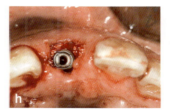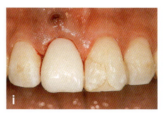

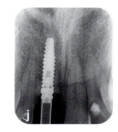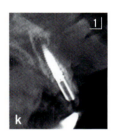

図6-f〜k　**f**：まず先行して1|の抜歯を行い、抜歯窩にインプラントを即時埋入した。**g**：唇側骨はサイナストラクトの位置まで幅広く裂開していたので、裂開部には上顎結節から皮質骨海綿骨ブロックを採取し、裂開の形態に適合するように整形して移植した。**h**：インプラントと抜歯窩のギャップには遅延吸収型の骨補填材(DBBM)を填入した。**i**：プロビジョナルレストレーションを作製し、抜歯窩を封鎖するように調整して即時に装着した。**j**：1|部埋入後のデンタルX線写真。**k**：同CBCT矢状断画像。唇側に移植したブロック骨が確認できる。

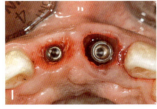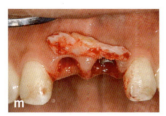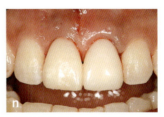

図6-l〜n　**l**：1|部インプラント埋入後3ヵ月、インプラント周囲組織が安定するのを待って|1を抜歯し、抜歯窩にインプラントを即時埋入した。ギャップには遅延吸収型の骨補填材(DBBM)を填入した。**m**：この時点ですでに1|部の唇側組織が吸収してきており、1|と|1部の唇側にパウチを形成して、口蓋から採取した結合組織を移植した。**n**：|1部は即時にプロビジョナルレストレーションを装着し、1|部と連結固定した。

歯牙移植を行って欠損の配置を変えることで、連続した多数歯欠損を、歯根膜を有する歯根で分断し、インプラントの隣に天然歯を配置し、インプラントが隣り合わないように欠損形態を変えることも多数歯の連続した欠損への対応として有効である。

なお誌面の都合上、本稿では3症例を示すが、その他の症例の詳細については『審美インプラントの治療戦略　成功へ導く22のレシピ』[13]のp.154〜155、p.174〜183、P.184〜193を参照されたい。

シンポジウム I

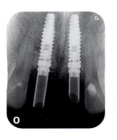
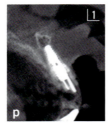
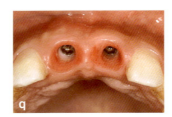

図6-o 1┘部埋入後のデンタルX線写真。インプラント間の骨は、歯冠側に高く維持されている。

図6-p 同CBCT矢状断画像。唇側のギャップには骨補填材が填入されている。

図6-q 1┘部埋入後7ヵ月。1│1ともに唇側組織の豊隆は十分に維持されており、インプラント間の乳頭様軟組織のボリュームも十分である。

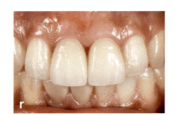
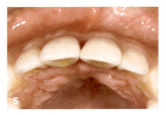
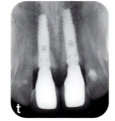

図6-r 最終補綴装置装着後2ヵ月の正面観。歯肉縁形態の対称性は保たれ、インプラント間の乳頭様軟組織も維持されている。(技工担当：矛田博知氏)

図6-s 同咬合面観。1│1ともに唇側組織の豊隆は維持されている。

図6-t 同デンタルX線写真。2本のインプラント間の骨は切歯孔の存在により、プラットフォームよりも歯冠側に高く維持されている。

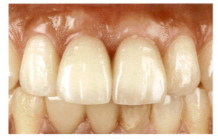
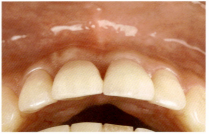
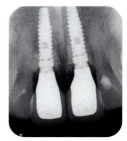

図6-u 最終補綴装置装着後4年の正面観。歯肉縁形態の対称性は維持され、インプラント間の乳頭様軟組織は補綴装置装着直後よりも歯冠側にクリーピングしてきている。

図6-v 同咬合面観。1│1ともに唇側組織の豊隆は保たれている。

図6-w 同デンタルX線写真。インプラント間の骨は歯冠側に高く維持され、インプラント間の乳頭様軟組織を裏打ちしている。

症例2：中切歯 − 側切歯の連続した欠損にSSTを応用してインプラントを並列して埋入した症例

患者年齢および性別： 57歳、女性　　　**主訴：** ┘1根尖部の腫脹。

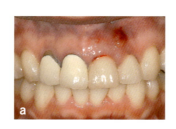
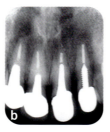
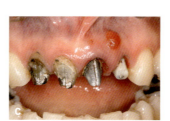

図7-a 初診時正面観。┘1の根尖病変に由来するサイナストラクトがみられる。

図7-b 同デンタルX線写真。┘1は根尖部に透過像がみられる。

図7-c 2┼2の補綴装置を除去すると、┘1 2は二次う蝕が歯肉縁下まで及んでいた。

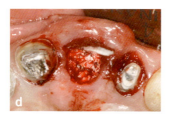
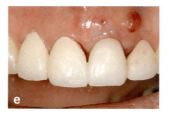

図7-d ┘1を抜歯した後、唇側に全層弁でパウチを形成し、唇側骨の開窓部を確実に覆うようにコラーゲンメンブレンを設置して、抜歯窩の内外側に遅延吸収型の骨補填材DBBMを填入した。

図7-e 抜歯前の歯肉縁形態をなぞるように、オベイトポンティックのカントゥアを調整し、抜歯窩をポンティックの基底面で完全に封鎖して、軟組織の治癒を誘導する(PTGT[14])。

前歯部多数歯欠損へのインプラント治療戦略　飯田吉郎

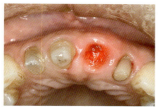
図7-f　抜歯後6ヵ月。術前の歯肉縁形態が維持されており、十分な頬舌径を維持している。

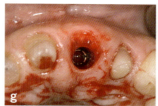
図7-g、h　フラップレスでインプラントを埋入し、あらかじめ作製しておいたジルコニアアバットメントを即時に装着した。

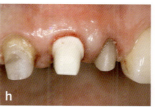
図7-i　術直後の正面観。プロビジョナルクラウンを装着した。

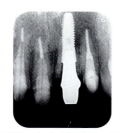
図7-j　同デンタルX線写真。歯肉縁下のカントゥアまでカスタムデザインされたアバットメントが装着されている。

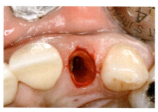
図7-k　1部インプラントの埋入から3ヵ月、Root Submergence Technique（RST）を予定していた2の口蓋側に歯根破折が認められ、抜歯が必要となった。

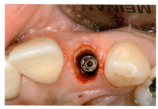
図7-l　2の歯根をすべて抜歯すると、1部のインプラントとの間の骨吸収が惹起される可能性があるので、2の近心から頬側にかけての歯根を残置させるL-Shaped Socket Shield Technique[23]を応用し、インプラントを埋入した。

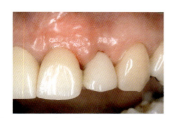
図7-m　即時にプロビジョナルレストレーションを装着し、1部と連結固定した。

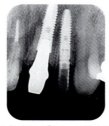
図7-n　2部インプラント埋入後のデンタルX線写真。インプラントの近心に、残置させた歯根が確認できる。この歯根の歯根膜が1部との間の骨を維持するのに役立つ。

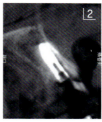
図7-o　同CBCT矢状断画像。インプラントの唇側に、残置させた歯根が確認できる。

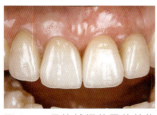
図7-p　最終補綴装置装着後1年の正面観。1部は即時に装着したアバットメントを活かしてセメント固定で、2部はスクリュー固定で上部構造を装着した。（技工担当：夛田博知氏）

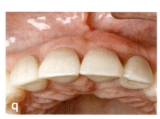
図7-q、r　q：同咬合面観。1 2の唇側組織は十分な豊隆を維持している。r：同デンタルX線写真。インプラント間の骨は、残置させた2の歯根片の歯根膜により、歯冠側の高い位置に維持されている。もし歯根片がなければ、3の付着の最歯冠側から1のプラットフォームを結んだラインまで骨吸収が惹起されたであろう。

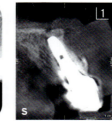
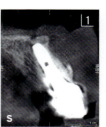
図7-s、t　s：1部のCBCT矢状断画像。唇側骨は十分な厚みを保っている。t：2部のCBCT矢状断画像。唇側に残置させた歯根片が確認できる。

33

シンポジウムⅠ

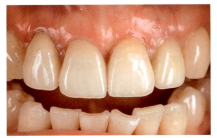
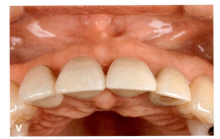
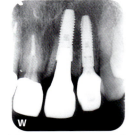

図7-u　最終補綴から7年経過時の正面観。インプラント周囲組織は安定しており、1 2部のインプラント間の乳頭様軟組織も十分なボリュームを保っている。

図7-v、w　v：同咬合面観。1 2部の唇側組織の豊隆は維持されている。w：同デンタルX線写真。インプラント間の骨は、歯冠側の高い位置に維持されている。

症例3：多数の外傷歯に対してPETを併用してインプラント補綴を行った症例

患者年齢および性別：75歳、女性　　　　　　　　　　**主訴**：前歯部外傷歯の治療希望。

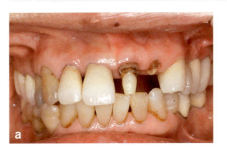
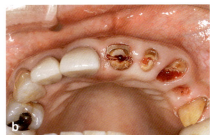

図8-a、b　75歳女性、階段で転倒し顔面を強打。2 1 3は水平的歯根破折、1 2は垂直的な歯根破折、③④⑤ブリッジは3の遠心の連結部で離断しており、5は大きく動揺していた。患者が早期の審美的な回復を望んだため、1 1 3 5へIIPPを行っていく治療計画とした。

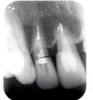
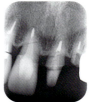
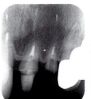
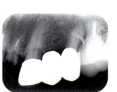

図8-c　初診時デンタルX線写真。

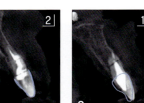
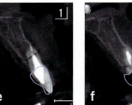
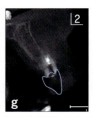
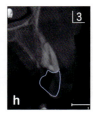
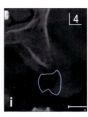
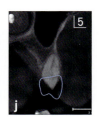

図8-d～j　同CBCT矢状断画像。2 1は歯槽骨内での水平的歯根破折がみられる。3は根尖部歯槽骨に開窓がみられる。

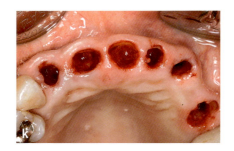
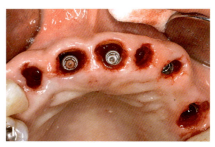

図8-k、l　2は唇側歯根の保存が困難で、すべて抜歯してARPを行った。1 1は唇側歯根を残置してSSTを用いた抜歯即時埋入を行った。2は唇側歯根を残置してPontic Shield Technique(PST)を行った。3は抜歯即時埋入を試みたが、唇側骨がほぼ喪失しており、いったんARPを行って待時することとした。5は唇側歯根を残置してSSTを用いた抜歯即時埋入を行った。

図8-m〜o 1|1 5 部インプラント埋入後のCBCT矢状断画像。インプラントの唇側に残置した歯根が確認できる。

図8-p 3ヵ月後、|3 部にフラップレスでインプラントを埋入した。

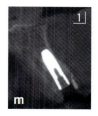
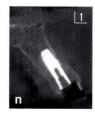
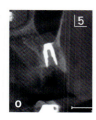
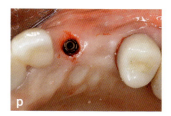

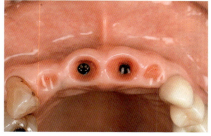
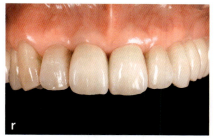
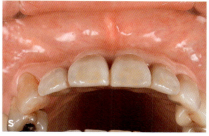

図8-q 最終補綴装置装着前の咬合面観。全抜歯を行った 2| の唇側組織のボリュームはやや減少してきているが、SSTを行ったインプラント埋入部位とPSTを行ったポンティック部位に残置した歯根の効果で、多数歯の連続した欠損形態にもかかわらず、唇側組織の豊隆を維持している。

図8-r、s 最終補綴装置装着後の正面観と咬合面観。すべての部位でフラップレスサージェリーを行い、低侵襲な術式で最大限の審美的な結果を得ることができた。補綴設計は 2①、①2、③4、|5 で分割して、すべてスクリュー固定式の補綴装置とした。（技工担当：鬼頭寛之氏）

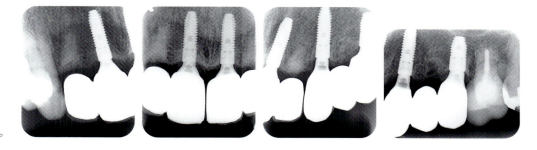

図8-t 同デンタルX線写真。

おわりに

　前歯部で多数の要抜去歯が存在する場合に、いったん抜歯が必要な歯をすべて抜去した後に、治癒した顎堤の状態を評価し、顎堤の吸収状態に応じて硬組織造成や軟組織造成を併用したインプラント埋入を計画し、良好な審美的結果を得ることは、理論的には可能である。しかし、侵襲度の大きい高難度の手術を繰り返し行う必要があり、結果の良否は術者の技術力や経験値に依存する部分が大きく、患者の身体的・時間的・経済的な負担も増加する。

　しかし、本稿で示したように、要抜去歯であっても、治療計画にその歯根膜の能力を活かしたPETや自家歯牙移植、さらには矯正治療による歯の移動を組み込むことで、硬・軟組織の吸収を制御することができ、より低侵襲な治療で高い審美的な結果を得ることが可能となる。さらにその結果が予知性も高く長期にわたり維持されるのであれば、患者にとっては大きな利益となる。

　したがって、多数歯に及ぶ要抜去歯に直面した時に、まず抜歯してから再建を考えるのではなく、残存歯根つまりはその歯根膜を利用して何かできないかを抜歯前に考え、治療計画を組み立てていくことは、低侵襲で予知性の高い治療を可能とし、患者だけでなく術者にとっても利点の大きい治療法であると考える。

参考文献

1. Araújo MG, Lindhe J. Dimensional ridge alterations following tooth extraction. An experimental study in the dog. J Clin Periodontol. 2005 Feb；32(2)：212-8.

2. Chappuis V, Araújo MG, Buser D. Clinical relevance of dimensional bone and soft tissue alterations post-extraction in esthetic sites. Periodontol 2000. 2017 Feb；73(1)：73-83.

3. Couso-Queiruga E, Graham ZA, Peter T, Gonzalez-Martin O, Galindo-Moreno P, Avila-Ortiz G. Effect of periodontal phenotype characteristics on post-extraction dimensional changes of the alveolar ridge: A prospective case series. J Clin Periodontol. 2023 May；50(5)：694-706.

4. Kan JY, Rungcharassaeng K, Lozada JL, Zimmerman G. Facial gingival tissue stability following immediate placement and provisionalization of maxillary anterior single implants: a 2- to 8-year follow-up. Int J Oral Maxillofac Implants. 2011 Jan-Feb；26(1)：179-87.

5. Cosyn J, Eghbali A, Hermans A, Vervaeke S, De Bruyn H, Cleymaet R. A 5-year prospective study on single immediate implants in the aesthetic zone. J Clin Periodontol. 2016 Aug；43(8)：702-9.

6. Seyssens L, Eghbali A, Cosyn J. A 10-year prospective study on single immediate implants. J Clin Periodontol. 2020 Oct；47(10)：1248-58.

7. Al-Hezaimi K, Levi P, Rudy R, Al-Jandan B, Al-Rasheed A. An extraction socket classification developed using analysis of bone type and blood supply to the buccal bone in monkeys. Int J Periodontics Restorative Dent. 2011 Jul-Aug；31(4)：421-7.

8. Al-Rasheed A, Al-Shabeeb MS, Babay N, Javed F, Al-Askar M, Wang HL, Al-Hezaimi K. Histologic assessment of alveolar bone remodeling around immediate implants placed in single and multiple contiguous extraction sites. Int J Periodontics Restorative Dent. 2014 May-Jun；34(3)：413-21.

9. Favero G, Botticelli D, Rea M, Pantani F, León IG, Lang NP. Influence of presence or absence of teeth adjacent to implants installed immediately into extraction sockets on peri-implant hard tissue levels: an experimental study in the dog. Clin Oral Implants Res. 2013 Mar；24(3)：262-9.

10. Salama M, Ishikawa T, Salama H, Funato A, Garber D. Advantages of the root submergence technique for pontic site development in esthetic implant therapy. Int J Periodontics Restorative Dent. 2007 Dec；27(6)：521-7.

11. Hürzeler MB, Zuhr O, Schupbach P, Rebele SF, Emmanouilidis N, Fickl S. The socket-shield technique: a proof-of-principle report. J Clin Periodontol. 2010 Sep；37(9)：855-62.

12. Siormpas KD, Mitsias ME, Kontsiotou-Siormpa E, Garber D, Kotsakis GA. Immediate implant placement in the esthetic zone utilizing the "root-membrane" technique: clinical results up to 5 years postloading. Int J Oral Maxillofac Implants. 2014 Nov-Dec；29(6)：1397-405.

13. 飯田吉郎．審美インプラントの治療戦略 成功に導く22のレシピ．東京：クインテッセンス出版，2023．

14. 飯田吉郎．The novel approach for delayed implant placement in the esthetic zone: prosthetic tissue guiding technique. In：山崎長郎（編集委員長），山崎長郎，日高豊彦，六人部慶彦，大谷一紀，湯浅直人，佐々木俊哉，佐藤洋司，飯田吉郎，Riccardo Becciani, Davide Faganello, Mauro Fradeani（著）．QDT別冊 ジャパニーズ エステティック デンティストリー 2019．東京：クインテッセンス出版，2018：98-107．

15. Ferrus J, Cecchinato D, Pjetursson EB, Lang NP, Sanz M, Lindhe J. Factors influencing ridge alterations following immediate implant placement into extraction sockets. Clin Oral Implants Res. 2010 Jan；21(1)：22-9.

16. Roe P, Kan JY, Rungcharassaeng K, Caruso JM, Zimmerman G, Mesquida J. Horizontal and vertical dimensional changes of peri-implant facial bone following immediate placement and provisionalization of maxillary anterior single implants: a 1-year cone beam computed tomography study. Int J Oral Maxillofac Implants. 2012 Mar-Apr；27(2)：393-400.

17. Seyssens L, De Lat L, Cosyn J. Immediate implant placement with or without connective tissue graft: A systematic review and meta-analysis. J Clin Periodontol. 2021 Feb；48(2)：284-301.

18. Avila-Ortiz G, Chambrone L, Vignoletti F. Effect of alveolar ridge preservation interventions following tooth extraction: A systematic review and meta-analysis. J Clin Periodontol. 2019 Jun;46 Suppl 21:195-223. doi: 10.1111/jcpe.13057. Erratum in: J Clin Periodontol. 2020 Jan；47(1)：129.

19. Iida Y, Sheng S, Tsukiboshi Y, Min S. Ridge preservation with the socket-shield technique and immediate provisionalization for delayed implant placement. A case report. Int J Esthet Dent. 2023 Jul 18；18(3)：278-91.

20. Huynh-Ba G, Pjetursson BE, Sanz M, Cecchinato D, Ferrus J, Lindhe J, Lang NP. Analysis of the socket bone wall dimensions in the upper maxilla in relation to immediate implant placement. Clin Oral Implants Res. 2010 Jan；21(1)：37-42.

21. Ezawa T. [The thickness and form of alveolar bone in contemporary dry Japanese skulls]. Nihon Shishubyo Gakkai Kaishi. 1984 Jun；26(2)：243-56.

22. Salama H, Salama MA, Garber D, Adar P. The interproximal height of bone: a guidepost to predictable aesthetic strategies and soft tissue contours in anterior tooth replacement. Pract Periodontics Aesthet Dent. 1998 Nov-Dec；10(9)：1131-41; quiz 1142.

23. Pohl S, Kher U, Salama MA, Buljan M. The socket shield technique with proximal extensions for single-rooted teeth. Int J Esthet Dent. 2022 Nov 25；17(4)：424-35.

審美インプラントの治療戦略
Strategies in the Esthetic Zone 22 Recipes
成功に導く22のレシピ

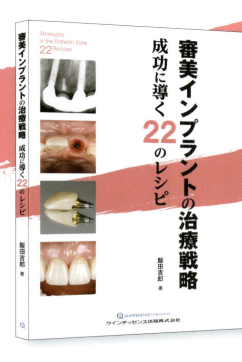

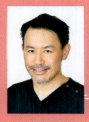

飯田吉郎　著

　前歯部インプラント審美治療時に役立つディシジョンツリーを提案し、それに対応した22症例を取り上げて詳説している。解説時には治療戦略や経過だけでなく、症例のポイントや理論背景となる論文も提示しており、歯科医師が治療計画を立てる際に役立つヒントが満載。著者のこれまでの臨床経験が反映されており、インプラント治療の初心者だけでなくエキスパートにも役立つ指南書である。

症例ごとにディシジョンツリーやエビデンスとなる論文を挙げながら解説!

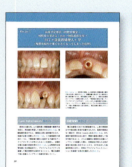 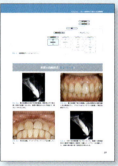 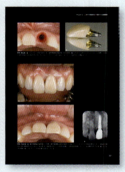 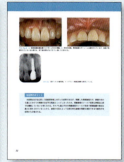 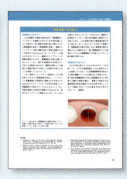

●サイズ：A4判　●216ページ　●定価14,300円（本体13,000円＋税10%）

QUINTESSENCE PUBLISHING 日本

クインテッセンス出版株式会社
〒113-0033　東京都文京区本郷3丁目2番6号　クイントハウスビル

歯周組織再生療法の決定版！

さまざまな骨欠損，根分岐部病変，根面被覆，歯間乳頭再建に対する再生療法のアプローチとともに，インプラント周囲の硬・軟組織マネージメントが満載．

［著］
船登彰芳／片山明彦／南　昌宏

　歯周・インプラント治療における再生療法を成功に導くには，Flap stabilizationとSoft tissue stabilityを考慮した切開，フラップデザイン，縫合が重要な鍵を握っている．本書は，軟組織の創傷治癒や結合組織移植に対する多角的な視座の下，リグロス，サイトランスグラニュールなどを用いた多数の症例を，1,000枚超の写真，著者陣のオリジナルテクニックとともに解説．歯周・インプラント治療の新たな到達点を示す渾身の1冊である．

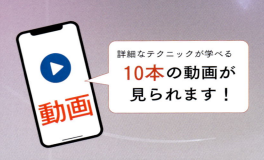

詳細なテクニックが学べる
10本の動画が
見られます！
動画

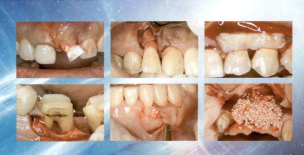

Flap stability と
Soft tissue preservation からみた
歯周・インプラント治療における
再生療法
リグロスとサイトランスグラニュールを中心に

著　船登彰芳／片山明彦／南　昌宏

QUINTESSENCE PUBLISHING
クインテッセンス出版株式会社

Contents

CHAPTER 1　リグロスの機序と移植材料のサイトランスグラニュールへの考察

CHAPTER 2　軟組織の創傷治癒の理解と結合組織の役割

CHAPTER 3　歯周組織再生療法（1）

CHAPTER 4　歯周組織再生療法（2）

CHAPTER 5　インプラント治療の硬・軟組織マネージメントにおけるサイトランスグラニュールとリグロスの臨床応用

QUINTESSENCE PUBLISHING 日本　●サイズ:A4判　●208ページ　●定価16,500円（本体15,000円+税10%）

クインテッセンス出版株式会社
〒113-0033　東京都文京区本郷3丁目2番6号　クイントハウスビル
TEL. 03-5842-2272（営業）　FAX. 03-5800-7592　https://www.quint-j.co.jp　e-mail mb@quint-j.co.jp

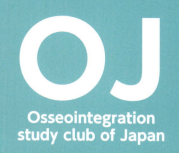

シンポジウム II
外科術式 こだわりを語ろう！

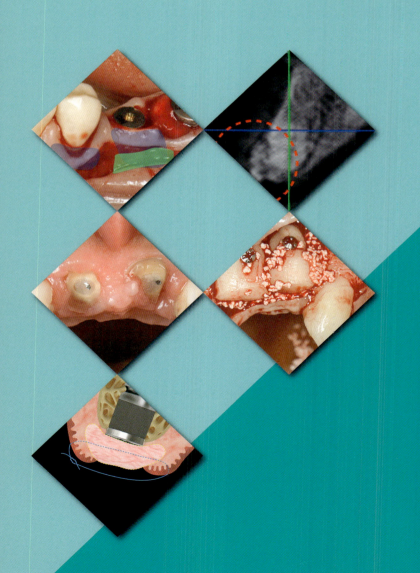

増田英人

高田智史

相宮秀俊

船登彰芳

鈴木真名

シンポジウム II

上顎結節の特性を利用したインプラント治療

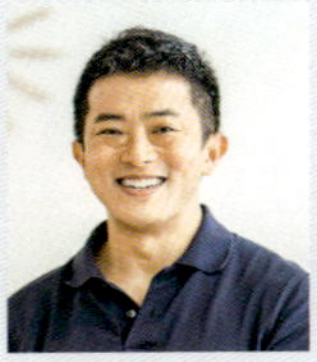

増田英人
Hideto Masuda
大阪府開業

2001年 広島大学歯学部卒業
2008年 ますだ歯科医院開業
ITI fellow、ICOI diplomate

はじめに

インプラント周囲の硬・軟組織造成においては、自家組織や多くの代替材料の中から条件や特性を考慮してマテリアルを選択する必要があり、ゴールドスタンダードとされる自家組織においてもさまざまな採取部位や採取方法が存在する。

その中で、筆者は上顎結節という部位の特性に着目しており、インプラント治療に応用している。上顎結節からは結合組織、自家骨が採取できる。どちらも他の部位とは異なった特性をもっていて、日本人の場合採取できる症例は限られているものの、上顎結節の部位特異性はインプラント治療における硬・軟組織造成において、非常に効果的なオプションになりうると考えている。本稿では、それぞれの組織の特徴を文献的に考察するとともに症例を提示したい。

上顎結節部の結合組織の特徴

まずは上顎結節部の結合組織の特徴を紹介したい。上顎結節部の軟組織は口蓋粘膜に比べて厚みがあり[1]、粘膜固有層が多く、粘膜下組織がほとんど存在しないというのが組織学的な大きな特徴である[2]（図1）。また、上顎結節から採取した結合組織は組成の違いと遺伝子レベルの差により、口蓋の組織に比べて吸収しにくく[3,4]、サイトケラチン形成力が高いことから角化組織を作る力が強く[2,5]、過形成の可能性[4,6]などが示されている。さらに、上顎結節部からの結合組織採取は採取時の出血が少なく、採取後の痛みや腫れも少ないため合併症リスクが軽減できる[7,8]こともメリットである。

加えて、上顎結節からの結合組織は採取できる量の個人差が非常に大きく、第三大臼歯が存在するような症例では採取が難しい一方で、第二大臼歯を抜歯している症例や、抜歯矯正を行った症例であればボリュームのある結合組織を採取できることがあるというのも特徴だと考えている。

筆者はCTG（結合組織移植術）をする際には、誰からでも一定量採取可能という大きな特徴を持ち、自然観を保ちながらボリュームを増やすことのできる口蓋からの結合組織を第一選択としているものの、ボリュームをなるべく維持して場合によっては過形成することがより良好な結果となる歯槽頂や乳頭部分への移植、角化粘膜幅を増やしたい部位、術後の合併症リスクをなるべく減らしたい場合には、上顎結節からの結合組織を積極的に用いるようにしている。

ただし、上顎結節からの結合組織は非常に質がいいと

	粘膜固有層	粘膜下組織
口蓋粘膜	51.08%	25.75%
上顎結節	72.79%	4.89%

図1 口蓋と上顎結節部の軟組織の組織的な差。上顎結節は粘膜固有層が70％以上と大部分を占め、粘膜下組織は5％以下で質の高い結合組織を採取することができる。（文献2より引用・改変）

症例1：PSTDへの対応症例

患者年齢および性別：40代、女性　　　　　　　　　　**主訴**：5 4 3 部の頬側軟組織の退縮にともなう審美障害。

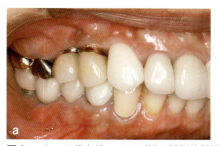
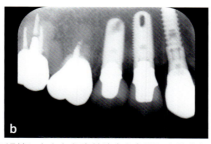
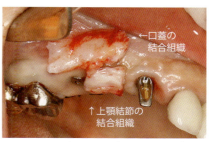

図2-a、b　40代女性、5 4 3 部の頬側軟組織の退縮にともなう審美障害を主訴に来院された。インプラントは3本並列して埋入されており、インプラント周囲炎ではない。5 4 部の補綴装置のやり替えとCTGによるリカバリーを計画した。

図2-c　いったんインプラントはサブマージにして[9]、歯槽頂～乳頭部に上顎結節から採取した結合組織を、頬側に口蓋から採取した結合組織を移植する。

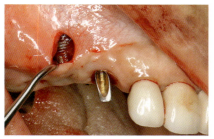
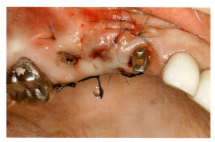
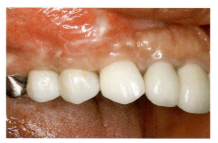

図2-d　フラップデザインは血流を考慮してVISTA[10]を用いている。4 部のインプラント頬側は骨面から露出しているのが確認できる。

図2-e　CTG終了時の口腔内写真。歯槽頂部の結合組織が頬側に落ち込まないように、頬側に口蓋からの結合組織を配置している。

図2-f　術後2年。頬側から歯槽頂、乳頭部のボリュームが大きく増して、患者の満足を得ることができた。

いう反面、血管成分に乏しく壊死するリスクもあるため、移植の際にはサイズやカバーフラップのデザインを考慮する必要がある。

症例1：PSTDへの対応症例

そこでまず上顎結節から採取した結合組織を歯槽頂部に移植することで、PSTD（Peri-Implant Soft Tissue Dehiscence）に対応した症例（**図2**）を紹介したい。

症例2：インプラント・天然歯に上顎結節からの結合組織を応用した症例

図2のような特徴のある上顎結節からの結合組織について、特に大きなボリュームを採取できる場合にはさまざまな応用を同時に行うことができる。筆者は、外科術式においては「なるべく外科処置の回数を減らし、短期間で低侵襲な治療を行う」ということにもこだわりをもっている。抜歯を行えば硬組織のボリュームが減り、MGJ（歯肉‐歯槽粘膜境）が歯冠側移動するのにともない、角化粘膜幅が減少するのは避けることのできない生理現象である。

失った硬組織や軟組織を天然歯のように再建することにも大きな意義はあるが、部位や患者の要望をふまえながら、どこまでは妥協できるかを機能面や審美面、耐久性を考慮しながらゴールを模索するようにしている。そうした観点において、上顎結節からの結合組織をインプラント・天然歯治療に積極的に併用することで「一度の外科治療で、短期間に」大きな効果を得られたと考えている症例（**図3**）を提示する。

薄い頬側骨や頬側の小さな裂開状骨欠損への対応法

インプラントの長期安定のためにはインプラントの頬側に1.5～2mmの厚みの硬組織が必要である。それを

シンポジウム II

症例2：インプラント・天然歯に上顎結節からの結合組織を応用した症例

患者年齢および性別： 70代、女性　　　　**主訴：** 左側下顎のブリッジの痛み。

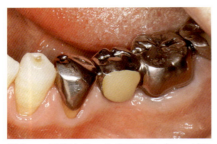

図3-a　70代女性、左側下顎のブリッジの痛みを主訴に来院された。

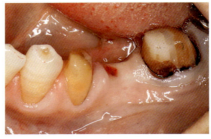

図3-b　「6は歯根破折により抜歯が必要と診断した。ポンティックエリアの「5部は角化粘膜幅が減少しており、逆に前方の天然歯は歯肉退縮が起きている。

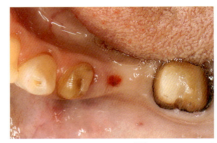

図3-c　咬合面観から、「5部は顎堤のボリュームも失われていることがわかる。

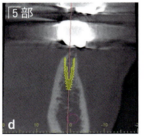

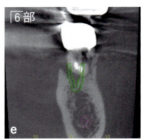

図3-d、e　インプラントシミュレーション。「6部は根尖部の既存骨でインプラントの初期固定が得られ、「5部はナローインプラントを使用することで既存骨内にインプラントが埋入できる。

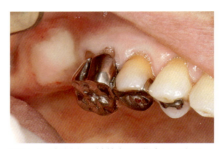

図3-f　右側上顎結節部は発達しており、ボリュームのある結合組織が採取できると判断した。

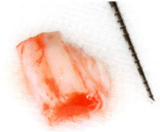

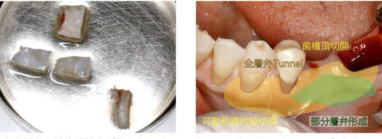

図3-g、h　ディスタルウェッジ（平行法）の要領で一部上皮付きの結合組織を採取した。4～5mmの厚みの結合組織を採取できたため、この組織を4つ（2mmの厚みのCTG、1mmの厚みのCTG×2、2mm幅のFGG）に分割した。

図3-i　今回用いたフラップデザイン。「5部頬側はFGG（遊離歯肉移植術）のための部分層弁を形成したのちに、「3～6部は全層弁によるトンネリングフラップを形成した。

下回る場合は経時的に頬側骨が吸収し、生物学的合併症や審美的問題が起きるリスクがあるため、硬組織造成を同時に行うことの効果がMonjeらによって示されている[11]。その効果や必要性に関しては筆者も異論はないが、硬組織造成を行うと、フラップの閉創のために水平骨膜減張切開が必要となり、その結果MGJはさらに歯冠側に移動し粘膜の厚みも薄くなることが多いと感じている。

そのため硬組織造成ののちに軟組織に関しても何らかの追加手術が必要となるが、侵襲・治療期間の観点からは望ましいものではない。

近年、インプラント頬側に陥凹がある、もしくは小さな裂開状骨欠損が存在する場合に、GBR（骨再生誘導法）ではなくCTGで軟組織の厚みを増すことで対応できないかという無作為化比較研究がなされるようになってき

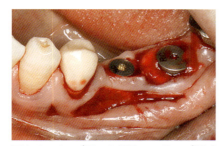
図3-j　インプラント埋入、フラップ形成後。6┘部は既存骨とのギャップにDBBMを充填し、コラーゲンスポンジでソケットシールを行っている。

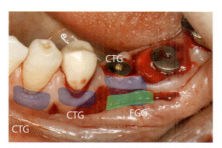
図3-k　4つに分割した組織を図のように配置していく。3 4┘部は根面被覆、5┘部は歯槽堤増大と角化粘膜幅の増大、6┘部は即時埋入とDBBM充填による組織保存を図った。

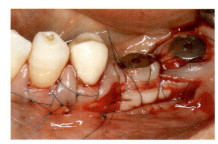
図3-l　術直後の口腔内写真。術後の腫れや痛みもほとんどなく順調に経過した。

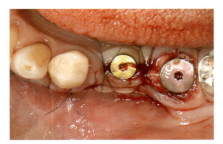
図3-m　術直後の咬合面観。3 4 5┘部はCTGの効果でフェノタイプコンバージョンも期待できる。

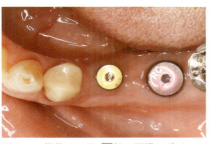
図3-n　術後4ヵ月、5┘部の顎堤のボリュームが隣在歯と同じレベルに増大できており、FGGの効果で角化粘膜幅も拡大できている。

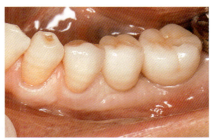
図3-o　最終補綴装置装着後の口腔内写真。天然歯の根面被覆も行えているが、術前に比べフェノタイプの改変ができ、3 4┘部は角化粘膜幅も大きく増やすことができている。

図3-p　補綴装置を外してみても、炎症はなく必要な角化粘膜幅、軟組織の高さ、厚みが獲得できていることがわかる。一度の外科治療でこのような結果が得られるのは、患者にとって有益だと考えている。

図3-q　1年後、硬組織造成に比べてもCTGを用いた軟組織造成は術後の吸収・ボリューム変化が起きにくく、安定した状態が維持できている。

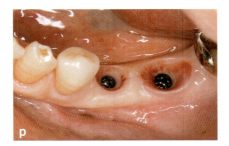

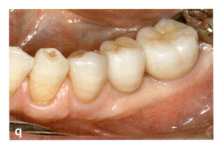

ている[12,13]。その結果は3年という経過観察期間においては、CTGで対応したほうが術後のボリューム変化が少なく、PPD（Probing Pocket Depth）、BOP（Bleeding on Probing）、角化粘膜幅といった各種臨床パラメータは両群で有意差がないというものであり、CTGがGBRの代替治療法となる可能性が示されている。さらにFunatoらによってCTGを行った部位は長期的に硬組織に置き換わる可能性が示唆されている[14]ことからも、筆者は提示した症例のようにGBR、CTGを状況に応じて使い分けるようにしている。

上顎結節部の自家骨の特性

　続いて、上顎結節部の自家骨の特性について解説したい。上顎智歯抜歯時に同部位が骨折し、智歯と一緒に自家骨が付着してきた経験はないだろうか（**図4**）。また、そのような経験がある先生は、同部の骨折、自家骨剥離があったとしても出血や術後の痛みも少なく、迅速な治癒が起こることを目にしていないだろうか。

　上顎結節部の自家骨に関しては顎骨の中でもっとも骨密度が低く[15]、Júniorらによって、非常に薄い皮質骨と、小柱状で多孔性の海綿骨から構成されているという組成が示され[16]、注目されはじめている。この組成は骨造成

OJ シンポジウム II

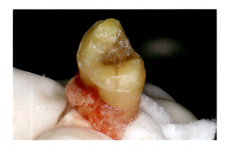

図4　上顎智歯の抜歯時に骨折し、歯に付着してきた上顎結節部の自家骨。

図5　上顎結節からのブロック骨移植の経時的ボリューム変化。ブロック骨移植から3ヵ月後にインプラントを埋入し、その際と2年後、4年後の頬側骨の厚みの変化を評価。4年間吸収せずにボリュームが維持されている。（文献24より引用・改変）

症例3：水平的な骨造成に上顎結節の皮質骨海綿骨ブロック移植を用いた症例

患者年齢および性別：70代、女性　　**主訴**：左側上顎大臼歯欠損部にインプラント治療を希望。

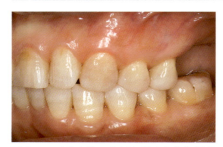
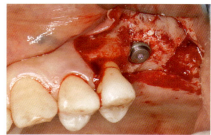
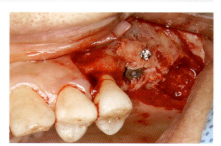

図6-a　70代女性、左側上顎大臼歯欠損部にインプラント治療を希望された。ソケットリフトと水平的硬組織造成を併用したインプラント治療を6部に計画した。

図6-b　ソケットリフト後にインプラントを埋入している。インプラント頬側から遠心にかけてスレッドが露出しており、上顎結節部からの骨移植を行うこととする。

図6-c　後方の上顎結節部より超音波切削器具を用いて皮質骨海綿骨ブロックを採取し、インプラント露出部に移植固定した。メンブレンや骨補填材は使用せず閉創。

において一見不利なようにも思えるが、非常に薄い皮質骨が天然のメンブレンの役割を果たし、海綿骨がスキャフォルドとして機能する可能性があり、実は大きなメリットであるともいえる。

また、高い骨形成能を有することも細胞分析から示されている[17]。上顎結節から採取したブロック骨移植による骨造成については、2009年にTolstunovによって最初の報告がなされ[18]、Rosaらにより唇側骨に欠損のある審美領域への即時埋入の適応症を広げる方法としても高い効果があることが報告されている[19]。筆者も内側性の骨欠損に対しては以前から臨床応用をしており、その効果について誌上にて報告（別冊QDI OJ20thミーティング抄録集 p.162～168を参照）している。

近年はこの自家骨を外側性の骨造成に応用する症例報告がなされるようになっており[20～23]、Rosaらは高度に吸収した上顎前歯部に上顎結節からのブロック骨移植を行い、3ヵ月後にインプラント埋入と同時に移植部の生検を行い、埋入時・2年後・4年後にCBCTによるボリューム変化を評価したケースレポートを報告している。その結果は3ヵ月後の組織評価においてvitalボーンと新生骨が豊富で、non-vitalボーンはほとんどないという結果になり、CBCT画像では4年という経過においてもボリュームが維持され機能しているという結果が示されている[24]（図5）。

症例3：水平的な骨造成に上顎結節の皮質骨海綿骨ブロック移植を用いた症例

筆者も外側性の小規模な硬組織造成に同部位の自家骨ブロック移植を用いた結果、短期間の経過ではあるものの良好な結果を得ることができていることから（図6）、

上顎結節の特性を利用したインプラント治療　増田英人

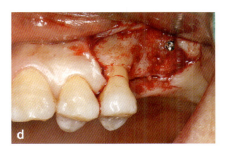
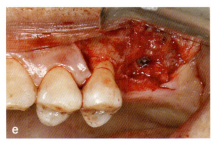
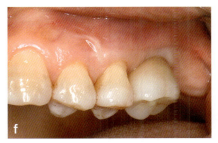
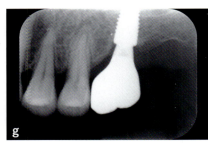

図6-d　3ヵ月後、二次手術の際にフラップを開けると、インプラントは硬組織に被包されて完全に隠れており、移植した自家骨も周囲と見分けがつかなくなっている。

図6-e　プラットフォームの上には約3mmの骨が乗り上げていた。慎重に削合し、ヒーリングアバットメントを締結した。

図6-f、g　最終補綴終了後2年。短期的にではあるが、デンタルX線写真を見ても安定した状態を維持しているようにみえる。

症例4：垂直的硬組織造成に上顎結節部からのブロック骨移植を用いた症例

患者年齢および性別：40代、女性　　**主訴**：歯根破折。

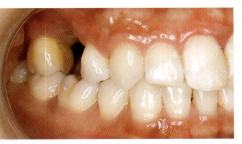
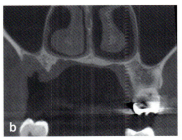
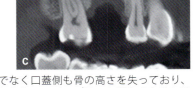

図7-a　40代女性、歯根破折が原因で6 の抜歯を行い2ヵ月後に来院。歯根破折の影響で顎堤のボリュームとともに、7 近心のアタッチメントも失っている。

図7-b、c　初診時CBCT像。頬側骨だけでなく口蓋側も骨の高さを失っており、上顎洞までの既存骨の高さも2mm程度しかない。インプラント埋入のためには垂直的な硬組織造成が必要である。

その応用範囲を拡げている。

症例4：垂直的硬組織造成に上顎結節部からのブロック骨移植を用いた症例

最後の症例として、単独歯欠損における垂直的な硬組織造成に上顎結節からのブロック骨を用いた症例[25]を紹介したい（**図7**）。上顎結節部から採取できる自家骨のボリュームには限界があり、複数歯連続欠損の大規模硬組織造成への応用は難しいと考えているが、逆に単独歯欠損で垂直的な硬組織造成が必要な場合には効果的な手法となる。

単独歯欠損においてチタンフレーム入りの非吸収性メンブレンを用いたGBRを行う際には、複数歯連続欠損よりもむしろフラップのアダプテーションが難しく、そこから創裂開、メンブレン露出が起きるリスクが増すと考えている。また、垂直GBRは待時期間が9ヵ月[26]ということからも、合併症のリスクを下げ（自家組織を用いているため万が一創裂開を起こしたとしても感染が起こ

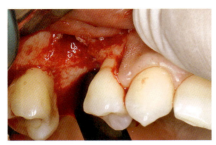
図7-d 抜歯から3ヵ月後にフラップを開けると、頬側から口蓋側にかけて垂直的に硬組織のボリュームが失われていることがわかる。

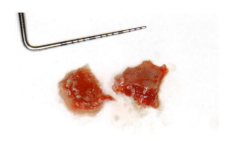
図7-e 両側の上顎結節部から採取した皮質骨海綿骨ブロック。

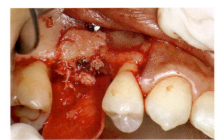
図7-f テンティングスクリューを立てて、その間にブロック骨をはめ込んで固定している。既存骨と移植骨のギャップにDBBMを充填し、吸収性メンブレンでカバーして閉創した。

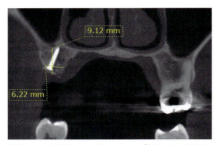
図7-g 術後4ヵ月、インプラントを埋入するための十分な硬組織のボリュームが確認できる。患者都合により術後6ヵ月でインプラント埋入を行うこととした。

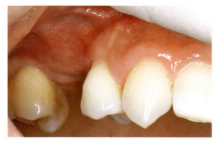
図7-h 術後4ヵ月、フラップの減張によって6部だけでなく、5部の頬側も角化歯肉を失っており、インプラント埋入と同時のFGGを計画した。

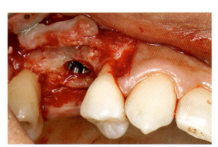
図7-i フラップを翻転すると、非常に質の高い硬組織が造成できていることが確認できた。インプラントは十分な初期固定のもとで埋入した。

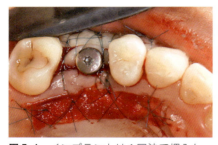
図7-j インプラントは1回法で埋入し、FGGを頬側に行っている。

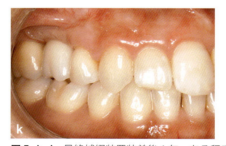
図7-k、l 最終補綴装置装着後1年。ある程度唇側歯頚ラインも両隣在歯に揃えることができ、角化粘膜も獲得できたため良好なセルフケアが維持できている(k)。また、インプラント周囲には十分な硬・軟組織が獲得できている(l)。

るリスクは低い)、短期間での治療が行えるという観点でも、今回紹介する方法にはメリットがあると考えている。

おわりに

文献および症例で提示したように、上顎結節部の結合組織や自家骨は他の部位にはない特性をもっている。ただし同部位の組織量は個人差が大きく、採取量は開口量などにも左右されるテクニックセンシティブな面があることには留意すべきである。

インプラント治療において硬・軟組織造成が必要な場合には、ぜひ上顎結節という部位にも目を向けていただきたい。そして、採取できる組織量は術前にCBCT画像で確認することをお勧めする。慣れれば、結合組織は術前の予想と同じサイズが採取できるようになるものの、ブロック骨に関してはボリュームのある自家骨が採取できそうに見えても、海綿骨の骨梁が明確に確認できない

ようなケースでは液状であったり外圧で容易につぶれてしまったりと取り扱いが難しい面があるため、注意が必要である。

　上顎結節部の特性を活かした硬・軟組織造成に関しては、まだ長期的な経過を追えていないため注意深く経過観察を続けていくが、筆者は今後も同部位の可能性を模索していきたいと考えている。

参考文献

1. Studer SP, Allen EP, Rees TC, Kouba A. The thickness of masticatory mucosa in the human hard palate and tuberosity as potential donor sites for ridge augmentation procedures. J Periodontol. 1997 Feb；68（2）：145-51.
2. Sanz-Martín I, Rojo E, Maldonado E, Stroppa G, Nart J, Sanz M. Structural and histological differences between connective tissue grafts harvested from the lateral palatal mucosa or from the tuberosity area. Clin Oral Investig. 2019 Feb；23（2）：957-64.
3. Rojo E, Stroppa G, Sanz-Martin I, Gonzalez-Martín O, Nart J. Soft tissue stability around dental implants after soft tissue grafting from the lateral palate or the tuberosity area - A randomized controlled clinical study. J Clin Periodontol. 2020 Jul；47（7）：892-9.
4. Dellavia C, Ricci G, Pettinari L, Allievi C, Grizzi F, Gagliano N. 上顎結節の過形成 Human palatal and tuberosity mucosa as donor sites for ridge augmentation. International Journal of Periodontics & Restorative Dentistry. 2014；34（2）.
5. Rojo E, Stroppa G, Sanz-Martin I, Gonzalez-Martín O, Alemany AS, Nart J. Soft tissue volume gain around dental implants using autogenous subepithelial connective tissue grafts harvested from the lateral palate or tuberosity area. A randomized controlled clinical study. J Clin Periodontol. 2018 Apr；45（4）：495-503.
6. Gluckman H, Du Toit J, Pontes CC, Hille J. Hyperplastic Response Following Soft Tissue Augmentation in the Esthetic Zone. Clin Adv Periodontics. 2019 Jun；9（2）：50-4.
7. Amin PN, Bissada NF, Ricchetti PA, Silva APB, Demko CA. Tuberosity versus palatal donor sites for soft tissue grafting: A split-mouth clinical study. Quintessence Int. 2018；49（7）：589-98.
8. Jung UW, Um YJ, Choi SH. Histologic observation of soft tissue acquired from maxillary tuberosity area for root coverage. J Periodontol. 2008 May；79（5）：934-40.
9. Tavelli L, Zucchelli G, Stefanini M, Rasperini G, Wang HL, Barootchi S. Vertical soft tissue augmentation to treat implant esthetic complications: A prospective clinical and volumetric case series. Clin Implant Dent Relat Res. 2023 Apr；25（2）：204-14.
10. Zadeh HH. Minimally invasive treatment of maxillary anterior gingival recession defects by vestibular incision subperiosteal tunnel access and platelet-derived growth factor BB. Int J Periodontics Restorative Dent. 2011 Nov-Dec；31（6）：653-60.
11. Monje A, Roccuzzo A, Buser D, Wang HL. Influence of buccal bone wall thickness on the peri-implant hard and soft tissue dimensional changes: A systematic review. Clin Oral Implants Res. 2023 Mar；34（3）：157-76.
12. Bouckaert E, De Bruyckere T, Eghbali A, Younes F, Wessels R, Cosyn J. A randomized controlled trial comparing guided bone regeneration to connective tissue graft to re-establish buccal convexity at dental implant sites: Three-year results. Clin Oral Implants Res. 2022 May；33（5）：461-71.
13. Zuercher AN, Strauss FJ, Paqué PN, Bienz SP, Jung RE, Thoma DS. Randomized controlled pilot study comparing small buccal defects around dental implants treated with a subepithelial connective tissue graft or with guided bone regeneration. Clin Oral Implants Res. 2023 Oct；34(10)：1094-105.
14. Funato A, Moroi H. Long-term alveolar ossification of connective tissue graft placed around natural teeth: a report of five cases. Int J Esthet Dent. 2022 Feb 17；17（1）：28-40.
15. Park HS, Lee YJ, Jeong SH, Kwon TG. Density of the alveolar and basal bones of the maxilla and the mandible. Am J Orthod Dentofacial Orthop. 2008 Jan；133（1）：30-7.
16. Júnior WM, Ferraz EP, Beloti MM, Rosa AL, Rosa J. Immediate Dentoalveolar Restoration Technique (IDR)：Autograft characterization and a case report. Journal of Osseointegration, 2017；9（3）：305-9.
17. Cicconetti A, Sacchetti B, Bartoli A, Michienzi S, Corsi A, Funari A, Robey PG, Bianco P, Riminucci M. Human maxillary tuberosity and jaw periosteum as sources of osteoprogenitor cells for tissue engineering. Oral Surg Oral Med Oral Pathol Oral Radiol Endod. 2007 Nov；104（5）：e18.e1-12.
18. Tolstunov L. Maxillary tuberosity block bone graft: innovative technique and case report. J Oral Maxillofac Surg. 2009 Aug；67（8）：1723-9.
19. da Rosa JC, Rosa AC, da Rosa DM, Zardo CM. Immediate Dentoalveolar Restoration of compromised sockets: a novel technique. Eur J Esthet Dent. 2013 Autumn；8（3）：432-43.
20. Khojasteh A, Nazeman P, Tolstunov L. Tuberosity-alveolar block as a donor site for localised augmentation of the maxilla: a retrospective clinical study. Br J Oral Maxillofac Surg. 2016 Oct；54（8）：950-5.
21. Aboushara MA, Eldibany MM, Hassan NP. Evaluation of the use of alveolar block from maxillary tuberosity for augmentation of anterior maxillary defects. Alexandria Dental Journal. 2018；43（1）：111-6.
22. Raghoebar GM, Meijer HJA, van Minnen B, Vissink A. Immediate Reconstruction of Failed Implants in the Esthetic Zone Using a Flapless Technique and Autogenous Composite Tuberosity Graft. J Oral Maxillofac Surg. 2018 Mar；76（3）：528-33.
23. Zufía J, Abella Sans F. Applications of maxillary tuberosity block autograft. J Esthet Restor Dent. 2022 Oct；34（7）：1015-28.
24. da Rosa JCM, Sotto-Maior BS, Pértile de Oliveira Rosa AC, Violin Dias Pereira LA. Clinical, Tomographic, and Histologic Evaluation of an Autogenous Bone Graft Harvested from the Maxillary Tuberosity for Guided Bone Regeneration: Case Report with a 4-Year Follow-up. Int J Periodontics Restorative Dent. 2021 Jul-Aug；41（4）：e183-e90.
25. 増田英人. 令和版　軟組織のトリセツ. 第5回 角化粘膜を増やす FGG(遊離歯肉移植術). Quintessence DENT Implantol. 2024；31（6）. 112-23.
26. Istvan Urban(著), 中田光太郎, 松野智宣, 岩野義弘(監訳). 黒嶋伸一郎, 田中譲治, 増田英人(翻訳統括). 山道研介, 浅賀勝寛, 安斉昌照, 岡田素平太, 川本賀奈子, 小林真左子, 齋藤琢也, 菅田真吾, 原田武洋, 瓦橋理沙, 水口稔之, 山道美季(訳). Vertical 2 骨造成. 東京：クインテッセンス出版, 2024.

シンポジウム Ⅱ

インプラント周囲組織を安定させる硬組織の役割
－審美領域におけるオーバーグラフトの有用性－

高田智史
Satoshi Takada
愛知県開業

2004年	愛知学院大学歯学部卒業
2010年	医療法人オアシス設立、高田兄弟歯科・矯正歯科開業
2019年	日本歯周病学会認定医取得
2021年	JIPIベーシック、アドバンスコースインストラクター
2023年	大阪歯科大学解剖学講座入局、日本歯周病学会専門医取得

はじめに

インプラント治療の成功基準は、機能的で審美的な上部構造を支持していなければならないとされている。機能性と審美性の両者を達成することは大切であるが、さらに大切なことは、治療終了時に達成できた審美性と清掃性を長期的に安定させることである。

もちろんのこと、すべての生物が加齢変化をし、やがて死を迎えることは自然界の摂理であり、口腔内も同様に変化し続けていくが、審美領域への歯科治療を受けた患者は治療結果の長期的な維持・安定を期待している。にもかかわらず、審美領域におけるインプラント治療はその周囲組織を長期的に安定させることが難しく、上部構造装着後10年以内でのインプラント周囲軟組織欠損（PSTD）の発症率は、患者レベル、インプラントレベルともに50％を超えているという報告もある[1]。そのため昨今、硬・軟組織を造成するためのさまざまな手法が報告されている。

本稿では、これらの中でも硬組織に対する手法の1つであるバッカルプレートオーバーグラフトの治療手技とその有効性について解説したい。

バッカルプレートオーバーグラフト（BPOG）

特徴

Brugnamiらが提唱する、オーバーグラフトを用いて唇舌的な顎堤幅を維持するBBP（Buccal Bone Plate Preservation）[2]（図1）とARP（Alveolar Ridge Preservation）を組み合わせた新しい顎堤保存方法が、Buccal Plate Over Graft（バッカルプレートオーバーグラフト［以下、BPOG］）である（図2）。BBPとの大きな違いは、裂開を起こしている唇側骨であってもBBPと同様の効果が得られる点である。

利点としては、①低侵襲（フラップを翻転しないため術後の疼痛、腫脹が少ない）、②顎堤幅の維持・増加（図3、表1）、③術前の歯肉辺縁形態の維持（図4）が挙

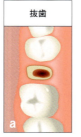
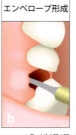
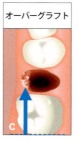
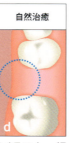

図1-a〜d Burgnamiらが提唱するBBPのイメージイラスト。頬側骨がインタクトであればオーバーグラフト（Bio-Oss®使用）のみで顎堤が維持できるという手法。（文献3より転載）

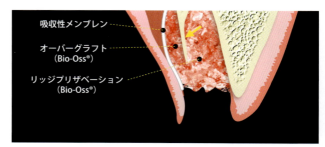

図2 オーバーグラフトとリッジプリザベーションを組み合わせたBPOGのイメージイラスト。裂開した骨膜を補償するために吸収性メンブレンを設置する。（文献3より転載）

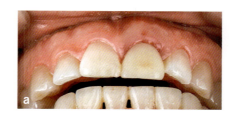
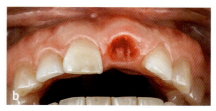

図3-a、b 術前(a)とBPOG後4ヵ月(b)の比較。BPOGにより顎堤幅が維持されている。

表1 BPOGの臨床的研究結果

	年齢(歳)	性別	部位	術前の顎堤幅(mm)	術後の顎堤幅(mm)	術前後の差(mm)
1	40	女性	1|	10.0	10.5	0.5
2	25	女性	1|	11.0	10.5	−0.5
3	35	女性	|1	10.5	11.0	0.5
			1|	10.0	11.0	1.0
4	43	男性	4|	12.0	12.0	1.0
5	44	女性	|2	9.0	9.0	0
6	36	男性	1|	11.0	11.5	0.5
7	36	女性	1|	11.5	12.5	1.0

当院でBPOGを行った患者7名のデータ。術前と術後の顎堤幅を比較すると、平均＋0.6mmの増加という結果が得られている。

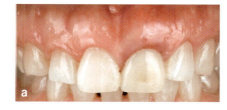
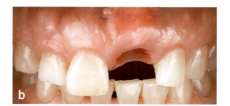

図4-a、b 術前(a)とBPOG後4ヵ月(b)の比較。術前の歯肉辺縁形態を維持していることが確認できる。

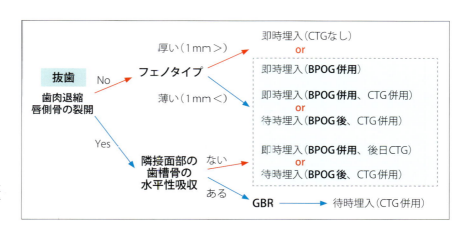

図5 審美領域へのインプラント治療時におけるBPOG使用に関する樹形図。(筆者オリジナル)

げられる。インプラントの埋入時期は、BPOG後の待時埋入であるため、術後のインプラント周囲組織が安定しやすい。また、術前の歯肉辺縁形態が維持されるため、待時埋入でありながら即時埋入の審美性をあわせもった新しい治療法であり、薄いフェノタイプを有する患者の審美領域において本領を発揮すると考えている。現在、筆者は前歯部にインプラント治療を行う際にBPOGを併用することが多くなっている(図5)。

OJ シンポジウム II

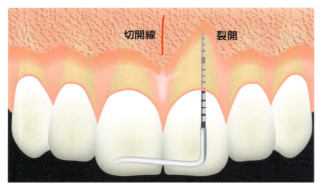

図6　BPOGを行う際の切開線を入れる位置のイメージイラスト。裂開を起こしている部位には切開を入れないように注意する。

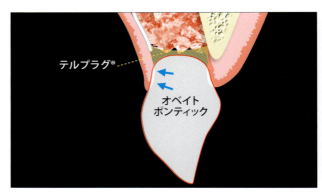

図7　プロビジョナルクラウンのイメージイラスト。唇側軟組織の倒れ込みを防止するために、軟組織を内側から支える程度の豊隆を付与する。

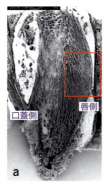
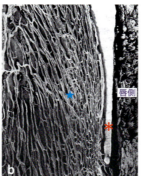
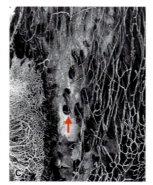

図8-a〜c　ニホンザル上顎側切歯部における歯槽骨の電子顕微鏡像（a）と、赤枠の強拡大像（b、c）。＊：唇側骨、★：歯根膜血管網、矢印：フォルクマン管。薄い唇側骨には骨髄を観察することはできないが、歯槽内壁には多数のフォルクマン管が存在し歯根膜側からの血液供給で骨が維持されている。（資料提供：大阪歯科大学解剖学講座）

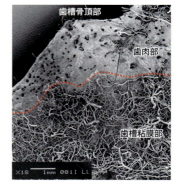

図9　ニホンザル下顎小臼歯部における骨表面に分布する血管網。赤点線：歯肉-歯槽粘膜境。歯槽粘膜部とは異なり歯肉部には豊富な骨膜血管網は存在しない。（資料提供：大阪歯科大学解剖学講座）

手順

　はじめに、裂開部の範囲を正確に把握するため患歯周囲のプロービングを行う。裂開の範囲がV字裂開かU字裂開か[4]によって歯槽粘膜内の縦切開の本数を決める。筆者は、現在はV字裂開であれば0本か1本、U字裂開であれば1本、2歯にわたる裂開では2本としている。なお、たとえば近心の裂開に対して遠心に切開するといったように、切開の位置を裂開部から離す（図6）ことで、エンベロープは作りやすくなる。

　続いて、薄い唇側骨に注意を払いながら、抜歯と抜歯窩の掻爬を行い、抜歯窩内から不良肉芽組織を確実に取り除いておく。そして、縦切開側から全層弁剥離を始めていき、抜歯窩側の剥離とつなげてエンベロープを作製する。エンベロープが小さいと骨補填材填入後にフラップにテンションがかかりすぎて粘膜の壊死につながるた

め、エンベロープの範囲を極力大きくすることが重要である。骨補填材の填入に際し、裂開部には当然のことながら骨膜が存在しない。そのため、骨膜を補償するためにクロスリンクタイプのコラーゲンメンブレンを唇側骨の外側に設置してから、抜歯窩内外に骨補填材（長期残留タイプ）を填入し、切開部を縫合する。これで硬組織への対応は終了である。

　抜歯後に問題となるのは、硬組織の変化だけでなく軟組織の倒れ込み（supracrestal tissue collapse）が起こることである。そこでBPOG後に、抜歯即時埋入時に使用するようなプロビジョナルレストレーション（以下、PRと略）のサブジンジバルカントゥアを模倣したポンティック型PRを作製し、その基底面にオベイト（卵）形態を付与する。これによってポンティックが軟組織を内側から支えるような形態になるため、顎骨内にインプラ

症例1：|1にBPOGを行ったインプラント待時埋入症例

患者年齢および性別：40歳、女性　　　　　　　　　　　　**主訴**：前歯の歯肉が腫れている。

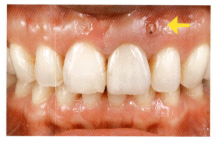

図10-a　初診時口腔内写真。|1根尖部付近にサイナストラクトが確認された。

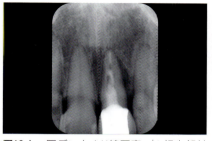

図10-b　同デンタルX線写真。|1根尖部付近に透過像を認めた。

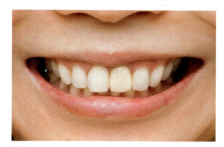

図10-c　スマイル時の口元の写真。High smile lineである。

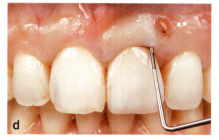

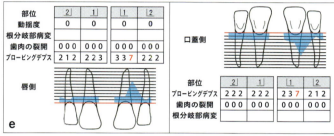

図10-d、e　歯周組織精密検査時の口腔内写真と検査表。|1遠心部に深い歯周ポケットが存在した。患歯周囲のプロービングを正確に行い、裂開の程度を把握することが重要である。

ントが存在しなくても軟組織が倒れ込みにくくなり、術前の歯肉辺縁形態を維持することが可能であると考えている（図7）。PRを隣在歯に接着固定してBPOGの手順は完了となる。

解剖学的背景

上顎前歯部の歯槽骨の厚みは約87％が1mm以下であるとの報告[5]が存在し、この厚みが審美領域の治療において予後を左右する。この薄い唇側骨には骨髄が存在しないため、内側は歯根膜に存在する歯根膜血管網から血液供給を受けている（図8）。しかし、唇側骨外側の歯肉は、咀嚼に抵抗するために結合組織が骨と強固に結合している。この状態は「粘膜骨膜」とよばれ通常の骨膜とは区別されており、粘膜固有層がシャーピー線維によって直接骨と結合している[6]。つまり、外側には豊富な血管網が存在しないことになる（図9）。それゆえ、薄い唇側骨は、抜歯後に血液供給が絶たれてしまい吸収が起こるというメカニズムが構築される。BPOGでは、そのような解剖学的な背景を考慮したうえで、唇側骨から歯肉を剥離してエンベロープを設計している。

症例供覧

症例1：|1にBPOGを行ったインプラント待時埋入症例

患者は40歳の女性。前歯の歯肉が腫れていることを主訴に来院した。初診時の口腔内写真（図10-a）では|1にサイナストラクトが存在し、デンタルX線写真では同部位に透過像が認められた（図10-b）。スマイルラインはhigh smile line（図10-c）で、歯肉のフェノタイプは比較的厚く、唇側歯肉は退縮していなかった。歯周組織精密検査では|1の唇側中央から口蓋側にかけて深い歯周ポケットが存在し（図10-d、e）、CBCT画像から口蓋側根中央部に大きなパーフォレーションが認められたため、保存不可能と判断した（図10-f）。唇側骨は薄くthin bone wall phenotypeで、さらに裂開しているため、抜歯後の顎堤には水平的かつ垂直的にかなりの骨吸収が起こることが予想された[7]。そこで、BPOGにより顎堤保存を行い、術前の歯肉辺縁形態を維持したのちにインプラント治療を行う計画を立案した（図5）。前述のとおり抜歯前に患歯周囲のプロービングを行い裂開の程度を計測したとこ

シンポジウム II

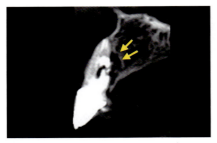

図10-f ①のCBCT画像。口蓋側にパーフォレーションが存在し、その周囲に透過像を認めた。

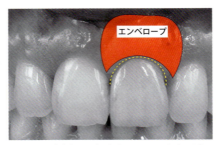

図10-g 症例1におけるBPOGのイメージ。点線は切開線。

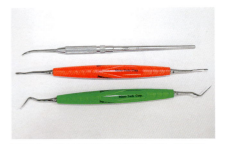

図10-h 筆者がBPOGで使用している器具。上:柳刃(YDM)、中:骨膜剥離子 トンネリング インスツルメント#1、下:同#3(ともにマイクロテック)。

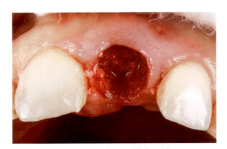

図10-i BPOG終了時の口腔内写真。

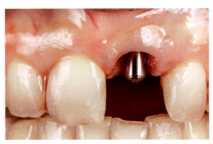

図10-j インプラント埋入直後の口腔内写真。フラップレス埋入のため低侵襲である。

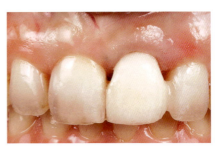

図10-k インプラント手術終了時の口腔内写真。PRは隣在歯に接着固定させている。

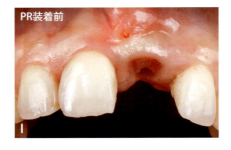

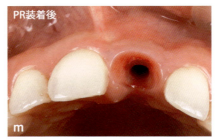

図10-l、m PR装着前後の口腔内写真の比較。PRを使用してサブジンジバルカントゥアを作り上げていく。

ろ、比較的幅の狭いV字裂開であった(図10-d、e)ことから、本症例では縦切開を入れないBPOGにて顎堤保存を行うこととした(図10-g)。

抜歯、掻爬後に、抜歯窩唇側の薄い唇側骨から慎重に歯肉を剥離していく。その時に使用する器具は、剥離子のような大きなものではなく、器具の先端が細く鋭利なものが理想的である(図10-h)。剥離の際には、器具の先端で骨面を触知しながら、骨面と歯肉、骨面と骨膜の間に入れ、ていねいにエンベロープを作っていく。BPOG終了時の口腔内写真を図10-iに示す。

その後、一定の治癒期間(約6ヵ月)を待ちインプラント埋入を行った。オーバーグラフトにより維持した辺縁歯肉に損傷を与えないようサージカルガイド(BioNa®、和田精密歯研)を使用し、フラップレスにて三次元的に理想的なポジションへインプラントを埋入する。インプラントの先端が母骨床に入るような位置に埋入することで初期固定は安定する。埋入後は、テンポラリーヒーリングアバットメントを締結して、PRの基底面を調整し隣在歯に再接着する(図10-j、k)。

約3ヵ月後、Osstell®にてオッセオインテグレーションを確認できたところでPRの印象採得を行った。PRを使用して辺縁歯肉の形態修正を行い[8](図10-l、m)、FürhauserのPink Esthetic Score[9]で評価する。審美領域のインプラント治療において、軟組織の見た目の悪さは患者から失敗と判断されることが多いため、審美性の回復は重要な要素であると筆者は考えている[10]。PRを装

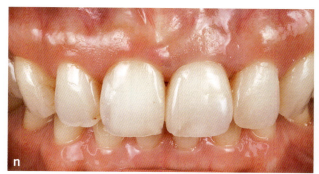
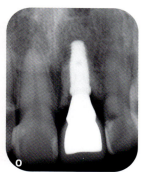

図10-n、o 最終補綴装置装着時の口腔内およびデンタルX線写真。

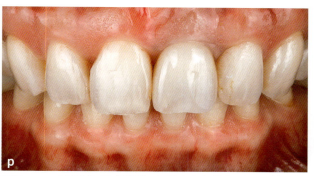
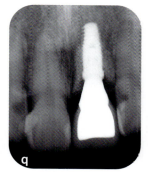
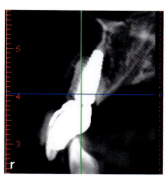

図10-p〜r BPOG後4年経過時の口腔内およびデンタルX線写真、CBCT画像。|1遠心歯頸部のコンポジットレジンが一部チッピングをしているが、|1部インプラント周囲組織に変化は見られない。インプラント唇側にオーバーグラフトさせた骨補填材も安定している。

着して顔貌、口唇、歯肉との調和を確認し、最終補綴へと移行した（図10-n、o）。

現在、BPOG後4年が経過しているが、インプラント周囲組織は安定している（図10-p）。デンタルX線写真、CBCT画像では、インプラントネック部の唇側歯槽骨に変化はみられず安定している（図10-q、r）。

症例2：|1にBPOGを行い、インプラント埋入時にCTGを併用した症例

患者は25歳の女性。|1歯肉の腫脹と動揺を主訴に来院した。初診時の口腔内写真では、根尖部付近にサイナストラクトが存在し、歯肉のフェノタイプが薄いため遠心の歯肉が退縮して歯根が1mmほど露出していた（図11-a）。デンタルX線写真では、根管治療がなされており、歯質は薄く歯根破折が疑われた（図11-b）。CBCT画像から、唇側骨は薄く歯根の近遠心にわたる骨吸収像が確認された（図11-c）。スマイルラインはhigh smile line（図11-d）で、症例1と比べて裂開の幅も広い（図11-e、f）ことから、審美性獲得の難度は高いことが予想された。裂開はU字状であったため、裂開部を避けるよう近心部の歯槽粘膜内に縦切開を1本入れたBPOGで顎堤保存を行う治療計画を立案した（図11-g）。先述のとおり、縦切開を入れることによって大きなエンベロープが作りやすくなり、幅の広い裂開部にも対応しやすくなる。

BPOG後6ヵ月のCBCT画像から、インプラント埋入を行うための顎堤幅を獲得できたことを確認した（図11-h、i）が、歯肉のフェノタイプが薄いため（図11-j）インプラント埋入時に結合組織移植を行うこととした。BPOGはステップバイステップで治療を進めることができるので、オーバーコレクトを避けられるという点は患者にとっても優しい治療法であると筆者は考えている。インプラント埋入は、従来どおりサージカルガイドを用いたフラップレスにて行い、その後に結合組織移植を行った（図11-k）。その後の治療内容に関しては症例1と同様であるため割愛する。最終補綴装置装着時を図11-l、mに示す。

現在、BPOG後3年が経過しているが、インプラント周囲組織は安定している（図11-n〜p）。

OJ シンポジウムⅡ

症例2：|1 にBPOGを行い、インプラント埋入時にCTGを併用した症例

患者年齢および性別：25歳、女性　　　　　主訴：|1 歯肉の腫脹と動揺。

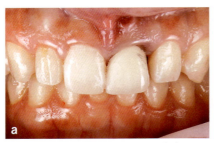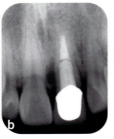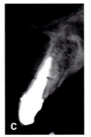

図II-a〜c　初診時の口腔内およびデンタルX線写真、CBCT画像。

図II-d　スマイル時の口元の写真。High smile lineである。

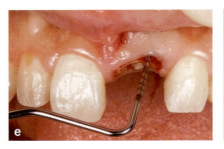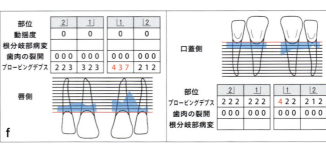

図II-e、f　歯周組織精密検査時の口腔内写真と検査表。|1 に深い歯周ポケットが存在した。

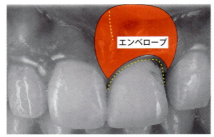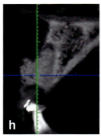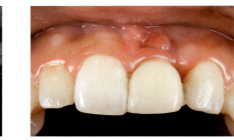

図II-g　症例2におけるBPOGのイメージ。点線は切開線。

図II-h、i　BPOGの術前(h)と術後6ヵ月(i)の顎堤幅の比較。CBCT画像上で顎堤のボリュームを維持できていることが確認できた。

図II-j　同部位の口腔内写真。粘膜の薄さが確認できる。

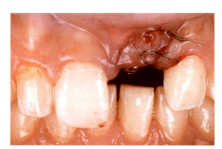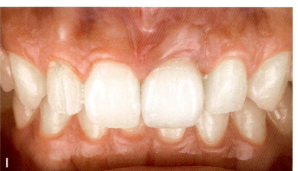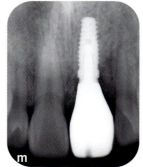

図II-k　インプラント埋入時に結合組織移植を行った。

図II-l、m　最終補綴装置装着時の口腔内およびデンタルX線写真。

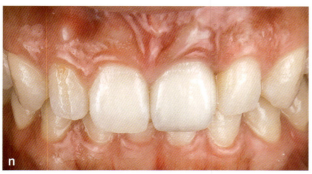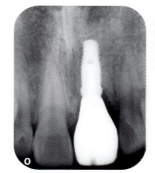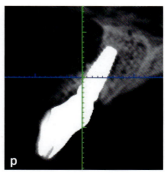

図11-n〜p BPOG後3年経過時の口腔内およびデンタルX線写真、CBCT画像。インプラント周囲組織に変化は見られない。インプラント唇側にオーバーグラフトさせた骨補填材も安定している。

おわりに

審美領域におけるインプラント周囲組織を長期的に安定させるための条件としては、インプラントネック部に水平的な硬組織の厚み、軟組織の厚みが必要であることが報告されている[11]。しかし、辿り着きたいゴールは同じであっても、症例によって抜歯に至る経緯はさまざまであり患歯周囲の環境も1歯1歯異なるため、適切な検査・診断のもと治療計画を立てていく必要がある。

本稿ではBPOGの手技を中心に述べたが、筆者はこの治療方法にさらなる可能性を感じている。たとえば、難度の高い前歯部連続歯欠損症例や、唇側骨が裂開した歯に対する抜歯即時インプラント埋入へ併用し、切開を入れる位置・本数などを工夫することによって適応症を拡げていけるのではないかと考え、現在さまざまな症例に対してBPOGを行っている。これらについては別の機会に報告したい。

謝辞

本稿を終えるにあたり、今回の発表およびいつもご指導いただいているJIPIの牧草一人先生、杉元敬弘先生に感謝申し上げます。

参考文献

1. Tavelli L, Barootchi S, Majzoub J, Chan HL, Stefanini M, Zucchelli G, Kripfgans OD, Wang HL, Urban IA. Prevalence and risk indicators of midfacial peri-implant soft tissue dehiscence at single site in the esthetic zone: A cross-sectional clinical and ultrasonographic study. J Periodontol. 2022 Jun;93(6):857-66.

2. Brugnami F, Caiazzo A. Efficacy evaluation of a new buccal bone plate preservation technique: a pilot study. Int J Periodontics Restorative Dent. 2011 Feb;31(1):67-73.

3. 高田智史．両側上顎中切歯に対して外側性GBRを併用し、歯間乳頭を再建した2歯連続待時埋入症例．Quintessence DENTAL Implantol. 2022;29(6):59-71.

4. Kan JY, Rungcharassaeng K, Sclar A, Lozada JL. Effects of the facial osseous defect morphology on gingival dynamics after immediate tooth replacement and guided bone regeneration: 1-year results. J Oral Maxillofac Surg. 2007 Jul;65(7 Suppl 1):13-9.

5. Huynh-Ba G, Pjetursson BE, Sanz M, Cecchinato D, Ferrus J, Lindhe J, Lang NP. Analysis of the socket bone wall dimensions in the upper maxilla in relation to immediate implant placement. Clin Oral Implants Res. 2010 Jan;21(1):37-42.

6. 牧草一人．基礎と臨床がつながる歯周解剖．歯周病専門医が語る"目からウロコ"のペリオ&インプラント．東京：クインテッセンス出版，2020：45-6.

7. Chappuis V, Araújo MG, Buser D. Clinical relevance of dimensional bone and soft tissue alterations post-extraction in esthetic sites. Periodontol 2000. 2017 Feb;73(1):73-83.

8. Gomez-Meda R, Esquivel J, Blatz MB. The esthetic biological contour concept for implant restoration emergence profile design. J Esthet Restor Dent. 2021 Jan;33(1):173-84.

9. Fürhauser R, Florescu D, Benesch T, Haas R, Mailath G, Watzek G. Evaluation of soft tissue around single-tooth implant crowns: the pink esthetic score. Clin Oral Implants Res. 2005 Dec;16(6):639-44.

10. Tonetti MS, Cortellini P, Graziani F, Cairo F, Lang NP, Abundo R, Conforti GP, Marquardt S, Rasperini G, Silvestri M, Wallkamm B, Wetzel A. Immediate versus delayed implant placement after anterior single tooth extraction: the timing randomized controlled clinical trial. J Clin Periodontol. 2017 Feb;44(2):215-24.

11. Grunder U, Gracis S, Capelli M. Influence of the 3-D bone-to-implant relationship on esthetics. Int J Periodontics Restorative Dent. 2005 Apr;25(2):113-9.

シンポジウム II

外傷後の変化にて生じた欠損に対するインプラント治療
－歯根膜を活かした外科術式へのこだわり－

相宮秀俊
Hidetoshi Aimiya
愛知県開業

2004年3月　愛知学院大学歯学部卒業、同歯科放射線学講座入局
2004年3月～2015年3月　医療法人至誠会二村医院勤務
2015年5月　吹上みなみ歯科開設
2019年3月　歯学博士取得
現在に至る
JIPI、OJ正会員、日本口腔インプラント学会専門医、日本顎咬合学会認定医、日本歯周病学会認定医

はじめに

外傷による歯の破折や脱臼は、後に歯槽骨吸収や歯根吸収、既存の亀裂による歯根破折が進行し、欠損につながる可能性が高い。天然歯の保存が困難となった場合、年齢や欠損部位に応じた慎重な治療選択が求められる。筆者は矯正治療を併用して、歯根膜の生物学的能力を最大限に活かし、抜歯や骨造成のタイミングを工夫することで、欠損補綴の予知性を高める治療アプローチを行っている。

外傷後の歯の保存や抜歯の判断は、包括的な治療計画において重要なポイントである（図1）。歯を残す場合、エナメル質や象牙質、歯髄の保存を重視し、天然歯の長期的な機能維持を目指す。一方、歯根周囲の著明な骨吸収や歯根破折が見られる場合は、歯の保存が難しく、次に硬・軟組織の保存が優先される。これは将来的なインプラント治療や他の補綴治療にとって重要であり、治療の難度を下げるために早期対応が求められる。特に外傷後の歯が抜歯に至った場合には難度が高くなることが多く、抜歯後の骨吸収が進行するほど、治療の難度が上がる（図2）ため、抜歯後は唇側骨の保存や骨造成スペースの確保を含めた対応が必要である。さらに、自家歯牙移植や矯正的挺出などの手法により、歯根膜を活用した欠損補綴の予知性を高めることができる（図3、4）。

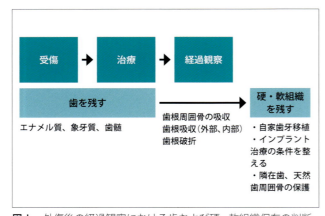

図1　外傷後の経過観察における歯および硬・軟組織保存の判断。受傷後は可及的に保存した歯も、経年的な経過観察で歯の保存が困難になれば、その次には硬・軟組織の保存に努めることが大切である。

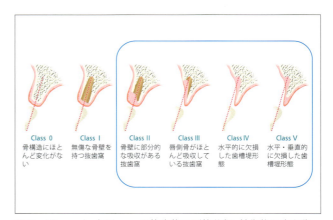

図2　HämmelreとGlauserの抜歯後の形態分類。外傷後に歯を失った場合、唇側骨が失われClass II以上の骨欠損が生じることが多い。（文献1より作成）

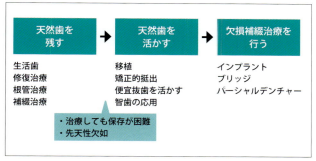

図3 天然歯の保存と欠損補綴治療に対する治療方針(私見)。

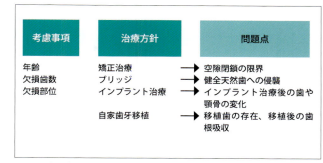

図4 歯の欠損を有する患者に対する治療戦略の方針と問題点。

症例1：外傷後の経過で前歯部ブリッジの支台歯が歯根破折した患者に対するインプラント補綴

患者年齢および性別：58歳、男性
主訴：上顎前歯部ブリッジの脱離。

歯科的既往歴：15年前(43歳時)、転倒による外傷で|1を抜歯しブリッジ修復。

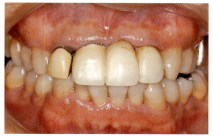

図5-a 脱離したブリッジを上顎前歯部に装着した状態で患者は来院した。1|遠心歯根周囲にはフィステルが認められた。

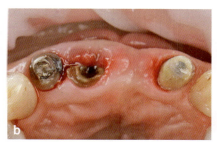

図5-b、c 1|は近遠心的に破折しており、支台から外れていたことで脱離に至った可能性がある。デンタルX線写真でも1|に装着された大きな支台が確認でき、破折に至る一因と考えられた。また、|2根尖部には透過像が認められたため感染根管治療を行うこととした。

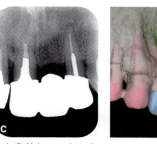

図5-d 下顎前歯がやや唇側傾斜しているため、適正なアンテリアカップリングを得るためには最終補綴の歯冠を唇側寄りに作りたいが、唇側骨は大きく失われている。

インプラント治療

症例1：外傷後の経過で前歯部ブリッジの支台歯が歯根破折した患者に対するインプラント補綴

患者は15年前、43歳時に転倒し1|を抜歯した後ブリッジにて修復治療を受けた。しかし、経年的に支台歯である1|に歯根破折が生じ、それが原因で当院初診時には唇側にフィステルが認められた(図5-a～c)。補綴装置の維持は困難であり、歯根破折による歯根周囲のさらなる骨吸収も予想されたため、1|を抜歯しインプラントによる欠損補綴治療を計画することとなった。

デジタルシミュレーションでは、唇側骨の骨欠損が著しく、インプラント治療には埋入に必要な骨の幅と高さだけでなく、唇側に大きな骨造成が必要であることがわかった(図5-d)。骨造成の選択肢としては、ブロック骨移植や骨再生誘導法(GBR)が挙げられるが、本症例では、造成する唇側骨の形態を整えることができるTiハニカムメンブレンを用いたGBRを選択した[2]。Tiハニカムメンブレンは、微細な孔が多数配置されたハニカム構造で、栄養素の透過性を確保しつつ、軟組織の侵入を防止する。また、この構造は骨再生のための足場を提供し、強度と耐久性にすぐれている。さらに、薄膜であるため形態の適合性が高く、骨が再生のためのスペースを確保しやすいという特徴がある。これらの特性を活かすために、本

シンポジウム II

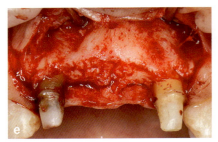
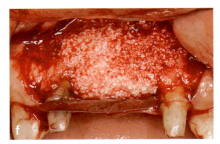
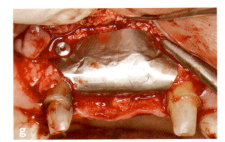

図5-e〜g　インプラント一次手術時。eのように 1|1 部の唇側歯槽骨は水平・垂直的に不足していたため、水平的に3mm、垂直的に2mmの骨造成を目標に遅延型吸収性骨補填材（Bio-Oss）を用いてGBRを行った。インプラント埋入後に必要な量のBio-Ossを填入し、Tiハニカムメンブレンをピンで留めて固定を図った。

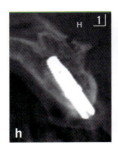
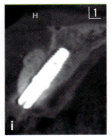
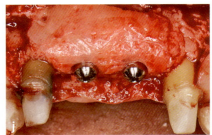

図5-h、i　二次手術後のCT画像。インプラントの唇側には予定していた量の不透過像が認められる。

図5-j　Tiハニカムメンブレンを撤去すると、表面が硬い骨様の組織が存在した。

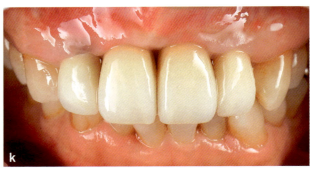
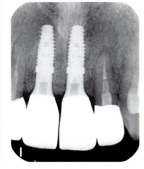

図5-k、l　最終補綴装置装着時。機能面・審美面ともに満足した結果が得られた。

症例ではピンで強固に固定した[3]（図5-e〜g）。

二次手術時にメンブレンを撤去すると、安定した硬組織が形成されていた（図5-h〜j）。最終補綴装置装着後、デンタルX線写真においてもインプラントの安定性および周囲骨の状態は良好であり（図5-k、l）、患者の満足度も高かった。

本症例は、外傷後の補綴治療における早期介入と適切な治療計画が長期的な安定を見据えるために重要であることを示している。また、大幅な骨造成を含むインプラント治療において、適切な診断・治療計画が適正な治療結果に結びつくことがわかった。一方、外傷後には歯根だけでなく歯根周囲の骨も同時に失われることから、外傷による歯の欠損に対するインプラント治療は通常のそれに比べ大規模な骨造成が求められ、治療リスクも高い。

自家歯牙移植

症例2：外傷後の骨欠損をともなう前歯欠損に対し自家歯牙移植治療を行った症例

患者は55歳の男性。30年以上前に前歯を強打し 1| 歯冠が破折し、他院で根管治療後に補綴治療を受けた。その後、歯根周囲の骨吸収が著明となり保存不可能となった（図6-a、b）。患者はインプラント治療を希望したが難症例であったため当院に紹介来院した。1| 部のインプラント治療には唇側骨に骨造成が必要であった。また、全顎的な検査の結果、反対咬合や叢生などの歯列咬合に問題があったため、患者に矯正治療の必要性を説明したところ、患者が咬合の根本的な解決を行ってほしいと希望し、矯正治療を行うこととなった。

症例2：外傷後の骨欠損をともなう前歯欠損に対し自家歯牙移植治療を行った症例

患者年齢および性別：55歳、男性
主訴：1｜インプラント治療希望による紹介来院。
歯科的既往歴：30年以上前、前歯強打による歯冠破折で1｜を根管治療後に補綴治療。

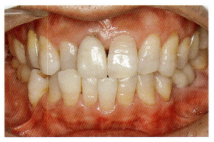

図6-a 初診時口腔内写真。1｜歯頸部より排膿を認めた。前歯部に叢生、2｜1に反対咬合を認めた。

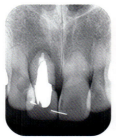

図6-b デンタルX線写真では、1｜に歯根を取り囲むような透過像を認めた。

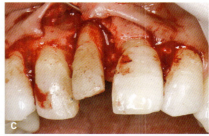

図6-c、d 矯正治療にて便宜抜歯予定であった1｜を、抜歯適応となった1｜部へ移植した。1｜は状態が悪いまま長期間保存していたため、唇側歯槽骨が失われていた。移植歯と歯槽骨の接触面を少しでも確保するために、移植歯は隣在歯よりも少し深めに配置して唇側歯肉と縫合し、さらにレジンにて隣在歯に固定した。

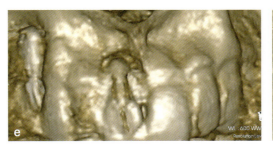

図6-e 初診時3D画像。1｜歯根周囲の骨吸収は著しく、根尖部を越えていた。

図6-f 矯正治療中の再評価時3D画像。術前に存在した骨欠損が消失し、移植歯周囲に歯槽骨が認められる。

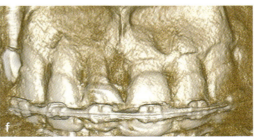

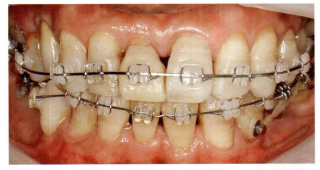

図6-g 矯正治療中の口腔内写真。下顎前歯はスリーインサイザーとし、1｜部移植歯は移植後3週にて根管治療を開始し、根管治療後3ヵ月で矯正力をかけた。

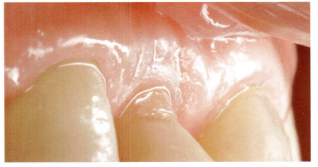

図6-h 移植歯周囲には、付着歯肉に加えてスティップリングが存在している。

　矯正医の診断では下顎前歯の便宜抜歯を行いスリーインサイザーの歯列となったことから、歯を活かすことを考え、1｜部へ1｜を移植することとした。矯正治療はマルチブラケットシステムを用いて全顎的に行い、治療期間は3～4年を予定した。現在、矯正治療を進めている（図6-c～h）。

　移植歯はインプラントとは違い歯根膜を有することから、骨造成せずに歯根周囲に歯槽骨および歯肉を獲得することができた。本症例は、前歯部の欠損補綴治療における選択肢として、天然歯の歯根膜を活かせる自家歯牙移植が有効であることを示している。

シンポジウム II

症例3：矯正的挺出を行った後に抜歯即時インプラント埋入を行った症例

患者年齢および性別：44歳、男性
主訴：⎿1 が痛い。

歯科的既往歴：20代の時に自転車事故による⎿1 破折で根管治療後に歯冠修復治療。

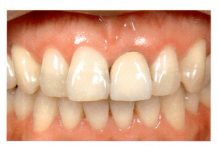

図7-a　初診時口腔内写真。⎿1 の歯肉頬移行部付近に腫脹が認められた。

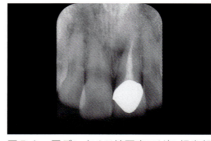

図7-b　同デンタルX線写真では⎿1 根尖部から歯根近心周囲に透過像が認められた。

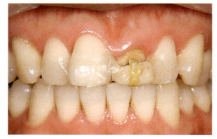

図7-c　⎿1 は根管治療後に矯正的挺出を行った。

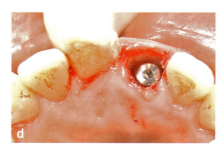
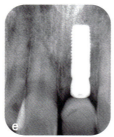

図7-d、e　抜歯即時インプラント埋入時。やや口蓋側に埋入し、約2mmの唇側スペースには遅延型吸収性骨補填材(Bio-Oss)を填入した。

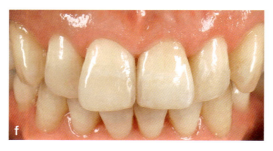
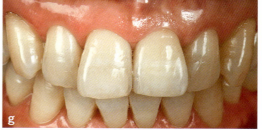

図7-f　最終補綴装置装着時（2012年10月）。

図7-g　最終補綴装置装着後約10年、唇側軟組織の退縮もなく順調に経過している。

矯正的挺出とインプラント治療

症例3：矯正的挺出を行った後に抜歯即時インプラント埋入を行った症例

患者は、44歳の男性。20代の時に自転車事故で前歯を破折し、⎿1 は根管治療後に歯冠修復治療を行った。今回は咬合時の⎿1 部の痛みを訴え来院した。⎿1 には腫脹とフィステルが認められ、X線検査で歯根を取り巻く歯槽骨吸収が確認された（**図7-a、b**）。

根管治療を行ったところ破折線が認められた。歯の保存を含め治療の選択肢を患者と相談したところ、根管治療後に矯正的に挺出し、抜歯即時埋入によるインプラント治療を行う治療計画となった。治療の経過を**図7-c〜f**に示す。最終補綴装置装着から約10年経過後もインプラント周囲軟組織の状態は良好である（**図7-g**）。

本症例によって、残存歯を矯正的挺出を行って活かすことがインプラントの唇側周囲組織を保存する一助となることが示唆された。矯正的挺出は、①前歯部15g、臼歯部50gの矯正力で、②挺出後2ヵ月以上固定を行い、その後に抜歯することがポイントである[4]。

症例4：外傷による歯根吸収に対し矯正的挺出を行った抜歯即時インプラント埋入症例

患者は、30代男性。左側上顎前歯の痛みと腫脹が主訴

症例4：外傷による歯根吸収に対し矯正的挺出を行った抜歯即時インプラント埋入症例

患者年齢および性別：30代、男性
主訴：左側上顎前歯の痛みと腫脹。

歯科的既往歴：高校生の時に硬式野球のボールが当たったことで脱臼し、整復。

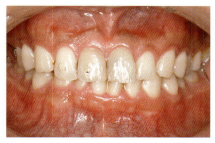
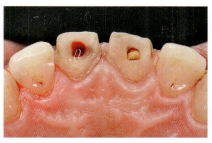
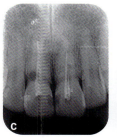
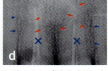

図8-a　初診時口腔内写真。1|1は過去の外傷により抜髄後、修復治療がなされていた。隣接面の変色は2、3年前から顕著に変化してきたとのこと。

図8-b　保存を試みるため根管へアクセスしたところ、両側ともに根管中央部付近で出血した。外部吸収の影響が考えられた。

図8-c、d　デンタルX線写真では1|遠心部に大きな透過像、|1は歯頸部から根中央部にかけて広範囲に不透過像が認められた。加えて歯根膜腔が消失し、歯根が吸収していた。

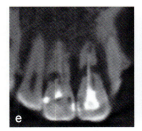
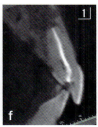
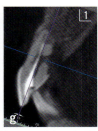
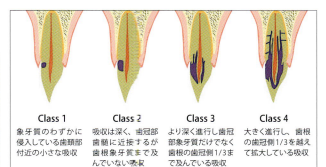

図8-e〜g　CT画像では、1|は歯根中央部より歯髄に至る外部吸収が認められる。|1は口蓋側から歯根中央部を含む広範囲で歯根吸収が認められた。両側ともに保存困難であった。

図8-h　Heithersayの外傷や歯周疾患、矯正治療などによって引き起こされる歯の外吸収（今部吸収）の4つの分類。（文献5、6を引用・改変）

であった。同部は、高校生の時に硬式野球のボールが当たり脱臼し、整復している。その後は問題なく経過していたが、2、3年前から頻繁に腫脹を繰り返すため来院した（図8-a、b）。デンタルX線写真では1|1に歯根吸収が認められた（図8-c、d）。CT画像では歯根吸収が著明で、さらにアンキローシスの所見も認められた（図8-e〜g）。Heithersayの外部吸収の分類[5,6]（図8-h）で本症例はClass 4に該当するため通常の保存治療は困難と判断し、抜歯後にインプラント治療を計画した。

歯根がアンキローシスを起こしている場合、慎重な治療計画の検討が必要であり、抜歯時には歯根だけでなく周囲の歯槽骨も切削しなければならないことが多く、治療に苦慮することがある。通常、矯正的挺出は困難だが、過去に挺子を用いて歯根をいったん亜脱臼させることで

矯正移動が可能となった経験があったため、本症例でも試みたところ歯根が動いたので矯正的挺出を行うことにした（図8-i、j）。インプラント埋入シミュレーションを行い（図8-k〜m）、矯正的挺出の方向は唇側に設定して抜歯を容易にするとともに、インプラント予定部位の唇側に骨補填材を配置するためのスペースを確保することとした。

図8-n〜qにインプラント埋入時の口腔内およびCT画像を示す。矯正的挺出によって審美領域の抜歯即時埋入適応のType 4〜5からType 1となり、インプラント埋入の難度を下げることができ、抜歯即時埋入を適応した（表1）。また、唇側に骨補填材の填入スペースを確保できたことが良好な治療結果につながった（図8-r〜w）。

シンポジウム II

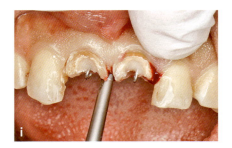
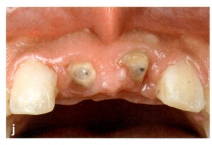

図8-i 浸潤麻酔下で挺子による脱臼を試みたところ歯根を動かすことができた。

図8-j 挺出を行った結果、術前よりも歯頸部ラインを歯冠側に引き上げることができ、インプラント埋入位置の唇側にスペースを作ることができた。

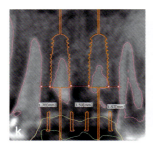
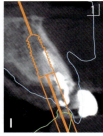
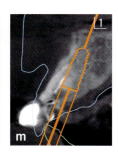

図8-k〜m 抜歯即時埋入前のデンタルX線写真(k)では、挺出前と比較して歯根が歯冠側に位置していることがわかる。CT画像(l、m)では、歯根を唇側に引き上げていったことで歯根は唇側に位置していた。

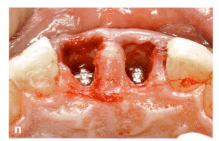
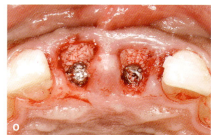
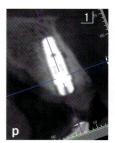
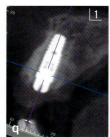

図8-n〜q インプラント埋入時。基底結節付近にインプラントのスクリューホールが来るように配置した。矯正的挺出を唇側へ行い、インプラントと唇側歯槽骨の間にスペースを作ったため、遅延型吸収性骨補填材の填入スペースを多く取ることができた。

表I-a 審美領域の抜歯即時埋入における検査項目

① Buccal Bone	Yes／No
② Soft Tissue	Normal／Recession
③ Biotype	Thick flat／Thin scalloped
④ IHB	High／Low

表I-b 難易度のタイプ分けと抜歯即時埋入適応の判断

タイプ	検査結果	抜歯即時埋入適応の判断
Type 1	① Buccal Bone：**Yes**／No ② Soft Tissue：**Normal**／Recession ③ Biotype：**Thick flat**／Thin scalloped ④ IHB：**High**／Low	行うべき
Type 2	① Buccal Bone：**Yes**／No ② Soft Tissue：**Normal**／Recession ③ Biotype：Thick flat／**Thin scalloped** ④ IHB：**High**／Low	行うことを推奨
Type 3	① Buccal Bone：**Yes**／No ② Soft Tissue：**Normal**／Recession ③ Biotype：**Thick flat**／**Thin scalloped** ④ IHB：High／**Low**	注意深く行う
Type 4	① Buccal Bone：Yes／**No**	行うべきでない
Type 5	② Soft Tissue：Normal／**Recession**	行うべきでない

審美領域の抜歯即時埋入適応を判断するための検査項目(a)と、それに基づいた難易度(Type)および適応の判断(b)を示す。本症例を当てはめて考えると、1|1を単純に抜歯する場合は唇側骨が保存できずType 4〜5(赤囲み)に該当したが、1|1を挺子にて脱臼させ矯正的挺出を行うことで唇側骨を保存できた。これによって抜歯即時埋入の難度をType 1(青囲み)に下げることができ適応につながった。(文献7より引用・改変)

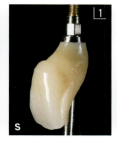
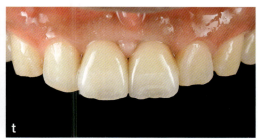

図8-r〜t 最終補綴装置と装着時口腔内写真。インプラントの唇側ネック部に向かって適正なプロファイルを付与している。

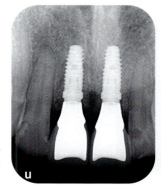
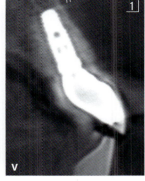
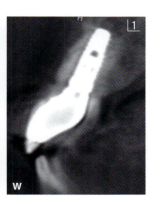

図8-u〜w デンタルX線写真およびCT画像では、約3mmの歯槽骨が存在し安定した状態となっていた。

おわりに

　外傷により生じた欠損においては、歯根周囲の骨吸収や骨性癒着による抜歯の侵襲により骨欠損が大きくなるリスクが高い。このような症例においては広範囲の硬・軟組織の造成を余儀なくされることも多い。残存歯が存在する場合には、抜歯予定の歯を移植や矯正的挺出に活用し、歯根膜の生物学的能力を最大限に引き出すことで、治療の難度を下げ、侵襲を最小限に抑えた効果的な治療が可能となる。

　しかしながら注意点もある。歯の破折線や吸収、根尖病変からの感染リスクが考えられるため、歯周基本治療時に本当に挺出させることが有効か否かを慎重に診断する必要がある。また、挺出方向に工夫し、唇側に骨造成するためのスペースを確保することが効果的であった。

　外傷が初発因子となる症例においては、う蝕や歯周病による歯の喪失と比較して若年齢にて生じる欠損が多いため、将来のインプラント治療を見据えた外科術式の選択が重要である。

謝辞

　いつもご指導いただいています牧草一人先生、杉元敬弘先生、技工を担当していただいている久保哲郎先生に感謝申し上げます。

参考文献

1. Hämmerle C, Glauser R, Jung R, Pétursson B, Ramel C. Orale Implantologie. Klinik für Kronen und Brückenprothetik, Teilprothetik und zahnärztliche Werkstoffkunde. ZZMK Universität Zürich. 2005；151-8.
2. 株式会社モリタ. Tiハニカムメンブレンの特長. https://www.dental-plaza.com/article/ti_honeycomb_membrane/features/（2024年9月4日アクセス）
3. 岩野義弘, 小田師巳（監著）, 岡田素平太, 増田英人（著）. 骨補填材料＆メンブレンの歴史的変遷と最新トレンド. 東京：クインテッセンス出版, 2019：74-8.
4. Amato F, Mirabella AD, Macca U, Tarnow DP. Implant site development by orthodontic forced extraction: a preliminary study. Int J Oral Maxillofac Implants. 2012 Mar-Apr；27(2)：411-20.
5. Heithersay GS. Invasive cervical resorption. Endodontic Topics. 2004；7：73-92.
6. 長谷川智哉, 田中雅士, 木方一貴, 堺ちなみ, 赤堀裕樹, 加藤友也, 瀧谷佳晃, 吉田隆一, 河野哲. 侵襲性歯頸部吸収症例に対する治療方針の考察. 日歯内療会誌. 2022；43(3)：172-9.
7. 牧草一人. 急増するPeri-Implantitis 次の1本から起こさないために！ the Quintessence. 2013；32(2)：38-64.

Application of tooth roots with periodontal ligament in dental implantology

船登彰芳
Akiyoshi Funato
石川県開業

1987年　広島大学歯学部卒業
1998年　なぎさ歯科クリニックを移転開業
米国歯周病学会（AAP）、米国インプラント学会（AO）、EAO、EAED、5-D Japanファウンダー

はじめに

2017年に発刊した5-D Japanの仲間との著書[1]の中で、筆者は以下のようなエピローグを書いたので、その抜粋を今一度紹介したい。

「Minimum invasive surgery（以降MIS）については医科・歯科共通の認識で、読んで字のごとく"低侵襲手術"を意味し、医科では内視鏡などを用いて最小限の切開・最小限の腫脹に抑えると同時に、当然のことながら従来の手術結果と同等の結果が得られなければならない。その結果、短期間の入院で済み、患者が早く社会復帰できるというメリットもある。つまりMISの目的は、患者のQOLの向上にある。歯科においても、マイクロスコープが再生療法や軟組織へのアプローチに応用され、MISを達成できる治療法が確立されつつある」

インプラント治療においても、MISを意識しながら個々の患者の審美的要求度に応えた治療術式を行うことが求められる。今回の年次ミーティングでの講演テーマは、それぞれの先生方の「外科術式 こだわりを語ろう！」であった。そこで筆者のオリジナルテクニックである、MISを念頭に置いたApplication of tooth roots with periodontal ligamentについて報告する。

Partial Extraction Therapy（PET）

HürzelerとZuhrらは2010年に新しい概念、すなわち唇側の歯根切片をそのままにし、口蓋部分を抜去し、そのスペースに抜歯即時埋入を行う手法を、動物実験と臨床報告で併せて報告した[2]。彼らはそのテクニックをソケットシールドテクニック（socket shield technique：SST）と呼称した。一方、SalamaやGluckmanらは、インプラント間のポンティック部位であれば、歯根を完全に残す手法としてRST（root submergence technique）があり[3]、また根尖病変があるような症例では唇側歯牙切片のみを残す手法（pontic-shield technique：PST）[4]とSSTを併せて、PET（partial extraction therapy）と総称した[5]（図1）。

SSTの最大の利点は、前歯部での隣接するインプラント症例において唇側の硬・軟組織の形態保持のみならず、歯間乳頭を温存できることが挙げられる。

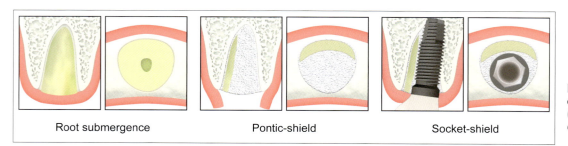

図1　PET（partial extraction therapy）とは、RST、PST、SSTの総称である。（文献4より引用・改変）

1|1 にSST、|2 にPSTを行った症例（図2）

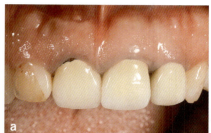
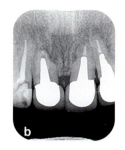

図2-a、b　歯根の黒変のためディスカラーレーションを認める。患者と協議の結果インプラント治療を選択した。

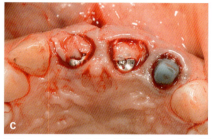
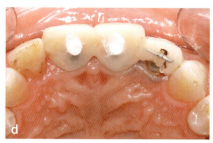
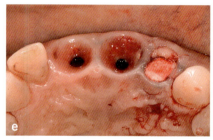

図2-c〜e　上唇小帯に切開を入れ、根尖部に骨補填材を充填して1|1 にSSTを行い、唇側歯根片を結合組織で被覆した（c）。4ヵ月後にプロビジョナルレストレーションを装着し、歯間乳頭獲得のため|2 に矯正的挺出を行った（d）。さらに3ヵ月後にPSTを行い、同様にわずかな結合組織で歯根を被覆し、口蓋抜歯窩には骨補填材を充填し、コラーゲンマトリックスを用い被覆した（e）。

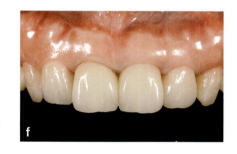
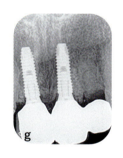

図2-f、g　結合組織移植を行った結果ディスカラーレーションは消失し、術前と比較して|2 部も歯間乳頭を獲得している。

　図2においては、根尖部にわずかな骨補填材を充填し、かつ結合組織で唇側歯根片を被覆し1|1 にSSTを行い、|2 の矯正的挺出後にPSTを行った。過度なGBRを行わずとも遜色ない結果を得ることができた。

PETの長期経過と合併症

　唇側の歯根片を残すSST／PSTの良好な長期経過はどのように推移していくのだろうか。口蓋部に埋入されたインプラントと唇側歯根片の抜歯窩のギャップ部に骨が再生され、歯根片部に骨が到達すればアンキローシスが起こり、経年的に骨へと置換吸収していくと思われる。最終上部構造装着時のデンタルX線では、歯根片は不明瞭となり骨への置換吸収を認める。したがって、筆者はポンティック部位に応用するRSTとPSTの差異は、歯根そのものを残すRSTには骨への置換吸収は起こらず歯根そのものがその形態を維持し、PSTは骨へと置換吸収していくと考えている。

　では、短〜長期的合併症はどのようなものであろうか。Gluckmanらによる短期的合併症の研究では、トータルで19.5％（25/128本のインプラント）と報告された（表1）[6]。この割合は決して低くなく、もっとも多いのが内側性の歯根露出であった。いまだにセンシティブな術式と考えるべきだろう。

　そのため筆者は、内側性の歯根露出を防ぐために結合組織もしくはFGF-2を浸漬したコラーゲンマトリックスで歯根片を被覆する。長期的合併症としてZuhrらは、6年間に及ぶ顎骨の持続的成長にともない、相対的にインプラント補綴装置が低位に位置し、シールド片の

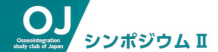

シンポジウム II

表1　最長4年までのSSTを行った128本のインプラントでの短期的合併症（文献6より引用・改変）

内側性の露出	外側性の露出	感染	ロスト（喪失）	近接	発症の時期
12	4	3	5	1	平均術後4ヵ月

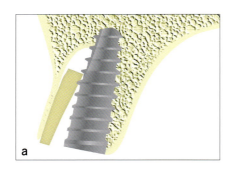
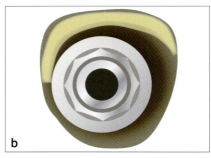

図3-a、b　Staehlerらは長期的合併症を防ぐ手法として歯根片根尖部もしくは歯頸部縁下の隣接部で機械的に嵌合させることを推奨している。（文献8より引用・改変）

動揺と8mmのポケットを認めシールド片を除去したと報告している[7]。歯肉弁の翻転時には、補綴装置と直に接していることがわかり、症例を見る限りシールド片の除去時には片自体の厚みはあるものの、非常に短いものであったことが推察される。しかしながら筆者の見解は、この症例では歯根片が短くおそらくアンキローシスが起こっておらず、線維組織に内包されており異物排除が起こったと推察している。

Staehlerらは、インプラントスレッドとシールド片を根尖部もしくは歯頸部縁下の隣接部で機械的に嵌合させることを提唱している（図3）[8]。しかしながら、この術式はガイデッドサージェリーにて根を残した状態でインプラントホールを形成する必要があり、難度は高い。

したがって筆者は、従来の現実的なSSTの手法を行い、CTでの術前のシミュレーションの結果、アンキローシスを起こすためには可及的に長い歯根片（ただし根尖部3mm部位は主要根管側枝が多いため切断）を残すほうがいいと考えている。

Hybrid Implant & Root Placement technique（HIRP）

ここからは、PETの1つとして新たなテクニックの可能性を紹介する。前述したSSTは、原則として唇側骨がIntact（無傷）であることを条件としている。しかし実際の臨床では、唇側部が歯根破折している症例に多々遭遇する。かつて筆者らの著書[9]ではHIT placementと総称していたが、あらたに明確にするためにHybrid Implant & Root Placement technique（HIRP）と呼称することにした。

具体的には、唇側骨が吸収している状態の要抜歯の症例において抜歯即時埋入を行い、抜去した歯の口蓋歯根片をSSTのように唇側の抜歯窩とインプラントのギャップに強固に挿入固定し、口蓋歯根片の健全な歯根膜にその唇側の歯肉とアダプテーションを図り、その形態を維持しようとするものである。もっとも重要なファクターは、口蓋部に正常な歯根膜を有する歯根部（Tooth Root with Periodontal ligament：TRP）がIntactな状態で、かつ唇側に移植する際に、適切にトリミングできるか否かである。すなわち、唇側骨は一部欠損しているものの、Staehlerらが提唱している手法と同じ結果を呈している状況となる（図4）。

かねてより、われわれはインプラント埋入を行う以前に、ドナー歯が存在する場合は意図的再植を第一選択としてきた。たとえ歯槽骨が吸収していたとしても、抜歯窩のハウジング内に移植でき健全な歯根膜が移植歯に存在すれば、歯槽骨が再生してくることは明らかである（参考症例；図5）。この応用がHIRPの実践の基礎となっており、口蓋の歯牙片に健全な歯根膜が存在し、この治療法が成功裏に導けるとしたならば、再植のように唇側骨の再生が期待できる可能性があると思われる。同時に、経時的にTRPは骨へと置換吸収することも期待できる。

動物実験ではあるが、Takeuchiらはイヌの大臼歯部で人為的にIII度の根分岐部病変をつくり、その後分割し近心根・遠心根を180°回転させ、意図的移植を行った

VISTAテクニックを用いHIRPを行った症例（図4）

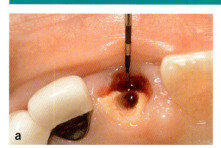
図4-a ｜1｜で唇側部位への歯根破折を認める。

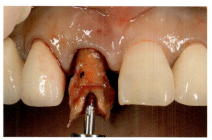
図4-b 愛護的に歯根を抜去。口蓋部分は健全な歯根膜が存在することを確認した。

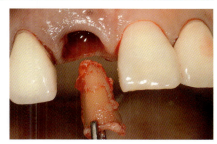
図4-c 通法にてインプラント埋入を行い、口蓋の歯牙片を裂開部に適合するようにトリミングする。

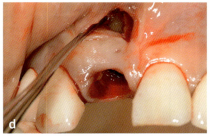

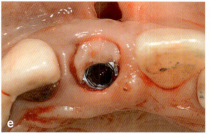
図4-d、e VISTAテクニック（切開）を用い、口蓋歯牙片がインプラントを被覆かつ唇側裂開部をカバーしているかを確認する。そして、その歯牙片を被覆するように、インプラントと骨のギャップにわずかな結合組織を移植する。

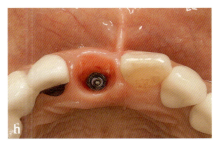
図4-f その後、切開部を縫合しプロビジョナル・レストレーションを装着。

図4-g 1週後の状態。

図4-h HIRP後3ヵ月の状態。唇側部の組織量はほぼ完全に維持されている。

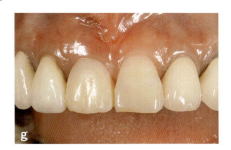

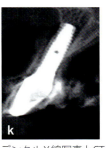

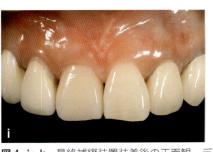

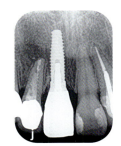

図4-i〜k 最終補綴装置装着後の正面観、デンタルX線写真およびCT像。唇側のボリュームは維持され、デンタルX線写真とCT像での所見では、口蓋TRPは不明瞭となり、置換性吸収が起こっていると推察される。

（図6）[10]。結果は、根分岐部病変に設置された正常な歯根膜を有する近心・遠心根間には歯槽骨が誘導されたと報告している。また、いくつかの症例では、アンキローシスや歯根吸収が観察されたとしている。

HIRPにおいて、用いられたTRPが骨結合しているインプラント周囲にアンキローシスが起こったとしても問題とはならず、置換吸収が起こる。

OJ シンポジウム Ⅱ

参考症例：破折した中切歯部に口蓋転位した側切歯を移植した症例（図5）

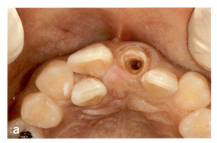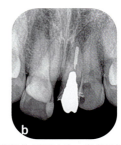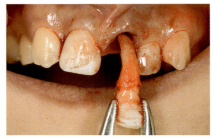

図5-a、b ⌊1ポスト部位までの水平破折および⌊2⌋の口蓋転位を認める。患者は矯正治療を望まなかった。

図5-c 抜歯窩をできるだけ損傷しないように愛護的抜歯を行い、口蓋転位した側切歯を移植した。

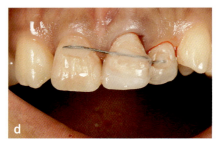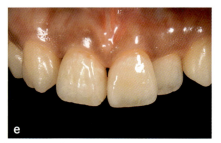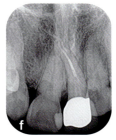

図5-d〜f 移植後ただちにワイヤー固定しレジンで形態回復を行った（d）。最終補綴装置装着時の正面観（e）とデンタルX線写真（f）。

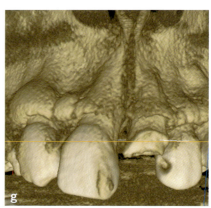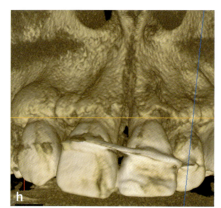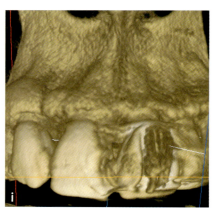

図5-g〜i 術前（g）、術直後（h）、移植後1年（i）のCTボリュームレンダリング像の比較。唇側骨は明らかに移植歯の健全な歯根膜によって再生していることがわかる。

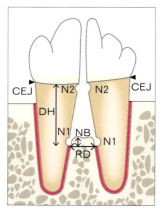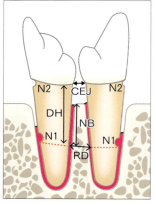

図6 意図的に180°回転させた歯根面は、正常な歯根膜を有するため、歯槽骨の再生を促すことが期待できる。CEJ：セメント-エナメル境、DH：欠損高さ、NB：新生骨、N1：根尖側基準点、N2：歯冠側基準点、RD：N1での歯根間距離。ピンクの部分は歯根膜。（文献10より引用・改変）

Application of tooth roots with periodontal ligament in dental implantology　船登彰芳

唇側裂開症例にTRP-assisted GBRを行い、インプラント間の歯間乳頭を再建した症例（図7）

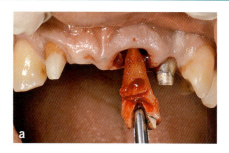
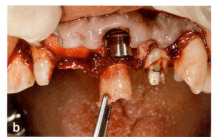

図7-a　唇側部の歯根破折のため1｜を抜歯した。

図7-b　1｜1部にインプラント埋入後、口蓋歯根片が唇側裂開部位を回復するように削合した。

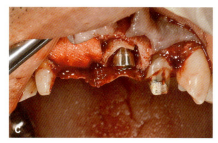
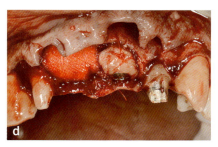

図7-c　抜歯窩とインプラントのギャップに歯根片が機械的嵌合を得るように固定。

図7-d　歯根片を結合組織で被覆した。

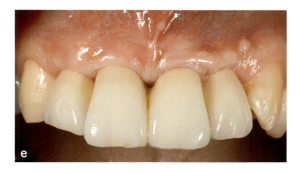
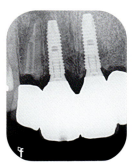

図7-e、f　最終補綴装置装着後3年の正面観とデンタルX線写真。歯根片の効果でインプラント間の歯間乳頭は維持できている。2｜はRSTを行い、｜2はPSTを行っている。

TRPの臨床応用

　Schwarzらにより、骨に置換吸収することを目的とした歯根を応用する別の手法が紹介されている[11, 12]。アンキローシスした歯根は自家骨の代替材料として異物反応がなく、すでにインプラント治療に応用されている。歯根を欠損部分にスクリュー固定し、人為的にアンキローシスを起こし、骨芽細胞が象牙細管に入り骨へと置換する手法である。しかしながら彼らの報告によると歯根を応用しているものの、歯根膜・セメント質をキュレットなどで切離して象牙質のみを応用している。

　筆者の手法は、歯根膜をも温存したTRPの応用である。これには前述した歯根膜の骨誘導のみならず、歯肉弁のアダプテーションにも有利にはたらく[13]。また、象牙質およびセメント質由来の細胞による骨形成の促進は in vitro で実証されている[14]。ラットの研究では、抜去した歯根を粉砕した粒子が歯槽骨の治癒を促進する可能性があることが実証されている[15]。この理由と、象牙質とセメント質の境界を特定することが難しいこと、さらに実際の臨床では手技を簡素化するために、今回の症例でセメント質が損傷していない歯根を使用している。

　図7では、通常であれば1｜を抜歯し非吸収性膜などを使用したGBRを行う症例であるが、TRPを応用することにより短期間で低侵襲なインプラント治療で終えることができた。また図8、9は自家骨を採取することなく、咬合していない智歯を抜去しTRPとして使用することができた。

下顎臼歯部にTRPを用い垂直Staged GBRを行った症例（図8）

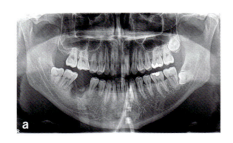
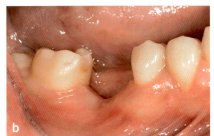

図8-a、b　当院初診時のパノラマX線写真と口腔内写真。重度の垂直性骨欠損に対し他院で骨造成に失敗した6部へのインプラント治療のため来院。

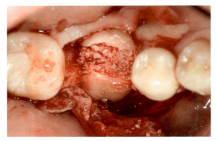
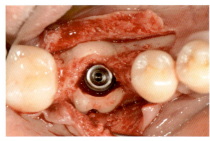
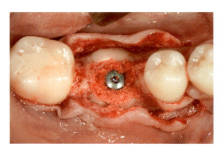

図8-c　同側の8を抜去し歯冠部と歯髄組織は除去し、2つのTRPは既存骨にブラケットのようにスクリューで固定し、隙間はDBBMで充填した。吸収性膜は使用しなかった。

図8-d　約5ヵ月後、舌側部は自家骨に置換している所見を認めた。頬側のTRPはスクリューを撤去した後も安定していた。頬側の骨化していないDBBMは除去した。

図8-e　頬側の隙間はドリリング時に得られた自家骨もしくは骨化したDBBMを充填し、吸収性膜で被覆し縫合した。

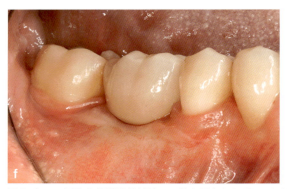
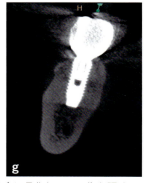
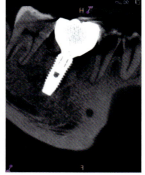

図8-f、g　最終上部構造装着時の口腔内写真とCT像。TRPは完全に骨化している像を認める。

上顎前歯部にTRPを用い垂直Staged GBRを行った症例（図9）

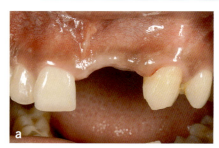
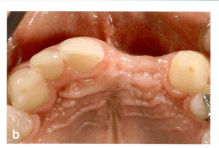
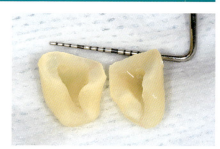

図9-a、b　上顎前歯部にインプラント治療を希望し来院。水平・垂直性骨欠損を認める。

図9-c　智歯を抜去し、分割されたTRP。

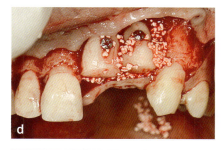
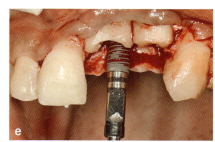
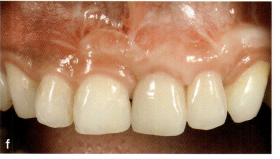
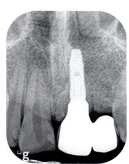

図9-d スクリューで唇側部に固定。

図9-e 6ヵ月後、スペースの問題で⎿1部のみにインプラントを埋入した。

図9-f、g 最終上部構造装着時の口腔内およびデンタルX線写真。X線所見ではまだTRPの形態を認めるものの、ある程度の審美的なインプラント治療を達成することができた。

おわりに

HIRPにおけるTRP利用には限界がある。まず、患者が抜歯可能な健全な歯根膜を有する歯根をもっていることが必要である。また、抜歯即時埋入に際し、口蓋歯根片の形態が唇側部位の欠損形態に近似しているかの判断も必要となる。次に、TRP片のトリミングと成形はテクニックセンシティブである。

しかしながらTRPの応用は、骨造成を行わずにPETを応用でき、また自家骨を採取することなく骨造成を行え、Minimum invasive surgeryを達成できる可能性を秘めている。

参考文献

1. 船登彰芳, 山田将博, 吉松繁人（編著）. 丹野努, 鈴木健造, 石川亮, 藍浩之, 中川雅裕, 神津聡, 小川隆広. The Fabric of the Modern Implantology 近代インプラント治療のテクニックとサイエンス. 東京：医歯薬出版, 2017.
2. Hürzeler MB, Zuhr O, Schupbach P, Rebele SF, Emmanouilidis N, Fickl S. The socket-shield technique: a proof-of-principle report. J Clin Periodontol. 2010 Sep；37（9）：855-62.
3. Salama M, Ishikawa T, Salama H, Funato A, Garber D. Advantages of the root submergence technique for pontic site development in esthetic implant therapy. Int J Periodontics Restorative Dent. 2007 Dec；27（6）：521-7.
4. Gluckman H, Du Toit J, Salama M. The Pontic-Shield: Partial Extraction Therapy for Ridge Preservation and Pontic Site Development. Int J Periodontics Restorative Dent. 2016 May-Jun；36（3）：417-23.
5. Gluckman H, Salama M, Du Toit J. Partial Extraction Therapies (PET) Part 1 : Maintaining Alveolar Ridge Contour at Pontic and Immediate Implant Sites. Int J Periodontics Restorative Dent. 2016 Sep-Oct；36（5）：681-7.
6. Gluckman H, Salama M, Du Toit J. A retrospective evaluation of 128 socket-shield cases in the esthetic zone and posterior sites: Partial extraction therapy with up to 4 years follow-up. Clin Implant Dent Relat Res. 2018 Apr；20（2）：122-9.
7. Zuhr O, Staehler P, Huerzeler M. Complication Management of a Socket Shield Case After 6 Years of Function. Int J Periodontics Restorative Dent. 2020 May/Jun；40（3）：409-15.
8. Staehler P, Abraha SM, Bastos J, Zuhr O, Hürzeler M. The socket-shield technique: a step-by-step protocol after 12 years of experience. Int J Esthet Dent. 2020；15（3）：288-305.
9. 石川知弘, 船登彰芳. 新版 4-Dコンセプトインプラントセラピー 審美性と機能回復に必要な組織保存と再建のテクニックとそのタイミング. 東京：クインテッセンス出版, 2018.
10. Takeuchi N, Shirakata Y, Shinohara Y, Sena K, Noguchi K. Periodontal wound healing following reciprocal autologous root transplantation in class III furcation defects. J Periodontal Implant Sci. 2017 Dec；47（6）：352-62.
11. Schwarz F, Golubovic V, Mihatovic I, Becker J. Periodontally diseased tooth roots used for lateral alveolar ridge augmentation. A proof-of-concept study. J Clin Periodontol. 2016 Sep；43（9）：797-803.
12. Schwarz F, Sahin D, Becker K, Sader R, Becker J. Autogenous tooth roots for lateral extraction socket augmentation and staged implant placement. A prospective observational study. Clin Oral Implants Res. 2019 May；30（5）：439-46.
13. Funato A, Moroi H, Ogawa T. Guided bone regeneration assisted by tooth roots with periodontal ligament: Case reports of immediate and staged approaches to implant therapy. Int J Esthet Dent. 2022 Sep 1；17（3）：280-95.
14. Ramenzoni LL, Hirsiger C, Weber FE, Attin T, Schmidlin PR. Similar inductive effects of enamel and dentin matrix derivatives on osteoblast-like cell response over SLA titanium surface. Arch Oral Biol. 2020 Jan；109：104552.
15. Eapen A, Ramachandran A, Pratap J, George A. Activation of the ERK1/2 mitogen-activated protein kinase cascade by dentin matrix protein 1 promotes osteoblast differentiation. Cells Tissues Organs. 2011；194（2-4）：255-60.

OJ シンポジウム II

インプラント間の乳頭再建を考える

鈴木真名
Masana Suzuki
東京都開業

1984年　日本大学松戸歯学部卒業
1989年　鈴木歯科医院開業
2009年　日本大学松戸歯学部客員教授
米国歯周病学会（AAP）、米国インプラント学会（AO）、日本歯周病学会専門医、
日本顕微鏡歯科学会理事・指導医、日本臨床歯科学会理事、OJ相談役

はじめに

インプラント治療における審美修復を考えた場合、乳頭（本稿では歯間乳頭と同様に、天然歯と修復物間、修復物と修復物間の乳頭様組織も広範囲の意味において「乳頭」に含まれると考え、そのように呼ぶ）の欠損あるいは乳頭の高さの減少といった問題に直面することは少なくない。筆者は25年前から審美修復に携わっているが、乳頭の減少ならびに欠損には頭を悩まされ続けてきた[1~5]。これらの問題への解決にはその乳頭が、①インプラント－天然歯間、②インプラント－ポンティック間、③インプラント－インプラント間のいずれによるかで再建方法が変わってくる。

また、インプラントの埋入状態、とくにインプラント周囲の骨レベルの状態も再建において重大な要素となり、単に軟組織の再建だけを考えればいいものではない。このような複雑な要素を紐解きながら、インプラント間の乳頭再建計画を考えるべきであり、それは時に広範囲にわたる治療計画となることもある。

そこで、本稿ではインプラント周囲の環境の違いがどのように乳頭再建にかかわってくるか、いくつかの治療例を供覧し、最新のエビデンスと照らし合わせて考察してみたい。

乳頭再建の難しさ

乳頭再建においては、基本的に以下の3つのアプローチがある。すなわち、①外科的アプローチ、②補綴的アプローチ、③矯正的アプローチである。これらを組み合わせて乳頭再建の計画を立てることになる。本稿で焦点を当てるのは外科的アプローチとなるが、それは元来、困難な術式として捉えられている。その理由として挙げられるのは、基本的に結合組織移植（Connective Tissue Graft：CTG）を用いた再建となる点である。乳頭部に限らず、CTGを行った部位ではいかに血液供給を確保するかが重要となる。乳頭部へのCTGにおいては術直後からの十分な血流が欠かせないことから、一般的には歯間乳頭保存術（パピラプリザベーションテクニック）の考え方を応用することになるだろう。そして、乳頭再建に関する他の報告[6,7]を見ても、歯間乳頭保存術の考え方を応用した術式を用いていることが多い。

それに加え、乳頭部分の環境的な問題もある。つまり乳頭部という非常に狭い範囲で軟組織を再建するため、広いスペースに大きく再建するのとはまた違った難しさがでてくる。以上のことからも、乳頭再建術は繊細で複雑な術式になるといえるだろう。

乳頭の6つのパターン

Salamaらの乳頭様組織再建に関する文献[8]において、6つの乳頭パターンが示されている（図1、表1）。そこでは歯槽骨頂からコンタクトポイントまでの垂直的な距離（再建の可能性）を述べている。筆者の経験からすると、まず天然歯間部分の乳頭の垂直的な距離はバラつきがもっとも少ないように思える。次に、ポンティックが隣接する場合は、軟組織の高さにおいてはもっともバラつきが出ていると感じられる。そして、もっとも垂直的に軟組織を維持しにくいのがインプラント－インプラン

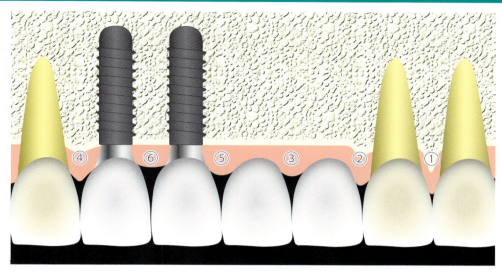

Salamaらの分類

分類	隣接環境	隣接距離の限界	垂直的に形成可能な軟組織量
1	天然歯 – 天然歯	1 mm	5.0mm
2	天然歯 – ポンティック	N/A	6.5mm
3	ポンティック – ポンティック	N/A	6.0mm
4	天然歯 – インプラント(図2)	1.5mm	4.5mm
5	インプラント – ポンティック(図3)	N/A	5.5mm
6	インプラント – インプラント(図4)	3 mm	3.5mm

図1、表1　Salamaらによる隣接する環境下(天然歯、ポンティック、インプラント)における乳頭形成可能距離。天然歯 – インプラント間距離1.5mmで4.5mmの、インプラント – インプラント間距離3mmで3.5mmの垂直的な乳頭形成が可能とした。ポンティックを用いることで形成可能な軟組織量を増やすことができる数値となっているが、これは筆者の臨床実感と違わない。(文献4および8より引用・改変)

ト間の乳頭だと考えられる。

　この文献だけでなく、Tarnowらの報告[9]やSaadounらの報告[10]からも似たような数字が示されている。これらのデータから推測すると、ポンティック部分の軟組織は非常にバラつきがあるため、逆に考えると厚い軟組織を再建できる余地があるともいえる。一方、インプラントとインプラント周囲組織の接合部分の解剖学的環境を考えると、天然歯やポンティック部よりも軟組織の維持が困難であることは想像に難くない。

　乳頭部分の減少あるいは欠損は、他の問題も併発しているケースが多い。乳頭欠損(ブラックトライアングル)は、根面露出や歯槽堤の欠損と同時に起こってくる。し

たがって、単なる乳頭再建ではなく、起こっている問題を、同時に解決することを考える必要がある。たとえば、天然歯 – ポンティック間であれば、根面露出や歯槽堤の欠損などの問題を含めて再建計画を立てることになる。この6つのパターンには、それぞれの特徴をふまえたうえで乳頭再建に対処しなければならない。

　次頁からは、誌面の都合上Salamaらが示した6パターンのうちインプラントに関連する乳頭再建、つまりインプラント – 天然歯間(図2)、インプラント – ポンティック間(図3)、インプラント – インプラント間(図4)それぞれの乳頭再建を試みた症例を供覧していきたい。

インプラント - 天然歯間の乳頭再建を行った症例（図2）

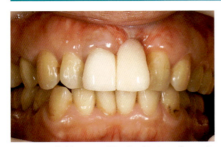

図2-a 術前の正面観。1|部インプラントは2007年1月に他院にて埋入された。

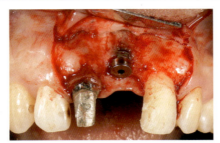

図2-b、c 唇側骨の喪失とインプラントの埋入角度の唇側傾斜を認める。周囲にBio-Ossを填入し、非吸収性メンブレンにてカバーした。隣在歯の骨頂レベルは失われていなかったため、唇側のみの骨造成に留めた。

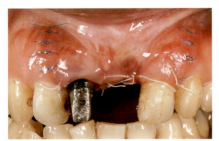

図2-d 縫合後1週の縫合糸除去前。非常に良好な治癒経過を認める。

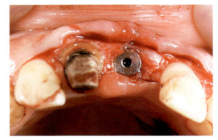

図2-e 4ヵ月後のメンブレン除去直後。インプラントの唇側周囲には新生組織が認められる。

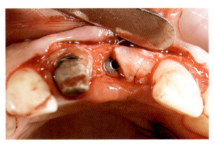

図2-f 1|2部の乳頭下に結合組織片を縫い付ける。

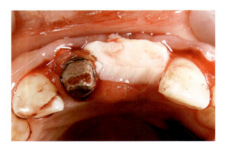

図2-g 唇側から歯槽頂部を覆うように2枚目の結合組織片を縫合する。

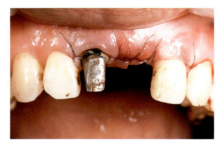

図2-h 歯肉弁に減張切開を加え、しっかりと閉鎖する（7-0の縫合糸を使用）。

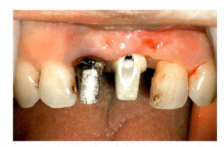

図2-i すでにプロビジョナルアバットメントが装着されているが、1|2間の乳頭高さが足りないため乳頭再建を行う。

症例供覧

インプラント - 天然歯間の乳頭再建を行った症例（図2）

　インプラント-天然歯間の乳頭再建では、軟組織造成のみで済むか、硬・軟組織造成をともなうのかを見極めることがポイントで、それは天然歯側の骨レベルに左右される。Roccuzzoら[11]によると、骨頂からコンタクトポイントまでの距離が3〜4mmの場合は完全に満たされるが、5〜6mmの場合は50％にブラックトライアングルが生じると報告した。すなわち、天然歯の骨頂からコンタクトポイントまでの距離が4mm以上であれば、骨造成を考慮すべきである。

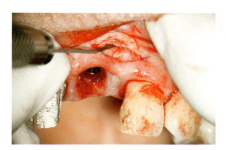 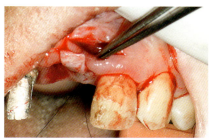 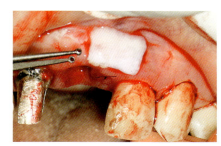

図2-j ⌊1 2部の歯間部根尖側に水平切開を入れる。唇側遠心隅角部より口蓋側はアバットメントを除去し、唇側近心隅角部より口蓋側遠心隅角部まで歯肉縁から約2mmの深さに切開を入れる。

図2-k 2枚用いた移植片の縫合。1枚目の移植片は乳頭下に埋入し、縫合している。

図2-l 2枚目の移植片は乳頭部の唇側に縫合し、水平的な厚みを獲得する。

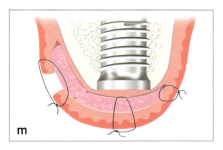 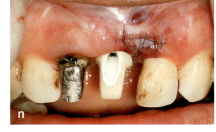

図2-m 2枚の移植片を組み合わせて適切な形態を付与している。ポイントは水平切開を入れた部分から根尖側への歯肉弁の作り方である。深く剝離・切開せず、唇側へ入れる移植片がぴったり入るサイズに弁の形成を行う。

図2-n 縫合直後。乳頭の位置が歯冠側に移動している。

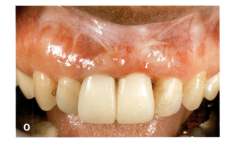

図2-o、p CTG後5ヵ月のプロビジョナルレストレーション装着時。プロビジョナルクラウンと周囲軟組織の調和を整えるために何度か形態修正を行った。

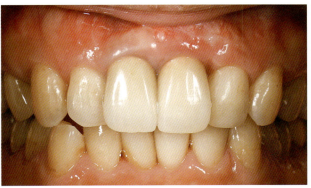 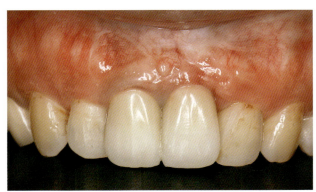

図2-q 最終補綴装置装着時。平均的な歯肉レベルを獲得している。

図2-r 術後9年の状態。CTGだけでなく、骨造成も行ったことで理想的な結果を得られたと考える。

インプラント・ポンティック間の乳頭再建を行った症例（図3）

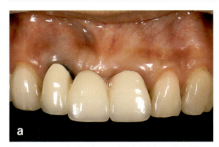
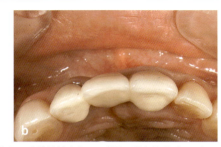
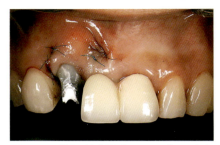

図3-a、b　初診時の口腔内写真。②1|①のブリッジが装着され、2|部の垂直的歯肉レベルの不一致を認める。また、1|部には水平的歯肉レベルの不一致を認める。

図3-c　2|部に抜歯即時でインプラントを埋入。埋入後、唇側に縦切開を加え、全層弁にてトンネリングテクニックを用いてフラップを形成後、吸収性メンブレンを骨表面と歯肉弁の間に挿入した。

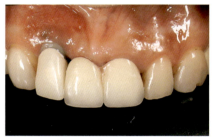
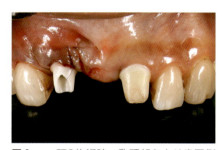
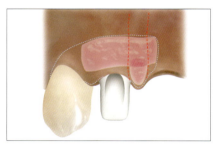

図3-d　2|部インプラント埋入後2ヵ月経過時。乳頭を含む歯肉レベルの著しい根尖側への退縮が認められる。

図3-e　CTG施術時。乳頭部をより歯冠側に位置づけるため、積極的にダブルバーティカルインシジョンを用いて可動性を高める処置を行った。

図3-f　結合組織片は2枚用いており、乳頭に相当する部位のフラップ下に小さなサイズのものを使用した。

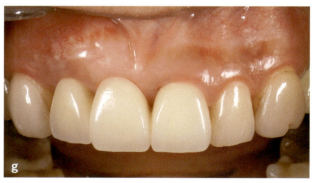
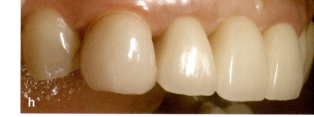

図3-g、h　最終補綴装置装着時。2|部の乳頭ならび唇側の歯肉レベルは改善され、左右の対称性を獲得することができた。

インプラント - ポンティック間の乳頭再建を行った症例（図3）

　本症例では、2|インプラント部の唇側歯肉レベルが著しく退縮しており、乳頭再建と根面被覆を同時に要求された。これらを同時に行うために、乳頭部をより多く再建する必要があった。したがって、フラップの可動域を調整するために乳頭部にダブルバーティカルインシジョンテクニックを用いて、より歯冠側に移動できるようにアレンジを加えた。部分的に異なる歯肉レベルを一度の手術で獲得しなければならなかったため、図3-e、fのような処置となった。

インプラント・インプラント間の乳頭再建を行った症例（図4）

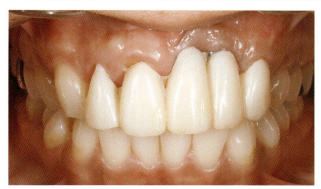
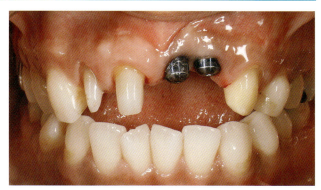

図4-a　患者は他院で埋入されたインプラントに不安を覚え、当院を訪れた。

図4-b　インプラント周囲の硬・軟組織の著しい欠損が認められる。特にインプラント-インプラント間の軟組織が大きく欠損している。

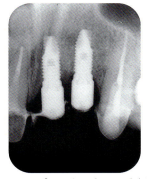
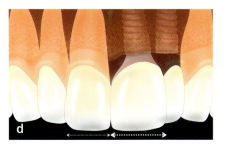

図4-c　インプラントの水平・垂直的な埋入位置の問題を認める。もっとも重要なポイントは、インプラント-インプラント間距離の不足である。

図4-d、e　インプラント-インプラント間距離が3mm以下の場合、どちらか一方のインプラントを用いる。どちらのインプラントがより良好な補綴形態を作れるかを見極める。本症例では歯科技工士による補綴装置形態のシミュレーションから、|2部インプラントを用いることにした。

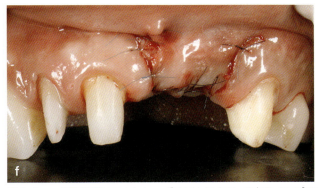
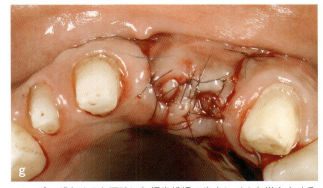

図4-f、g　CTGを用いたオンレーグラフトにより、2本のインプラントをスリーピングさせると同時に欠損歯槽堤の歯肉レベルを増大させる。

インプラント-インプラント間の乳頭再建を行った症例（図4）

インプラント-インプラント間の乳頭再建では、インプラント間の距離（3mm）と垂直的骨レベル（隣在天然歯の骨頂レベルと同等の骨レベル）が重要となる。その2つが十分な条件を満たさない場合には1本スリーピングさせ、カンチレバータイプの補綴装置を用いるケースが多い[12]。

本症例においては、インプラント-インプラント間の硬組織が欠如し、インプラント間距離も狭かったため、最終補綴装置の形態を考慮して|2部インプラントを使って乳頭を再建した。

シンポジウム II

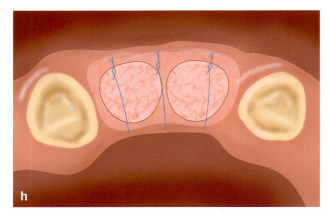
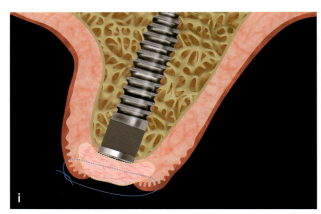

図4 -h、i 結合組織移植術のシェーマ。垂直的な軟組織増大のため歯槽頂部に結合組織を置いている。垂直的な増大量が多いため、サブマージとして唇側フラップは縦切開を設定し、減張切開を十分に行い歯冠側方向へフラップを移動させた。

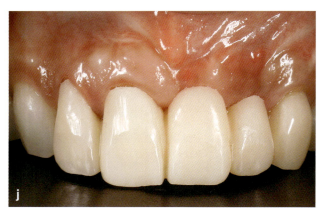
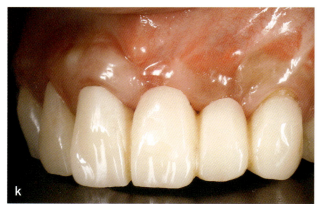

図4 -j、k CTGから3ヵ月後にパンチングにて|2部にカスタムアバットメントを装着。さらに、プロビジョナルレストレーションで約3ヵ月間待ち、歯肉の変化がないか観察する。

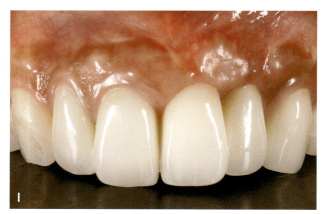
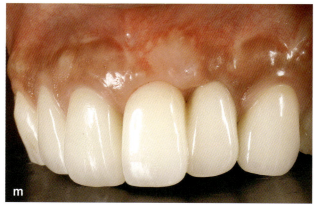

図4 -l、m その後、問題がなければ最終補綴へ進む。スリーピングテクニックを用いることで、バランスのとれた補綴形態を作ることができた。近心カンチレバーの補綴装置をオーバーラップさせているのは、2本のインプラント間距離が十分でなかったことを示している。

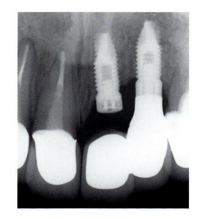

図4-n 最終補綴移行時。⎿2部インプラントに関しては反対側同名歯に合わせるように軟組織を調整して補綴治療を行っている。歯頸ライン・歯冠幅の調和が得られ、審美的・機能的な改善が得られた。

おわりに

ひとえに乳頭再建といっても、臨床においては本稿で示したように6つのパターンがあり、それぞれ特徴を持っている。注意すべきは、天然歯あるいはインプラントの周囲では乳頭の形態が制限されることである。一方、ポンティック部では乳頭の形態が制限されることはほとんどない。つまり、欠損部では再建計画が幅広く、自由なものとなってくる。欠損歯槽堤における軟組織の増大は技術的に簡単ではなく、むしろ難度は高い。しかし、いったん再建が成功すれば、欠損歯槽堤の予知性は高いと筆者の臨床的主観から述べることができる。

また、インプラント－インプラント間の乳頭再建は、天然歯－天然歯間の乳頭再建に比べて単純である。これは意外に感じる読者もいるかもしれない。その理由は、インプラントはアバットメントを外してしまえば、再建の自由度が増すためである。しかしながら、再建した乳頭を維持し、長期的に良好な経過を得るのには、もっとも厳しい環境にあるといわざるをえない。乳頭の高さを維持するためには軟組織の厚みが必要となるが、それはすなわちインプラント－インプラント間の軟組織の「容積」を確保することである。そのため、隣接する2本のインプラントはその距離を3～4mmに設定して埋入すべきである。

加えて、乳頭再建の難しさ、またインプラント－インプラント間の乳頭部の維持やポンティック部の予知性の高さなどを考えると、インプラントの埋入デザインの重要さが痛感される。すなわち、2歯連続欠損部では必ずしも2本のインプラントを用いるのではなく、**図4**の症例で示したようにポンティックを使うことも選択肢に入れて考慮すべきだろう。

参考文献

1. 鈴木真名．イラストレイテッド ペリオドンタル・マイクロサージェリー アドバンステクニック ―審美性を獲得するソフトティッシュマネジメント―．東京：クインテッセンス出版，2010．
2. 鈴木真名．審美インプラント治療のための治療計画 ―戦略的抜歯への考察―．In：QDT Art & Practice 別冊／2014 ジャパニーズ エステティック デンティストリー 2014．東京：クインテッセンス出版，2014；64-71．
3. 山﨑長郎，鈴木真名．Interdisciplinary management of complex periorestorative patient. 日本臨床歯科学会雑誌．2019；6(1)：16-33．
4. 鈴木真名．乳頭再建の可能性 Salamaらの6パターンに則って．Quintessence DENT Implantol．2019；26(5)：32-50．
5. 鈴木真名，山口文誉，髙橋雅仁．乳頭再建 Papilla reconstruction．東京：クインテッセンス出版，2024．
6. Han TJ, Takei HH. Progress in gingival papilla reconstruction. Periodontol 2000．1996；11(1)：65-8．
7. Azzi R, Etienne D, Takei H, Carranza F. Bone regeneration using the pouch-and-tunnel technique. Int J Periodontics Restorative Dent. 2009；29(5)：515-21．
8. Salama H, Salama MA, Garber D, Adar P. The interproximal height of bone: a guidepost to predictable aesthetic strategies and soft tissue contours in anterior tooth replacement. Pract Periodontics Aesthet Dent. 1998；10(9)：1131-41．
9. Tarnow DP, Cho SC, Wallace SS. The effect of inter-implant distance on the height of inter-implant bone crest. J Periodontol. 2000；71(4)：546-9．
10. Saadoun AP, LeGall M, Touati B. Selection and ideal tridimensional implant position for soft tissue aesthetics. Pract Periodontics Aesthet Dent. 1999；11(9)：1063-72．
11. Roccuzzo M, Roccuzzo A, Ramanuskaite A. Papilla height in relation to the distance between bone crest and interproximal contact point at single-tooth implants: A systematic review. Clin Oral Implants Res. 2018；29 Suppl 15：50-61．
12. Jung RE, Heitz-Mayfield L, Schwarz F; Groups of the 2nd Osteology Foundation Consensus Meeting. Evidence-based knowledge on the aesthetics and maintenance of peri-implant soft tissues:

「乳頭再建」に特化した本邦初の書籍にして決定版！

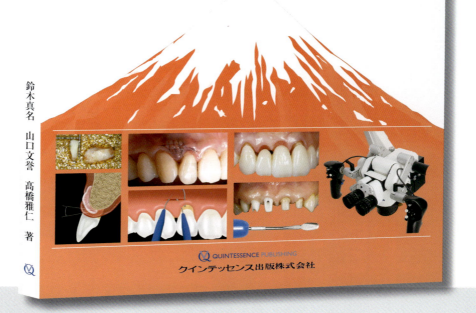

乳頭再建
― Papilla reconstruction ―

鈴木真名　山口文誉　高橋雅仁　著

「難しい」「できない」と言われ続けてきた"歯間乳頭再建術"．本書では，「天然歯」「インプラント」「ポンティック」におけるそれぞれの乳頭の解剖学的特徴を示しながら，"乳頭再建"を成功に導くための考え方とテクニックを余すところなく解説．治療ステップの詳細を多数の大きな写真，リアルでわかりやすいイラストとともにビジュアルに解説しており，乳頭再建に特化した本邦初の書籍にして決定版といえる．

乳頭再建の決定版！
多数の大きな写真とわかりやすいリアルなイラストを用いて乳頭再建のポイントをビジュアルに解説！

< Contents >

CHAPTER 1 天然歯の歯間乳頭再建
CHAPTER 2 IPACテクニックによる天然歯の歯間乳頭再建術
CHAPTER 3 インプラントの乳頭再建
CHAPTER 4 ポンティックの乳頭再建

●サイズ：A4判変型　●164ページ　●定価15,400円（本体14,000円＋税10

クインテッセンス出版株式会社
〒113-0033　東京都文京区本郷3丁目2番6号　クイントハウスビル

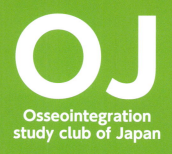

シンポジウム III
Longevityを実現するためのチームアプローチ

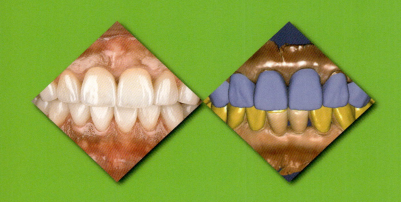

奥田浩規／伊藤彰規

木原敏裕／上原芳樹

シンポジウムⅢ

前歯部インプラント治療における
エマージェンスプロファイルを考察する

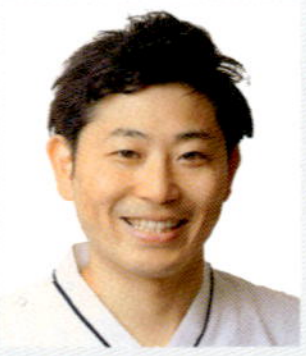

奥田浩規
Hiroki Okuda
兵庫県開業

2006年　愛知学院大学歯学部卒業
2012年　奥田歯科医院開業

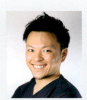

伊藤彰規
Akinori Ito
伊藤企画・歯科技工士

2007年　香川県歯科医療専門学校
2024年　伊藤企画開業

はじめに

　前歯部インプラント治療において、サブジンジバルカントゥア（Subgingival Countour、以下SGC）の形態は、審美的結果を得るために注視すべき重要な要素である[1]。インプラント埋入後、インプラント周囲組織が生物学的に安定し、審美的な治療結果が長期的に維持されるためには、適切なエマージェンスプロファイル（Emergence Profile、以下EP）の付与とエマージェンスアングル（Emergence Angle、以下EA）の設計が不可欠である。それらがインプラントの三次元的埋入位置や硬・軟組織の厚みに大きく影響を受けることは周知の事実である。これまでインプラントアバットメント形態とインプラント周囲組織に関するさまざまな研究や臨床データが発表されているものの、いまだ不明な点が多い。埋入部位や三次元的な埋入位置、あるいはインプラントアバットメントのコネクション機構など、あらゆる条件を網羅した研究は筆者らの知る限り存在せず、またそれらの条件を混同することで臨床的なエラーが起こった場合、前歯部でのリカバリーは困難を極める。
　本稿では、現段階におけるEP、EAに関する文献を整理するとともにさまざまな状況下での症例を提示し、問題点と解決策を述べてみたい。

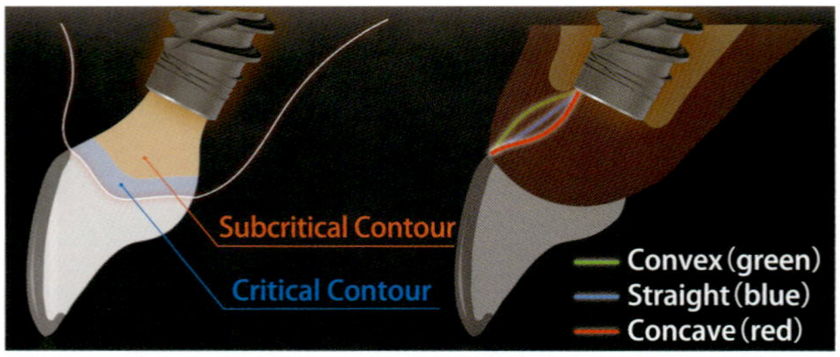

EP／EAに関する文献的考察

　2010年にSuら[2]は、インプラント上部構造におけるSGCをクリティカルカントゥア（Critical Contour、以下CC）とサブクリティカルカントゥア（Subcritical Contour、以下SCC）の2つの領域に分け機能の違いについて説明している。CCはインプラント修復物の縁下約1mmとして定義され、歯冠の形状と歯肉縁の位置に直接影響を及ぼす領域とし、SCCはインプラントプラットフォームからCCまでの範囲としている。基本的にはプロビジョナルレストレーション（Provisional Restoration、以下PVR）にてCC、SCCにConvex（凸面）、Straight（平面）またはConcave（凹面）として必要に応じて形態を変化させることで、インプラント周囲組織のボリュームや形態、構造、色、歯間乳頭をコントロールできるとしている（**図1**）。しかし、これらの調整は、インプラント体が適正な三次元的ポジションに位置し、かつ周囲に十分な硬・軟組織の構築がなされた場合の見解である。
　次の、適正なインプラントポジションと理想的な硬・

図1　Suらが提唱したCCとSCCとサブジンジバルカントゥアの付与する3つの形態。（文献2より引用・改変）

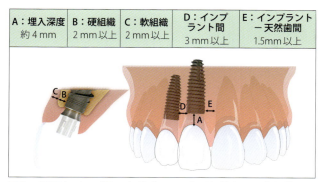

図2　適正なインプラントポジションと理想的な硬・軟組織の厚み。（文献1より引用・改変）

表1　Esthetic Biological Contourコンセプト（文献11より引用・改変）

E zone	Free gingival marginから1mm縁下の歯肉溝上皮の領域でありCCに位置する。インプラント補綴をサポートするためにConvex形態が望ましい
B zone	E zoneとC zoneを結ぶSCCの結合上皮に位置する約1〜2mmの領域。軟組織の量とインプラントの位置に影響され、StraightまたはConcave形態が望ましい
C zone	インプラントプラットフォームの直上でSCCの結合組織に位置する約1〜1.5mmの領域。硬組織を圧迫しないようStraightに立ち上げることが望ましい

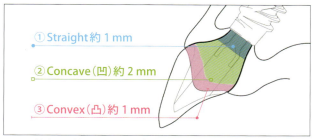

図3　筆者らが考える、インプラントポジションが適正な場合の、最終補綴装置における理想的なEP形態。

軟組織の厚みに関しては十分な科学的根拠が立証されているため、筆者らは図2に示す各文献から考察された数値をもとに補綴主導にて術前からインプラントポジションの設計を行っている[3〜7]。

では、インプラント体が定位置に埋入された場合、どのようなEP形態を付与するべきであろうか。Steigmannら[8]は、EPとインプラントポジションの相関関係について調和の取れたEP達成のためのディシジョンツリーを提唱し、「EPは軟組織が過度の緊張を受けることなく、適切に支持されアンダーカントゥアであるべきである」と述べている。その後Chuら[9]は、適切なCCとSCCの与え方により詳しく言及し、続いてGonzález-Martínら[10]は、待時埋入時と即時埋入時の頬側・隣接・口蓋側におけるCCとSCCの与え方についてディシジョンツリーを提唱した。

上記のEP形態の与え方を整理すると、インプラントポジションが適正であればSCCは基本的にはConcaveとし、CCは天然歯と同様という表現で述べられていることが多いが、クラウンマージン付近のジンジバルレベルをコントロールするためには状況によってConvexかStraightにすることが望ましいと読み取れる。EP形態のイメージとしてGomez-Medaら[11]が、Suらの CC/SCCの概念のもと提唱したEBC（Esthetic Biological Contour）コンセプトにて審美的・生物学的なEPを達成しうるPVR作製時のEP調整の仕方を3つのゾーンに分けて述べている（表1、図3）。

EAの近年における研究[12〜14]の変遷をまとめてみると、Convexかつ30°以上のEPではインプラント周囲の炎症を惹起しやすいとされている。さらに最近ではLopsら[15]が、前歯部におけるEAとインプラント周囲炎における評価に加えて、軟組織との関連性を言及している。すなわち、プラットフォームスイッチングタイプではEAが大きくなるが、30〜50°の範囲であれば辺縁骨吸収には大きく影響しないこと、前歯部では口蓋側寄りに埋入されるためEAは大きくなること、そして適切なEPがデザインされていればEAはインプラント周囲の軟組織に影響されないことである。また、すべての修復物はConcave形態であったとしている[12〜16]。

筆者らの現時点でのEPとEAの見解

以上の考察より、今のところ筆者らの見解は以下のとおりである。

Emergence Profile：SCCはプラットフォームから約1〜2mmはStraightに立ち上げ、その後はConcaveなS字状形態（2mm）とし、CCはインプラント上部構造をサポートするConvex形態（約1mm）を理想としている。

Emergence Angle：前歯部においては、Lopsらが述べる30〜50°の範囲内をインプラント埋入前の設計時の一つの指標としている。歯種によって歯軸の角度はさまざまであり、角度に関する具体的な数字は重視していない。

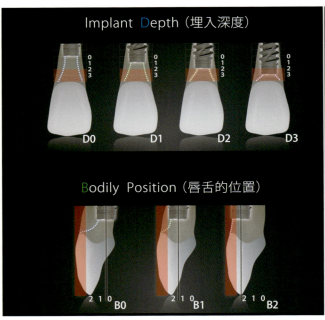
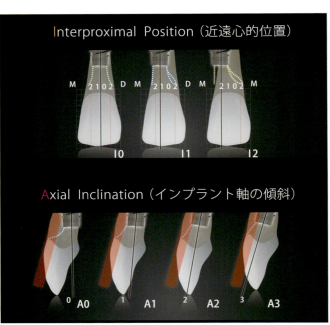

図4 三次元的なインプラント位置に対するEPデザイン。インプラント唇舌的位置とインプラント軸の傾斜における適正なポジションは既存骨の解剖学的形態に依存し、唇側骨とインプラント体の間には少なくとも2mmの硬組織が必要とされる。上顎前歯部においては、骨の三次元的な形態をイメージし両者の適正なポジションに位置づけることは難度が高い反面、トラブルに陥りやすいと考えている。（文献17より引用・改変）

症例1：抜歯即時インプラント埋入後、追加の結合組織移植で外科的に対応した症例

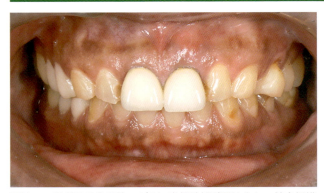

図5-a 患者は62歳男性。1|1に歯根破折が認められ、結合組織を併用した抜歯即時インプラント埋入を行う計画とした。

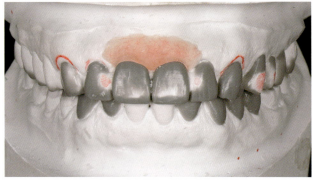

図5-b 診断用ワックスアップ。

インプラントが理想的に位置していない場合の補綴的・外科的対応と症例供覧

Esquivelら[17]は、「EPはインプラントの位置と軟組織の厚みに大きく依存する」と述べ、Implant Depth（埋入深度）、Interproximal Position（近遠心的位置）、Bodily position（唇舌的位置）、Axial Inclination（インプラント軸の傾斜）を程度により分類し、状態に応じたEPデザインを述べ、三次元的インプラント位置に対する影響について解説している（図4）。

ここからは唇舌的位置とインプラント軸の傾斜が不適正となったインプラントポジションにおける2症例の補綴的・外科的対応を考察する（図5、6）。

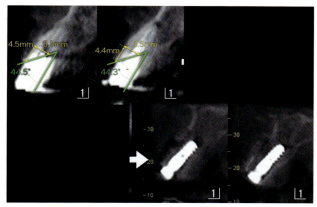

図 5-c 診断用ワックスアップを元にインプラントガイドを作製。しかし埋入計画とは異なり、唇側に傾斜したポジションにインプラントを配置することとなった。

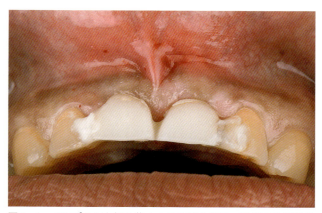

図 5-d インプラント埋入後 4 ヵ月の咬合面観。唇側の軟組織が乏しいことが確認できる。

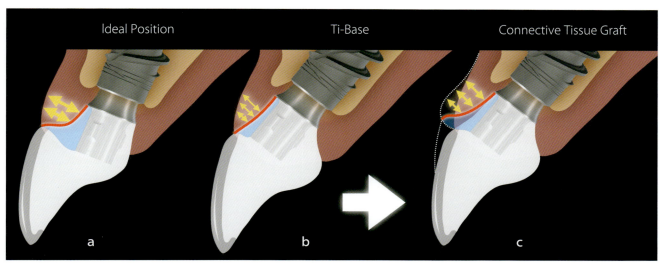

図 5-e 筆者らの考える理想的なポジション(a)との比較。本症例(b)のように唇側傾斜させたインプラント埋入ポジションの場合、ランニングルーム(赤線)をConcaveにするとマテリアルの厚み(青色部)が薄くなり、破損のリスクが上がる。Convexにすると唇側の軟組織(黄色矢印)が薄くなり、退縮のリスクが上がる。そのため、結合組織移植術を行うことで、軟組織の厚みを確保してランニングルームをコントロールし、マテリアルの厚み(青色部)を確保する計画とした(c)。

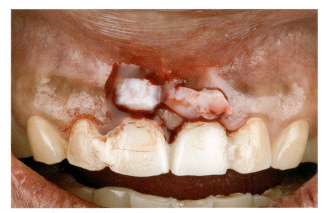

図 5-f 結合組織移植時。

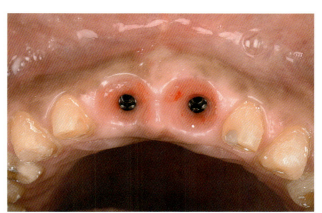

図 5-g 治癒後、2nd PVRにて軟組織のコントロールを行った。

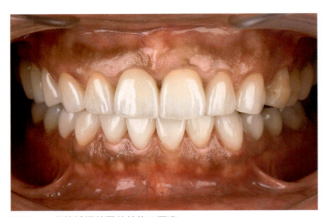

図5-h 最終補綴装置装着後の写真。

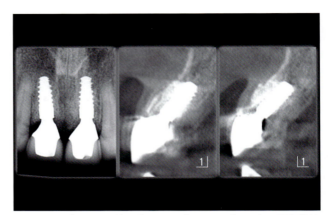

図5-i 同デンタルX線写真、CBCT像。インプラント周囲組織は十分な硬・軟組織の獲得ができている。

症例2：カスタムチタンベースで補綴的に対応した症例

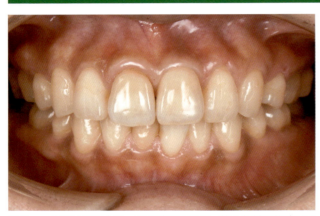

図6-a 患者は42歳女性。初診時の正面観。約3年前に他院にて 1| にセラミック修復、|1 部にインプラント埋入がなされた。

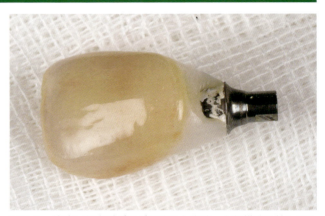

図6-b 治療した歯がグラグラすると来院。上部構造を外してみたところ破折していることが確認できた。

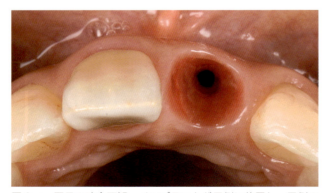

図6-c 同日の咬合面観。インプラントが唇側に位置し、唇側の軟組織は乏しい。

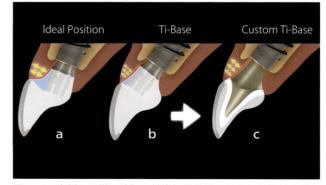

図6-d 症例1同様、追加で結合組織移植を行う外科的対応が望ましいが、本症例は患者の意向から補綴的対応を行った。a：理想的なポジション。b：破折時のイメージ図。軟組織（bの黄色部）の厚みを確保するためマテリアル（bの青色部）を薄くしたことにより破折につながった。c：補綴的対応のイメージ図。薄くなる箇所（bの青色部）をメタルで作製し強度を獲得する設計。

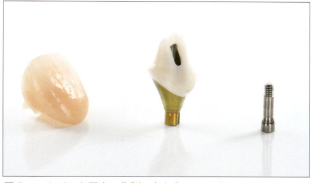

図6-e セメント固定で作製。左から、Porcelain Fused to Zirconia、カスタムチタンベース（ゴールド色に陽極酸化処理）を用いたカスタムアバットメント、スクリュー。

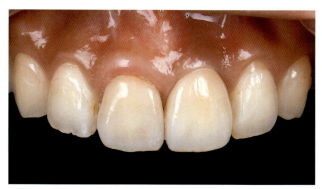

図6-f 最終補綴装置装着時。軟組織の厚みが薄いため、今後も慎重に経過を観察する必要がある。

おわりに

　審美的なインプラント補綴と生物学的に安定したインプラント周囲組織を維持するためには、適切なエマージェンスプロファイル（EP）の考えとエマージェンスアングル（EA）の設計が不可欠である。それは、インプラント体の位置と硬・軟組織の厚みに大きく影響され、①埋入深度、②近遠心的位置、③唇舌的位置、④インプラント軸の傾斜の4つに分けて考えなければならない。

　そのため、術前からインプラント周囲に必要な硬・軟組織量を把握し、補綴主導にてインプラントポジションを歯科技工士と歯科医師が共有し設計、治療計画を立案することが、良好な結果につながると考えられる。

参考文献

1. 奥田浩規，伊藤彰規．審美修復治療の理論と実践－歯科医師と歯科技工士のWorkFlow－第3回：審美エリアにおける抜歯後即時インプラント埋入の治療ステップ．Dentalecho．2023；212：14-33．
2. Su H, Gonzalez-Martin O, Weisgold A, Lee E. Considerations of implant abutment and crown contour: critical contour and subcritical contour. Int J Periodontics Restorative Dent. 2010 Aug；30(4)：335-43.
3. Salama H, Salama MA, Garber D, Adar P. The interproximal height of bone: a guidepost to predictable aesthetic strategies and soft tissue contours in anterior tooth replacement. Pract Periodontics Aesthet Dent. 1998 Nov-Dec；10(9)：1131-41; quiz 1142.
4. Tarnow DP, Cho SC, Wallace SS. The effect of inter-implant distance on the height of inter-implant bone crest. J Periodontol. 2000 Apr；71(4)：546-9.
5. Garber DA, Salama MA, Salama H. Immediate total tooth replacement. Compend Contin Educ Dent. 2001 Mar；22(3)：210-6, 218.
6. Funato A, Salama MA, Ishikawa T, Garber DA, Salama H. Timing, positioning, and sequential staging in esthetic implant therapy: a four-dimensional perspective. Int J Periodontics Restorative Dent. 2007 Aug；27(4)：313-23.
7. Tomasi C, Sanz M, Cecchinato D, Pjetursson B, Ferrus J, Lang NP, Lindhe J. Bone dimensional variations at implants placed in fresh extraction sockets: a multilevel multivariate analysis. Clin Oral Implants Res. 2010 Jan；21(1)：30-6.
8. Steigmann M, Monje A, Chan HL, Wang HL. Emergence profile design based on implant position in the esthetic zone. Int J Periodontics Restorative Dent. 2014 Jul-Aug；34(4)：559-63.
9. Chu SJ, Kan JY, Lee EA, Lin GH, Jahangiri L, Nevins M, Wang HL. Restorative Emergence Profile for Single-Tooth Implants in Healthy Periodontal Patients: Clinical Guidelines and Decision-Making Strategies. Int J Periodontics Restorative Dent. 2019 Jan/Feb；40(1)：19-29.
10. González-Martín O, Lee E, Weisgold A, Veltri M, Su H. Contour Management of Implant Restorations for Optimal Emergence Profiles: Guidelines for Immediate and Delayed Provisional Restorations. Int J Periodontics Restorative Dent. 2020 Jan/Feb；40(1)：61-70.
11. Gomez-Meda R, Esquivel J, Blatz MB. The esthetic biological contour concept for implant restoration emergence profile design. J Esthet Restor Dent. 2021 Jan；33(1)：173-84.
12. Katafuchi M, Weinstein BF, Leroux BG, Chen YW, Daubert DM. Restoration contour is a risk indicator for peri-implantitis: A cross-sectional radiographic analysis. J Clin Periodontol. 2018 Feb；45(2)：225-32.
13. Yi Y, Koo KT, Schwarz F, Ben Amara H, Heo SJ. Association of prosthetic features and peri-implantitis: A cross-sectional study. J Clin Periodontol. 2020 Mar；47(3)：392-403.
14. Inoue M, Nakano T, Shimomoto T, Kabata D, Shintani A, Yatani H. Multivariate analysis of the influence of prosthodontic factors on peri-implant bleeding index and marginal bone level in a molar site: A cross-sectional study. Clin Implant Dent Relat Res. 2020 Dec；22(6)：713-22.
15. Lops D, Romeo E, Stoccero M, Palazzolo A, Manfredi B, Sbricoli L. Marginal Bone Maintenance and Different Prosthetic Emergence Angles: A 3-Year Retrospective Study. J Clin Med. 2022 Apr 4；11(7)：2014.
16. Lops D, Romeo E, Calza S, Palazzolo A, Viviani L, Salgarello S, Buffoli B, Mensi M. Association between Peri-Implant Soft Tissue Health and Different Prosthetic Emergence Angles in Esthetic Areas: Digital Evaluation after 3 Years' Function. J Clin Med. 2022 Oct 23；11(21)：6243.
17. Esquivel J, Meda RG, Blatz MB. The Impact of 3D Implant Position on Emergence Profile Design. Int J Periodontics Restorative Dent. 2021 Jan-Feb；41(1)：79-86.

シンポジウム Ⅲ

インプラント治療における診断と補綴
－Longevityを実現するためのチームアプローチ－

木原敏裕
Toshihiro Kihara
奈良県開業

1981年　大阪歯科大学卒業
1982年　南カルフォルニア大学在籍
1984年　奈良県生駒市にて開業
日本臨床歯科学会理事、CSTPC主宰

上原芳樹
Yoshiki Uehara
有限会社ファイン・歯科技工士

1995年　日本歯科学院専門学校卒業
2001年　オウセラム（米国）勤務
2007年　株式会社ファインロジック代表取締役
2016年　有限会社ファイン代表取締役
FIDIコースインストラクター、大阪SJCDテクニシャンコースインストラクター

はじめに

　日本でインプラント治療が行われるようになって約40年が過ぎた。筆者（木原）は臨床にインプラントを取り入れて35年が過ぎた。その間さまざまな症例を経験し、最初の頃には気づかなかったことが少しずつ理解できるようになってきたと感じる。インプラントを用いる目的は遊離端義歯を避けるためという意識が強かったが、次第に天然歯を保護するためだと気づくようになり、欠損があるからインプラントを適応するのではなく、天然歯を守るためにどのようにインプラントを使うかを意識するように変化してきた。そして、長年にわたりメインテナンスを行うなかで気づいたのは、多くの症例でインプラントが残り、天然歯、特に無髄歯が抜歯に至っていくということである。
　本稿では、焦点を「診断」「術後予測」「デジタル活用による明確な治療ゴールの設定」に置き、症例を供覧しながら整理したい。

診断

症例1：最初のインプラント治療後に残存無髄歯が抜歯に至っていった症例

　患者は2005年初診時60歳の女性（図1-a〜c）。上下顎臼歯部は保存不可能であり、ブリッジが装着されていた上顎前歯部もう蝕のため抜歯となった。1年後、臼歯部と上顎前歯部にインプラントを適応して治療は終了した（図1-d〜f）が、この時点で残存している無髄歯は何年もつのだろうか。患者にはそうしたことを術後によく話しておく必要がある。診断・治療計画としてはインプラントを用いた咬合再構成であり、患者の年齢を考えると、この時点で無髄歯をすべて抜歯してインプラント治療としないのが通常の臨床的対応であると考える。初診から19年後、一度にではないが無髄歯が抜歯適応となっていき、順次追加のインプラント治療を行った（図1-g〜i）。患者は今年80歳になる。最初の診断・治療計画立案を行う際に、どの歯が残りどの歯が抜歯に至る可能性があるのかを考慮してインプラントを用いることが重要である。

症例2：再治療の可能性をなくすために治療計画を立てた症例

　患者は2013年初診時64歳の男性（図2-a〜c）。もともとオープンバイトで前歯部のガイダンスがなかったことにより、臼歯部からの崩壊が起こっていた。患者の年齢から、将来の再治療が必要ないようにしたい。いま残せる歯はあっても、長年にわたりメインテナンスを行っていくことを考えれば、術後にいちばん安定した状態となるよう診断の時点で考慮するべきである。22本中20本の歯を抜去して、インプラントと総義歯を用いて治療を行った（図2-d〜f）。将来的に上顎総義歯の人工歯が

症例1：最初のインプラント治療後に残存無髄歯が抜歯に至っていった症例

図1-a〜c　初診時（2005年、患者60歳）の口腔内およびパノラマX線写真。臼歯部が欠損しておりほとんど噛めない状態である。

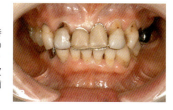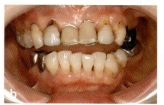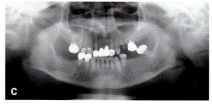

図1-d〜f　治療終了時（2006年、患者61歳）の口腔内およびパノラマX線写真。臼歯部を中心に上顎前歯部にもインプラントを用いて修復を行った。

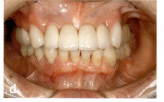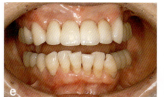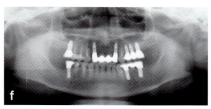

図1-g〜i　初診から19年後（2024年、患者79歳）の口腔内およびパノラマX線写真。天然歯部の歯肉退縮は見られるが、19年の間になくなった無髄歯に対してインプラントを追加し、できるだけ左右対称となるよう補綴処置を行った。

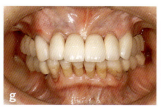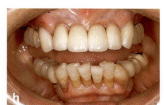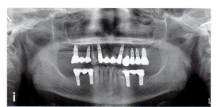

症例2：再治療の可能性をなくすために治療計画を立てた症例

図2-a〜c　初診時（2013年、患者64歳）の口腔内およびパノラマX線写真。もともとオープンバイトであり臼歯部からの崩壊が始まっている。

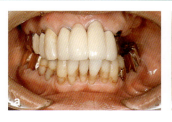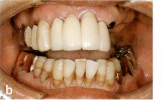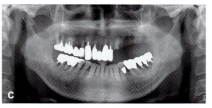

図2-d〜f　治療終了時（2014年、患者65歳）の口腔内およびパノラマX線写真。20本の歯を抜歯し、インプラントと総義歯を用いて全顎的に補綴処置を行った。

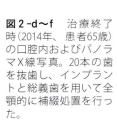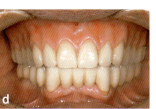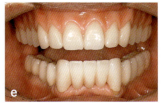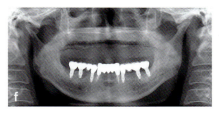

擦り減っていくことと、10年に一度は総義歯の再作製が必要になることを患者に伝えた。治療後10年、上顎総義歯の人工歯は擦り減っているが、これはしっかりと噛めている証拠である（図2-g〜k）。人工歯が擦り減ることにより顎堤が守られフラビーガムを避けることができる。また、下顎は陶材焼付鋳造冠（PFM）であるが、上顎の人工歯が擦り減ることによって10年経っても光沢が保たれている。

シンポジウム Ⅲ

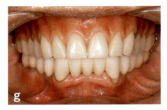
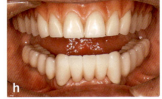
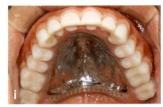
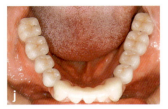
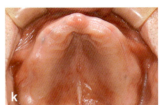

図2-g〜k 治療後10年（2024年、患者75歳）の口腔内写真。総義歯の人工歯は10年の間に擦り減っているが対合歯のPFMの変化はほとんどない。人工歯が咬耗することによりフラビーガムの防止にもなっていると考える。

症例3：約30年で合計18本のインプラントを埋入することになった症例

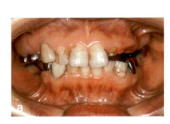
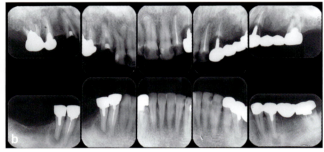

図3-a、b 初診時（1994年、患者44歳）の口腔内およびデンタルX線写真。う蝕リスクが非常に高く、臼歯部はほとんど崩壊している。

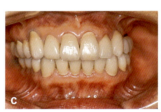
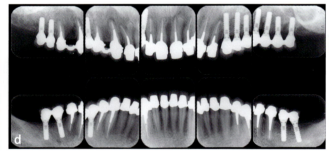

図3-c、d 治療終了時（1996年、患者46歳）の口腔内およびデンタルX線写真。10本のインプラントを用いて咬合再構成を行った。術前にほとんどフェルールのなかった無髄歯に不安は残るが、まだ40代ということでできる限り天然歯を残した。

術後予測

症例3：約30年で合計18本のインプラントを埋入することになった症例

　患者は1994年初診時44歳の女性（**図3-a、b**）。臼歯部がう蝕により崩壊していた。10本のインプラントを用いて咬合再構成を行った（**図3-c、d**）。治療後4年では特に問題なく順調に経過していた（**図3-e、f**）。その後、無髄歯が抜歯適応となっていった部位に順次インプラントを追加埋入し、術後28年で合計18本もインプラントを用いることになった（**図3-g、h**）。本当にこれだけの本数が必要であっただろうか。このような症例を経験することによって、最初の治療を行う際に、患者の口腔内の終末がどのようになるのかを診断し、術後を予測することが必要であると考える。

症例4：補綴処置歯だけをインプラントに置き換えていった症例

　患者は2004年初診時54歳の男性（**図4-a〜c**）。1|1が抜歯適応であり、即時埋入にてインプラント治療を行った（**図4-d〜h**）。その後約20年間で、もともと装着されていた保険診療のクラウン、ブリッジの支台歯が少しず

インプラント治療における診断と補綴 －Longevityを実現するためのチームアプローチ－ 木原敏裕・上原芳樹

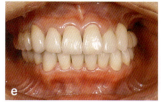
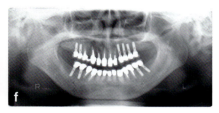

図3-e、f　治療後4年（2000年、患者50歳）の口腔内およびパノラマX線写真。この時点ではほとんど変化はない。

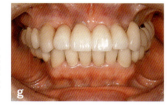
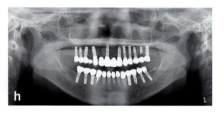

図3-g、h　治療後28年（2022年、患者74歳）の口腔内およびパノラマX線写真。初診から約30年が経過し、無髄歯はほとんどなくなった。初診時にどの歯がなくなるかを想定しておけば、これだけ多くのインプラントは必要なかったと思われる。

症例4：補綴処置歯だけをインプラントに置き換えていった症例

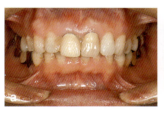
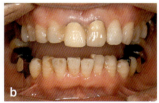
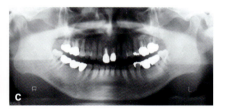

図4-a～c　初診時（2004年、患者54歳）の口腔内およびパノラマX線写真。上顎前歯の動揺を主訴に来院した。1|1は保存不可能である。

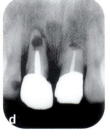
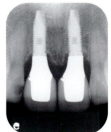
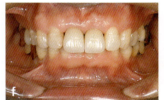
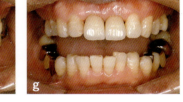

図4-d、e　即時インプラント埋入治療前後の1|1部デンタルX線写真。即時埋入にて2本のインプラントを適応した。

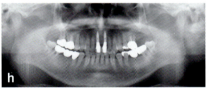

図4-f～h　治療終了時（2005年、患者54歳）の口腔内およびパノラマX線写真。前歯の治療は終わったが、すでに治療済みの無髄歯が心配である。

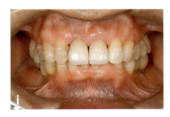
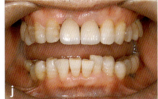
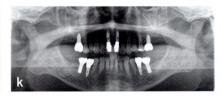

図4-i～k　治療後19年（2024年、患者74歳）の口腔内およびパノラマX線写真。保険治療済みの無髄歯はすべてなくなった。順次インプラントを追加することで50代の時よりも安定した状況になったと思われる。

つ抜歯となり、術後のメインテナンスを行いやすいようインプラントを順次追加していき、74歳でやっと落ち着いた状態になったと思われる（図4-i～k）。健全な天然歯は1本も触らずに、補綴処置歯がインプラントに置き換わっただけといえる。54歳と74歳では、どちらが健康的で機能的だろうか。インプラントを適切に用いることで患者の健康寿命は間違いなく延びると考える。

シンポジウム Ⅲ

デジタル活用による明確な治療ゴールの設定

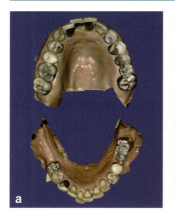
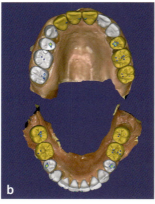
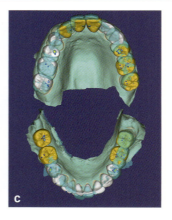

図5-a～c 術前データ(a)、診断用デザインデータ(b)、術前データと診断用デザインデータの重ね合わせ(c)。白色は天然歯が残る部位、黄色は天然歯がなくなる部位。天然歯部は矯正治療を行う。

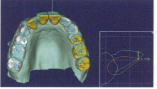
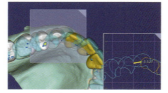
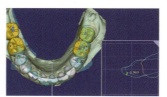
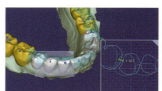
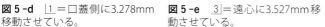

図5-d ［1］=口蓋側に3.278mm移動させている。

図5-e ［3］=遠心に3.527mm移動させている。

図5-f ［1］=舌側に0.969mm移動させている。

図5-g ［3］=遠心に1.607mm移動させている。

デジタル活用による明確な治療ゴールの設定

　現在はデジタル技術が進化し、それを上手く活用することでより正確な術前診断が可能になった。しかしそれらを扱うのは人間であることから、正確なデジタルデータを作成するといったような仕事がこれからの歯科技工士の重要な仕事の1つになると考えられる。インプラント治療の範囲の大小にかかわらず、欠損部位もしくは抜歯適応部位へ単にインプラントを埋入するのではなく、症例ごとに十分な術前診断を行いインプラントポジションを決定することが重要である。そうすることで治療の予後は格段に良くなると考えている。

Superimposeと断面カット

　デジタルがアナログに比べて大きく勝る点が2つ挙げられる。まず、画像の重ね合わせ(Superimpose)ができる点、そして画像の断面をカットして数値を計ることができる点である。診断模型作製においては、この2つの利点を活用することによって、何をどのように判断して歯の位置、形態を変えたのかを正確に歯科医師に伝えられる。

　手順としては、IOSデータもしくは石膏模型をSTLデータ化させたものをexocadソフトを使用して、歯の位置や形態を変化できるようにセットアップし、診断用デザインデータ(アナログにおける診断用ワックスアップ／セットアップモデル)を作成する。そして術前データ(図5-a)と診断用デザインデータ(図5-b)を重ね合わせることにより、術前データからどのように変化させたかを視覚的に正確に確認できる(図5-c)。重ね合わせたデータの断面をカットし、数値を表すことでより詳細な変化を確認することが可能となる(図5-d～g)。

IOS＋フェイシャルスキャン＋CBCTの重ね合わせ

　IOSのデータに加え、フェイシャルスキャン、CBCTのデータ(図5-h～j)を重ね合わせることで、これまでは顔貌写真やX線写真などの資料を、右・左に確認しながら行っていた診断作業を1つのデータ上で行えるようになった。そしてこれら3つのデータをより細かく切り離

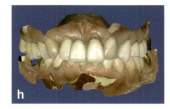 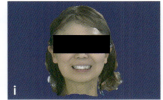 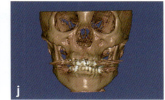

図5-h～j　IOS（h）、フェイシャルスキャン（i）、CBCT（j）のデータを重ね合わせることで、より正確な診断が可能となる。

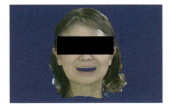 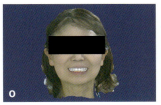 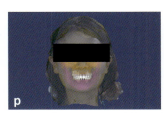 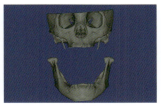 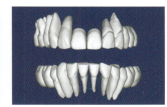

図5-k　口元をカットしたフェイシャルスキャンデータ。

図5-l　歯の移動や形態修正を行うために、歯をカットして歯肉だけの状態にした口腔内のIOSデータ。

図5-m　上下顎に分解した骨レベルのCBCTデータ。

図5-n　歯根レベルのCBCTデータ。

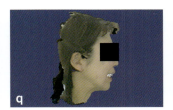 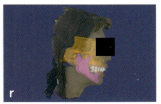

図5-o～r　図5-k～nのデータを結び付けた状態。これらの情報を確認しながら正確に診断用デザインを仕上げていく。

図5-s　診断用デザインデータから仮想のインプラントポジションを決定する。

図5-t　インプラントシミュレーションガイドソフトを介して、その部分にインプラント埋入が可能か、どの方向に埋入できるのかを正確に確認する。

図5-u　診断用デザインデータから導き出されたインプラントポジションを術前データと重ね合わせて、どのタイミングで抜歯し、どのタイミングで埋入していくかを考える。

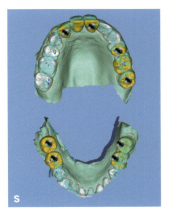 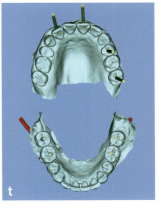 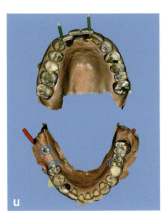

すことで、骨格→歯列→支持組織→歯という大きな部分から小さな部分までを正確に確認しながらの作業が可能となる。

　具体的には、フェイシャルスキャンは口元をカットして（**図5-k**）IOSデータ（**図5-l**）と結びつける（**図5-o**）。CBCTデータは、exocadソフトとRAYソフトとを使用して骨レベルのデータを抽出し、そのデータを上下顎に分解したうえで（**図5-m**）IOSデータ（**図5-l**）と結びつける（**図5-p**）。そしてRAYソフトを使用して歯根レベルのデータを抽出し（**図5-n**）、exocadソフトを介して歯冠部を正しい大きさに整え直し、個歯レベルでそれらすべてを結びつける（**図5-o～r**）。これらを行うことによって、大きな部分から小さな部分までを正確に確認しながらの診断が可能となる。

症例5：デジタルを活用したインプラント治療症例

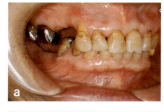
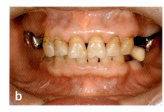
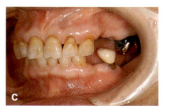
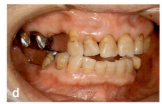
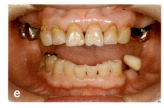
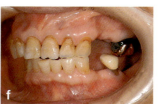
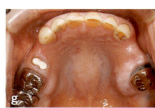
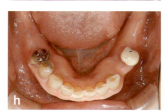
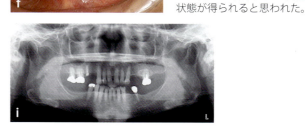

図6-a〜h 初診時（2022年、患者62歳）の口腔内写真。臼歯部が咬合できず、前歯部の崩壊が始まろうとしていた。

図6-i 同パノラマX線写真。骨の状態は悪くなく、インプラントを用いて治療すれば安定した状態が得られると思われた。

正確なインプラントポジションの決定

　正確な診断用デザインデータから導き出された歯のポジションに対して、インプラントポジションを決定する。その際はインプラントシミュレーションガイドソフト（smopガイドソフト、Swissmeda）を使用して、インプラント埋入が可能な正確なポジションを決定する（**図5-s〜u**）。

　以上をふまえ、最後にデジタルを活用したインプラント症例を供覧する。

症例5：デジタルを活用したインプラント治療症例

　患者は2022年初診時62歳の女性（**図6-a〜i**）。臼歯部を中心に歯の欠損があり部分床義歯を使用していた。食事がしにくいとの主訴でインプラント治療を希望した。初診時の基本的な口腔内写真撮影（**図6-a〜h**）と同時に口腔内をスキャン（**図6-j〜o**）しておくことによって、データをそのままラボサイドに送ることができる。そして治療開始前にデジタルで診断用ワックスアップを行えば、術後の状態をシミュレーションにて確認することもできる（**図6-p**）。

　歯科技工士の役割のひとつに、診断用ワックスアップ・セットアップモデルの作製がある。診断自体は歯科医師が行うが、その診断をより明確にするためにこれらを作製する。通常、模型とワックスアップを使用して歯科医師がイメージした治療ゴールを具現化させるという作業である。従来のアナログ作業では、多数歯にわたる複雑な診断模型に関して、歯科技工士が何を考え、それをどのように具現化したのかについて、歯科医師が細部まで正確に把握することが困難な場合もよくあった。しかし現在はデジタルを活用することで、これまでのアナログ作業では不明確であった部分をより明確にすることが可能になった。

治療経過

　図6-q、rに診断用ワックスアップから作製したプロビジョナルレストレーションを示す。デジタルを用いることによりアナログの時代よりも正確な補綴治療が可能になったと思われる（**図6-s、t**）。本症例は、7本のインプラントを用いて1年2ヵ月で治療が終了した（**図6-u〜w**）。時間の節約という点でもデジタルの有効

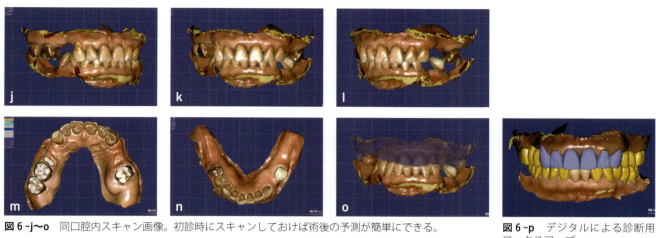

図6-j〜o 同口腔内スキャン画像。初診時にスキャンしておけば術後の予測が簡単にできる。

図6-p デジタルによる診断用ワックスアップ。

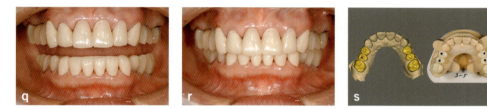

図6-q、r 診断用ワックスアップ（図6-p）から作製したプロビジョナルレストレーション。

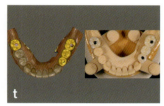

図6-s、t デジタルワックスアップとアナログワックスアップの比較。

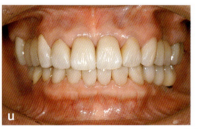
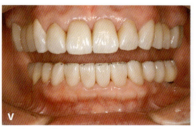
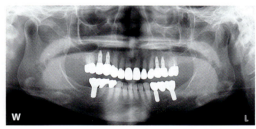

図6-u〜w 治療終了時（2023年8月、患者63歳）の口腔内およびパノラマX線写真。臼歯部にインプラントを用い、全顎的に補綴治療を行うことにより、安定した咬合状態を得ることができた。

性を感じる。

おわりに

現状としてのインプラントは、乳歯、永久歯に続く第3の歯という認識になってきたと思われる。昭和の時代にはまだインプラントは存在せず、永久歯がなくなればブリッジか部分床義歯しかなかったが、現在はすべての歯がなくなっても骨の条件さえよければインプラントを用いて固定性補綴装置が装着できるようになった。だからこそ、1本目のインプラントを適応する時に、その患者の終末がどのようになるのかを十分に考えて、少ないインプラントで最大の効果を発揮できるよう設計すべきである。もちろん、患者の心情や経済的理由、時間の問題など、症例ごとにさまざまな条件があることはいうまでもない。そのなかで、プロフェッショナルとして治療にかけた時間と費用を無駄にしないためにも、診断と患者の終末を考えることが大切であると筆者は考える。

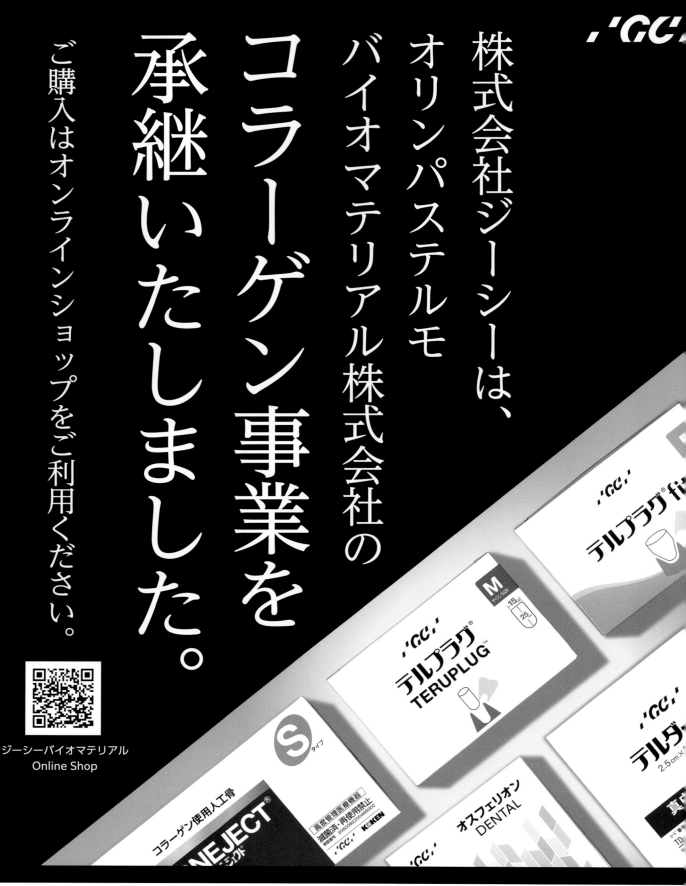

オルソインプラントセラピー

丹野 努 著

難症例に対応するためのキーワードは 矯正治療 × インプラント治療

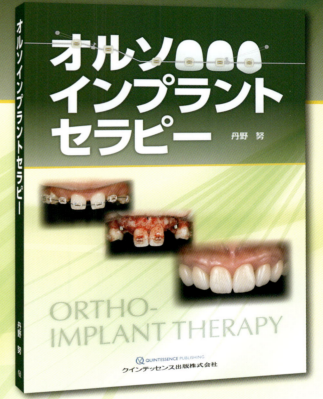

インプラントを手掛ける矯正医は少ない。そして矯正を手掛けるインプラントロジストも少ない。しかし、矯正とインプラントを掛け合わせることで、より複雑な症例に対応できるようになり、自身の臨床レベルを大幅に引き上げることができる。本書は、GPでありながら矯正とインプラントの両方を高レベルでこなす丹野 努氏に、矯正×インプラントの臨床を余すことなく解説してもらっている。

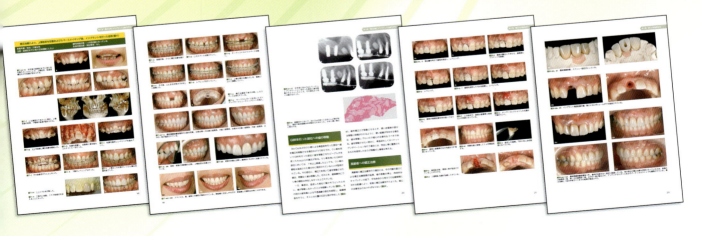

QUINTESSENCE PUBLISHING 日本

● サイズ：A4判　● 300ページ　● 定価19,800円（本体18,000円＋税10%）

クインテッセンス出版株式会社
〒113-0033　東京都文京区本郷3丁目2番6号　クイントハウスビル
TEL 03-5842-2272（営業）　FAX 03-5800-7592　https://www.quint-j.co.jp　e-mail mb@quint-j.co.jp

咬合に問題を抱える症例において「適正な下顎位」を見つけるための一冊

その下顎位を どう決める？

―全顎的補綴修復治療・矯正治療のための臨床的知識―

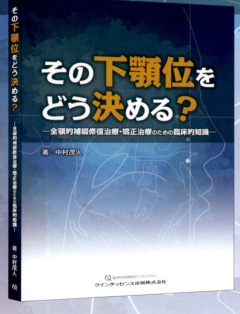

　再治療を繰り返してきた咬合難症例に遭遇したり、できる限り再治療に至らせない歯科治療を行うためにどうすればよいのか――。
　本書はその答えの一つとして、著者がこれまでの臨床経験で培ってきた「適正な下顎位の考えかた」を中心に、症例の「みかた」と実践方法、臨床例を紹介する。

著：中村茂人
東京都中央区開業
デンタルクリニックアレーズ銀座 院長・理事長　博士（歯学）

日本臨床歯科学会（SJCD）東京支部理事、
OJ常任理事、ITIメンバー
日本歯周病学会、日本臨床歯周病学会、日本顎咬合学会

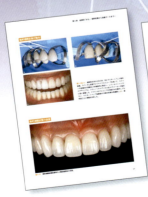 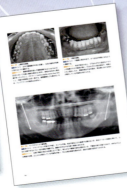 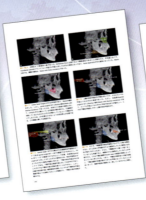 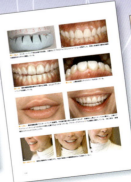 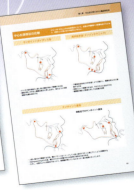

QUINTESSENCE PUBLISHING 日本　●サイズ：A4判　●228ページ　●定価14,300円（本体13,000円＋税10％）

クインテッセンス出版株式会社
〒113-0033　東京都文京区本郷3丁目2番6号　クイントハウスビル
TEL 03-5842-2272（営業）　FAX 03-5800-7592　https://www.quint-j.co.jp　e-mail mb@quint-j.co.jp

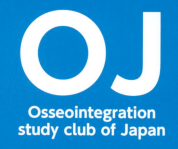

教育講演

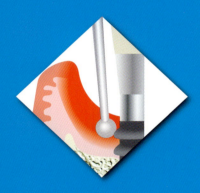

関野 愉

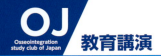

教育講演

エビデンスに基づいたインプラント周囲病変の診断と対応

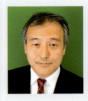

関野　愉
Satoshi Sekino
日本歯科大学
生命歯学部
歯周病学講座

1991年	日本歯科大学新潟生命歯学部卒業
1996年	奥羽大学歯学部歯周病学大学院修了、博士号取得
1999年	イェテボリ大学（スウェーデン）歯周病学講座留学
2003年	フォーサイス歯科研究所（米国）留学
2005年	イェテボリ大学大学院修了、博士号取得
2006年	東北大学歯学部予防歯科大学院研究生
2011年	日本歯科大学生命歯学部歯周病学講座准教授
2013年	日本顎咬合学会指導医取得
2023年	日本歯科大学附属病院総合診療科併任、日本顎咬合学会副理事長

はじめに

　インプラント周囲病変はバイオフィルムに起因する炎症性疾患である。その中でインプラント周囲粘膜炎は病変がインプラント周囲粘膜に留まるが、インプラント周囲炎となると骨吸収の進行がみられ、早晩インプラントの喪失に至る。この病変はインプラント治療後の併発症の中でも頻度が高く、システマティックレビュー[1]によるとインプラントレベルで9.24％、患者レベルでは19.83％と報告されている。また日本国内のデータでは、インプラント周囲炎は患者レベルで9.7〜15.8％、インプラントレベルでも9.2％という報告がある[2,3]。したがって臨床的にその予防が非常に重要な課題となっている。
　本稿では、インプラント周囲病変の診断と対応についてエビデンスに基づいて解説していきたい。

症例定義

　2017年に開催された歯周病の新分類に関する国際ワークショップにおいて、インプラントに関してもそれらの症例定義[4]が定められた。

健康なインプラント周囲組織

　健康なインプラント周囲組織の定義は「発赤、プロービング時の出血、腫脹、排膿がないこと」とされた。健康な歯周組織との間に視覚的な違いはないが、通常はインプラント周囲組織のほうがプロービングデプス（PD）が深く、歯間乳頭の高さは低い。炎症の有無を確認する方法は、視診、歯周プローブによるプロービング、触診である。プロービングによって、出血（BOP）、ポケット深さ（PPD）の変化、粘膜辺縁の移動の評価を行い、それらを治療が必要かどうかの基準とする。軽圧でのプロービングの安全性と重要性についてはエビデンスが存在する。しかし、健康を示すPPDの閾値は定義できなかった。おそらく、BOPなどによって評価される炎症症状のほうが重要と思われる。また、インプラント周囲炎の治療後など、骨の支持が少なくても健康状態は存在しうる。
　また組織学的には、粘膜の高さは平均3〜4mmで角化粘膜または非角化粘膜により覆われている。溝上皮、接合上皮、結合組織の直接的結合、わずかな炎症細胞が存在している。骨の大部分はインプラントと結合し、その他は骨髄、血管構造、線維性組織に面している。歯周組織と異なり、セメント質と歯根膜がなく、上皮が長いことが多く、結合組織にインプラント表面に埋入する線維はない。また結合組織部の血管が少ない。

インプラント周囲粘膜炎

　インプラント周囲粘膜炎の臨床的特徴は、BOP、発赤、腫脹または排膿の存在である。診断にはこれらの臨床的徴候があることが必要である。PPDは、粘膜の腫脹とプロービング圧に対する抵抗性の低下により増加しうる。その原因はプラークであり、動物実験や臨床研究による強いエビデンスがある。非プラーク性の炎症が存在するかどうかは限られた根拠しかない。インプラント周囲粘膜炎は、ヒトにおける実験的研究からの根拠として口腔衛生後3週間以上かかるが消失しうる。インプラント周囲粘膜炎のおもな病因因子はプラークの蓄積であ

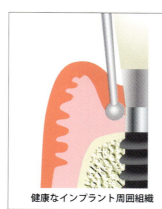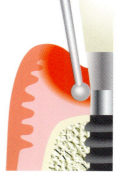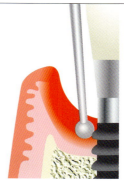

健康なインプラント周囲組織　　インプラント周囲粘膜炎　　インプラント周囲炎

図1　0.2Nのプロービング圧でプロービングを行うと、健康なインプラント周囲組織の場合は、プローブの尖端は接合上皮とほぼ一致するが、インプラント周囲粘膜炎の場合は結合組織の位置まで達する。インプラント周囲炎の場合はさらに深部まで達するのでBOPが生ずる。（文献5をもとに作成）

るが、宿主反応には個体差がある。喫煙、糖尿病、放射線治療は状態を変えるかもしれない。

　病理学的には、上皮の側方部の血管、形質細胞、リンパ球に富む炎症病変がみられ、炎症は上皮より「尖端部」の結合組織にはない。

インプラント周囲炎

　インプラント周囲炎は、インプラント周囲組織に起こるプラークに関連した病理的状態で、インプラント周囲粘膜の炎症と支持骨の進行的な喪失により特徴づけられる。定期的なメインテナンスに通院しなかった患者でインプラント周囲炎の発症が多かったという観察研究や、インプラント周囲炎の治療に感染に対する処置を行うことで成功したという研究結果からプラーク／バイオフィルムがおもな病因であるという強い根拠が得られている。臨床的特徴は、臨床的炎症の徴候、BOPまたは排膿、PPDの増加、粘膜の退縮、前回の検査と比較して増加した骨吸収である。PPDは骨吸収と関連するので重症度の指標となる。また進行の早さには個体差がある。

　組織学的には、炎症細胞が上皮より尖端方向に波及し、形質細胞、マクロファージ、好中球が優勢である。インプラント周囲粘膜炎よりも病変部が大きいことが観察されている。

　細菌学的あるいは免疫学的に特徴的なものは特定されていない。インプラント周囲粘膜炎と診断された患者でインプラント周囲炎が発症するというデータがあるが、移行する感受性の高い患者の特徴は特定されていない。

その進行パターンは、早期にX線写真上での骨吸収として発見される。治療しないと、非線形に加速的なパターンで進行する。また、歯周炎より進行が速いことが観察されている。

　重度の歯周炎の既往、口腔衛生不良、インプラント治療後定期的なメインテナンスに通院しないことについては、これらがリスクインディケーターとされる強い根拠がある。

　喫煙、糖尿病の影響については結論が出ていない。セメントの残存と、口腔衛生が困難な位置に関してはある程度の根拠がある。角化粘膜、咬合によるオーバーロード、チタン小片、骨圧迫による壊死、オーバーヒート、マイクロモーション、腐食に関しては結論が出ていない。進行性の骨吸収は、大部分は炎症によるものだが、埋入位置の不良や外科的侵襲でも起こりうるとされている。

　以上のとおり、基準としてもっとも重要視される指標は、やはりプロービングにより得られるデータである。図1はサルを用いたインプラント周囲のプロービングの組織学的観察結果を示す[5]。

治療法

　ヨーロッパ歯周病連盟によるインプラント周囲炎治療のガイドラインが提示されている[6]。その中で推奨されているのは以下の治療である。

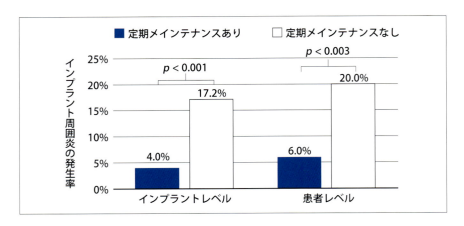

図2　口腔衛生を主体とするメインテナンスの効果。(文献7より引用・改変)

①非外科的治療

インプラント周囲炎治療は、非外科的ステップから開始し、その後再評価を行い、結果に応じて外科的ステップまたはSPIC(supportive peri-implant care)に進む。非外科的処置の一環として、以下の介入を行うことを推奨する。

- 口腔衛生指導と動機づけ
- リスク因子のコントロール
- 必要かつ実行可能な場合にバイオフィルムリテンションファクターのコントロールおよび補綴装置の構成要素の評価を含む補綴装置の清掃／除去／修正
- 上顎および下顎のインスツルメンテーション
- 必要に応じて歯周治療を併用する

②再評価

インプラント周囲炎治療の非外科的ステップの結果を評価するには、炎症／排膿とPDのモニタリングを行う。患者の満足度、良好な口腔衛生、補綴装置の清掃性も考慮する。インプラントレベルでは、残存PDが5 mm以下で、BOPが1点以下で、排膿がないことを治療のエンドポイントとして使用する。これらが達成されない場合は、追加的な治療を検討する。再評価の時期は治療後6～12週間に行うことが推奨される。

③外科的治療

非外科的治療のエンドポイント(PD≦5 mm、BOP≦1ポイント)が達成されないインプラント周囲炎患者では、外科的治療を行う。治療としては、アクセスフラップまたは切除手術を行うことが推奨された。

④外科治療後の再評価

インプラントレベルでは、治療前と比較して、BOPが1点以下であること、排膿がないこと、PDが5 mm以下であること、骨量減少が進行していないことを確認する。時期は、治療後6ヵ月目に臨床パラメータを記録し、12ヵ月目にX線写真を撮影する。他方、自己口腔衛生が十分なレベルに達しておらず、それを維持できていない患者には、インプラント周囲炎の外科的治療を行わない。

上記の治療は強く推奨される(Grade−A↑↑)内容であるが、中等度に推奨されるもの(Grade−B↑)として以下の治療が挙げられた。

- 3 mm以上の骨内欠損がある場合の再生療法の適応
- 治療結果の長期的評価に、インプラントおよびインプラントの補綴装置の残存率、および患者の満足度(審美的評価など)を含めること

また、以下の内容に関してはエビデンスが不十分なため、推奨するかしないかどちらともいえない(Grade−O)。

- インプラント周囲炎患者における骨欠損の外科的治療では、アクセスフラップと再建治療(骨補填材など)を併用するか併用しないかについては、他の治療よりもすぐれている特定の外科的手技があるというエビデンスがないので不明
- サブマージするか粘膜を貫通させるかで再建治療の結果に違いがあるかは不明
- 骨造成における骨移植の適応(バリアメンブレンの併用、非併用にかかわらず)

表1-a、b　インプラント周囲炎の外科的治療後、2～11年メインテナンスを継続した場合の治療結果（文献8より引用・改変）

a	BLPPD	術後PPD	BLBOP	術後BOP	骨レベル
抗菌薬投与	7.2mm	4.6mm	100%	61.1%	−0.1mm
抗菌薬非投与	7.0mm	4.6mm	100%	69.2%	−0.1mm

b	BLPPD	術後PPD	BLBOP	術後BOP	骨レベル
機械加工面	7.0mm	4.1mm	100%	46%	0.1mm
改良面	7.4mm	5.1mm	100%	80%	−0.3mm

　インプラントプラスティに関しては推奨するのに十分なエビデンスがなく、追加研究が必要とされた。

　以上のとおり、インプラント周囲炎の治療も、歯周炎同様の口腔衛生が主体である。その前に重要なことはインプラント周囲炎を起こさないことであり、これも定期的な口腔衛生を主体としたメインテナンスが効果的である[7]（図2）。また、治療に関して外科的手技が話題になりがちであるが、インプラント周囲炎外科的治療後のメインテナンス／SPICはそれ以上に重要で（表1）、強く推奨されている[8]。

おわりに

　インプラント周囲炎の研究は過去30年間にわたり続けられているが、歯周炎とは異なり、依然として確立された治療法は存在しない。そのため、インプラントは依然として天然歯の完全な代替物とは言い難いものである。また、歯周炎の既往は主要なリスクファクターであるため、臨床医はインプラント治療を計画する際にこれを念頭に置かねばならない。日常の臨床では、プラーク染め出しに基づいた動機づけと口腔衛生指導を地道に続け、患者のモチベーションを維持することが、良好な予後を得るための鍵となるであろう。

参考文献

1. Lee CT, Huang YW, Zhu L, Weltman R. Prevalences of peri-implantitis and peri-implant mucositis: systematic review and meta-analysis. J Dent. 2017 Jul; 62: 1-12.
2. Ogata Y, Nakayama Y, Tatsumi J, Kubota T, Sato S, Nishida T, Takeuchi Y, Onitsuka T, Sakagami R, Nozaki T, Murakami S, Matsubara N, Tanaka M, Yoshino T, Ota J, Nakagawa T, Ishihara Y, Ito T, Saito A, Yamaki K, Matsuzaki E, Hidaka T, Sasaki D, Yaegashi T, Yasuda T, Shibutani T, Noguchi K, Araki H, Ikumi N, Aoyama Y, Kogai H, Nemoto K, Deguchi S, Takiguchi T, Yamamoto M, Inokuchi K, Ito T, Kado T, Furuichi Y, Kanazashi M, Gomi K, Takagi Y, Kubokawa K, Yoshinari N, Hasegawa Y, Hirose T, Sase T, Arita H, Kodama T, Shin K, Izumi Y, Yoshie H. Prevalence and risk factors for peri-implant diseases in Japanese adult dental patients. J Oral Sci. 2017 Mar 31; 59(1): 1 -11.
3. Wada M, Mameno T, Onodera Y, Matsuda H, Daimon K, Ikebe K. Prevalence of peri-implant disease and risk indicators in a Japanese population with at least 3 years in function-A multicentre retrospective study. Clin Oral Implants Res. 2019 Feb; 30(2): 111-20.
4. Chapple ILC, Mealey BL, Van Dyke TE, Bartold PM, Dommisch H, Eickholz P, Geisinger ML, Genco RJ, Glogauer M, Goldstein M, Griffin TJ, Holmstrup P, Johnson GK, Kapila Y, Lang NP, Meyle J, Murakami S, Plemons J, Romito GA, Shapira L, Tatakis DN, Teughels W, Trombelli L, Walter C, Wimmer G, Xenoudi P, Yoshie H. Periodontal health and gingival diseases and conditions on an intact and a reduced periodontium: Consensus report of workgroup 1 of the 2017 World Workshop on the Classification of Periodontal and Peri-Implant Diseases and Conditions. J Periodontol. 2018 Jun; 89 Suppl 1: S74-S84.
5. Lang NP, Wetzel AC, Stich H, Caffesse RG. Histologic probe penetration in healthy and inflamed peri-implant tissues. Clin Oral Implants Res. 1994 Dec; 5(4): 191-201.
6. Herrera D, Berglundh T, Schwarz F, Chapple I, Jepsen S, Sculean A, Kebschull M, Papapanou PN, Tonetti MS, Sanz M; EFP workshop participants and methodological consultant. Prevention and treatment of peri-implant diseases-The EFP S3 level clinical practice guideline. J Clin Periodontol. 2023 Jun; 50 Suppl 26: 4 -76.
7. Hu C, Lang NP, Ong MM, Lim LP, Tan WC. Influence of periodontal maintenance and periodontitis susceptibility on implant success: A 5-year retrospective cohort on moderately rough surfaced implants. Clin Oral Implants Res. 2020 Aug; 31(8): 727-36.
8. Berglundh T, Wennström JL, Lindhe J. Long-term outcome of surgical treatment of peri-implantitis. A 2-11-year retrospective study. Clin Oral Implants Res. 2018 Apr; 29(4): 404-10.

インプラント補綴の基本ステップを図表と症例でわかりやすく解説！

今さら聞けない・でも知りたい

基本から学び直す インプラント補綴

―設計・製作・装着・経過観察がまるわかり―

和田誠大・著

・大阪大学大学院歯学研究科 顎口腔機能再建学講座
　有床義歯補綴学・高齢者歯科学講座 准教授
・大阪大学歯学部附属病院 口腔インプラントセンター 副センター長

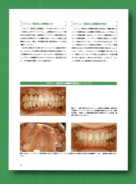 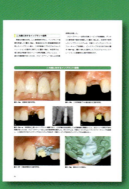 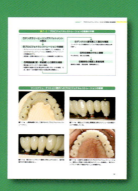 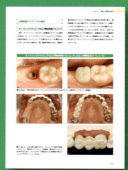 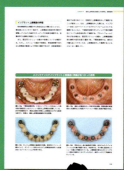

本書の特長

インプラント治療の両輪である外科手技と補綴手技。本書では後者のインプラント補綴治療に焦点を当て、その基本的な知識から設計・製作・装着・経過観察に至るすべてのステップについて、図表と症例、根拠となる文献を示しながらていねいに解説した。インプラント治療初学者にも、基本を学び直したい方にもおすすめの1冊！

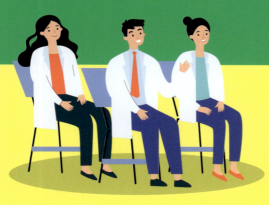 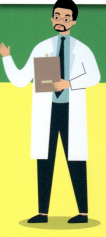

QUINTESSENCE PUBLISHING 日本 ●サイズ：A4判　●172ページ　●定価11,000円（本体10,000円+税10％）

クインテッセンス出版株式会社

〒113-0033　東京都文京区本郷3丁目2番6号　クイントハウスビル
TEL 03-5842-2272（営業）　FAX 03-5800-7592　https://www.quint-j.co.jp　e-mail mh@quint-j.co.jp

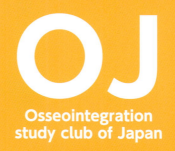

OJ
Osseointegration study club of Japan

会員発表

大島健吾

渥美克幸

関　錦二郎

津田　祐

古賀慎太郎

菅田真吾

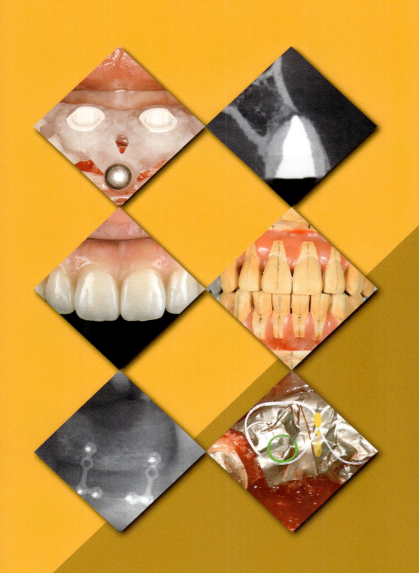

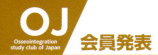

会員発表

咬合再構成におけるインプラント治療の「新」術式
－良質で負担の少ないデジタル活用法－

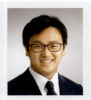

大島健吾
Kengo Oshima
香川県開業

2010年　明海大学歯学部卒業
2010〜2015年　国立国際医療研究センター病院 歯科・口腔外科
2017年　ホワイト歯科医院（継承）開業
日本口腔外科学会認定医、日本顎咬合学会認定医、日本口腔インプラント学会、
ITIフェローおよび日本支部公認インプラントスペシャリスト、ITD副会長

はじめに

　インプラント治療はデジタル技術により大きな変革を遂げている。特にフルアーチの即時荷重インプラント治療は、従来は熟練のインプラント外科医と歯科技工士がいなければ行えない複雑な術式であったが、昨今はガイデッドサージェリーやナビゲーションシステムなどデジタル技術を用いることで、経験の浅い歯科医師でも単純かつ安全に良好な治療結果を得られる可能性が広がっている。

　しかし、フルデジタルに固執するあまり、技工作業がより複雑になったり、コストが高くなったりしているケースが散見される。デジタル技術は、患者をはじめとする治療にかかわるすべての人の負担が軽減されるような方法で活用されるべきである。

　そこで今回は、無歯顎の即時荷重インプラント治療において、デジタルとアナログ技術を効果的に組み合わせ、治療の質と安全性を高めつつ、患者・歯科技工士・歯科医師の負担を軽減できる術式を紹介する。

症例供覧

　患者は80歳女性、上下顎無歯顎で上顎義歯のみを使用しており、下顎のインプラント治療を強く希望され来院した（図1）。

治療結果の予測法

　適切な検査・診断を経てから治療計画を策定するにあたり、治療結果のシミュレーションが重要である。昨今、スマイルデザインなどのシミュレーションソフトの精度が向上しているが、無歯顎や大規模に歯列・歯肉を改変しなければならないケースにおいて、現在のデジタル技術ではリップサポートや発音への影響などを正確に予測することが難しい。そのため、術前にあらかじめ最終補綴装置の形態を可能な限り再現したモックアップやプロビジョナルレストレーション（以下プロビジョナル）を作製し、実際の口腔内に試適することで治療結果の予測の精度を高めておく必要がある。

　本症例では、まず上下顎の総義歯を通法のアナログ的な方法で丁寧に作製し、リップサポートや発音、顎位の変化などについて確認した（図2）。

デジタルデータの採得と重ね合わせ

　義歯の形態や顎位が問題なければ、それをデジタルデータ化する。まず、義歯にコンポジットレジンで突起を付与し口腔外で全周スキャンする。スキャンはラボスキャナがあればベストだが、口腔内スキャナでも正しい手順で用いれば十分な精度が得られることがわかっている[1]。さらに、その義歯を装着した状態でCTを撮影することで、DICOMデータ上にコンポジットレジンの突起が映り込むため、それを基準にインプラントのプランニングソフト上で義歯と骨のデータを重ね合わせることができる（図3）。

　次に、義歯の全周スキャンデータをCADソフト上で研磨面と粘膜面に切り分ける（図4）。研磨面は最終補綴の歯冠のデータ、粘膜面はデータを反転させる（裏返す）ことで現在の口腔内のデータ（顎堤）と見立てて用いる。

咬合再構成におけるインプラント治療の「新」術式 －良質で負担の少ないデジタル活用法－　大島健吾

デジタルとアナログを効率的に用いたボーンアンカードブリッジ治療の新術式

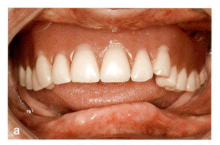
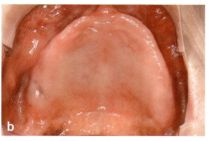
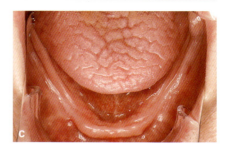

図1-a〜c　初診時の口腔内。患者は上顎義歯のみを装着した状態で来院した。

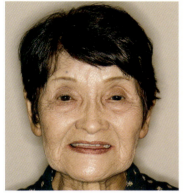
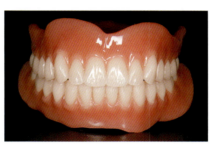
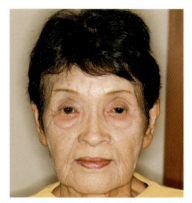

図1-d　初診時の顔貌。患者は違和感を理由に下顎義歯を長年使用していなかった。そのため顎位は不安定で、咬合高径が低下していた。（患者の許可を得て掲載）

図2-a　まず従来のアナログ的な手法で可能な限り丁寧に総義歯を新製した。

図2-b　リップサポートや発音、顎位も改善した。義歯の吸着も良く、患者が満足すればそのまま義歯で治療を終了するつもりであったが、患者は下顎のインプラント治療を強く希望した。

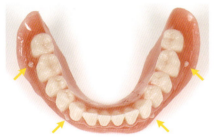
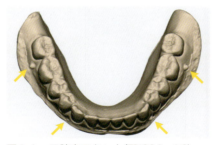
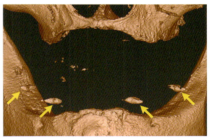

図3-a　修復治療で用いるコンポジットレジン（クリアフィルマジェスティ、クラレノリタケ社）で突起を付与した。

図3-b　口腔内スキャナ（TRIOS 3、3 Shape社）を用いて義歯の粘膜面、研磨面を全周スキャンする。レジンの突起も綺麗にスキャンしておく。

図3-c　レジンの突起を付与した義歯を装着した状態でCTを撮影することで、DICOMデータ上にレジンが写り込む。

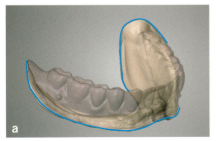
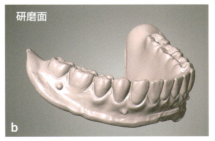
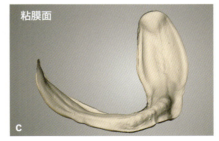

図4-a〜c　CADソフト（CARES Visual、Straumann社）を用いて、義歯の辺縁部で研磨面と粘膜面に切り分ける。

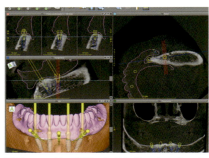

図5-a インプラントのシミュレーションソフト（coDiagnostiX、Straumann社）を用いて埋入計画を立てる。

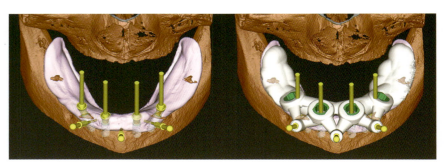

図5-b 義歯の粘膜面を反転した（裏返した）データを実際の顎堤のデータと見立て、その上にサージカルテンプレートを作製する。

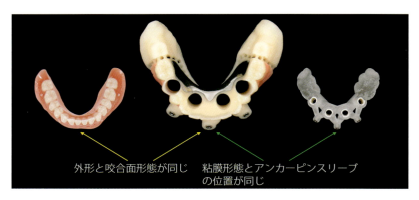

外形と咬合面形態が同じ　粘膜形態とアンカーピンスリーブの位置が同じ

図6 今回考案し作製した即時荷重プロビジョナル。

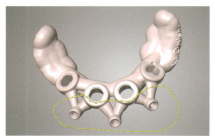

図7-a CADソフトを用いてサージカルテンプレートのアンカーピン部を切り取りツールで切り取る。

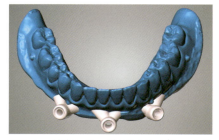

図7-b 義歯とサージカルテンプレートのSTLデータをシミュレーションソフトからCADソフトに移行する際、座標情報も引き継がせて取り込めば、新たに重ね合わせを行う必要がない。

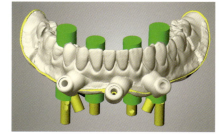

図7-c 義歯とサージカルテンプレートのデータを結合し、即時荷重を行う際のアクセスホールを付与し、細かい部分を修正して完成させる。

プランニングとサージカルテンプレートの作製

　最終の歯冠のデータ、口腔内のデータ、骨のデータがあれば、これらをインプラントのシミュレーションソフトに取り込み、プランニングおよびサージカルテンプレートを作製することができる（**図5**）。

　本症例は顎堤の状態から傾斜埋入とガム付きの最終補綴装置で仕上げる計画とした。サージカルテンプレートはアンカーピンと臼後部の粘膜で固定する骨・粘膜支持ガイドにすることで安定性を高められるよう設計した。

即時荷重プロビジョナルの作製

　フルアーチの即時荷重の予知性は高いことが示されており[2]、筆者は条件が許せば積極的に即時荷重を行っているのだが、即時荷重プロビジョナル作製の手間とコストを最小限にするために、今回は義歯とサージカルテンプレートを融合させた特殊な形状の即時荷重プロビジョナルを作製した。つまり、咬合面や粘膜面といった外形は義歯と同形であり、アンカーピンスリーブの位置はサージカルテンプレートと共通になるよう設計している（**図6**）。

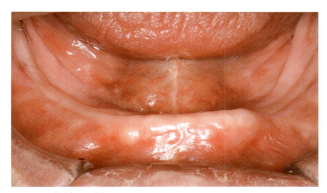

図8-a 術前の顎堤。

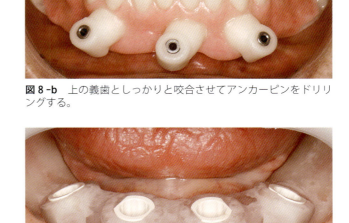

図8-b 上の義歯としっかりと咬合させてアンカーピンをドリリングする。

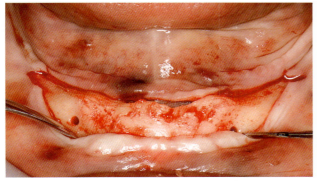

図8-c 全層弁を切開・剥離・翻転しアンカーピンホールを明示する。

図8-d サージカルテンプレートをアンカーピンで固定する。臼後部の粘膜でも支持される設計のため安定性にすぐれる。

　作製は非常に簡単で、まず義歯とサージカルテンプレートのSTLデータをCADソフトに取り込む。サージカルテンプレートのアンカーピンスリーブ部分のみを切り取り、義歯とデジタル上で重ね合わせて結合する。あとは細部を整え、即時荷重のためのアクセスホールを付与するだけで完成する（図7）。

　このように作製した即時荷重プロビジョナルとサージカルテンプレートの2つのみを使用し手術を行う。

手術の流れとポイント

　まず、上顎に義歯、下顎に作製した即時荷重プロビジョナルを装着し、しっかりと咬合してもらった状態で粘膜の上からアンカーピンのドリリングを行う。手技のポイントは、即時荷重プロビジョナルの浮き上がりを防ぐ目的でアンカーピンの周囲のみに浸潤麻酔を行うことと、ドリリング時に粘膜を巻き込んで過剰な損傷を与えないように手指で粘膜にテンションをかけながらドリリングすることである（図8-a、b）。

　アンカーピンのドリリングが終了したら、即時荷重プロビジョナルをいったん外し、術野全体に麻酔をして切開する。全層弁を剥離・翻転し、サージカルテンプレートをアンカーピンにて固定する（図8-c、d）。この状態で埋入窩の形成とインプラント埋入を行っていく。ドリリングはアンダーサイズドリリングやアダプテーションテクニックを用いて初期固定を得られやすいように、かつオーバーヒートによる骨火傷が起きないように注意を払いながら行う。

　埋入できたらサージカルテンプレートを外して、インプラントのショルダーを基準に骨頂部を平坦化し、アバットメントを締結する（図8-e）。さらに、アバットメントにテンポラリーシリンダーを締結し、手術開始時に用いた即時荷重プロビジョナルを、アンカーピンを利用して戻し、テンポラリーシリンダーとレジンで固定する（図8-f）。

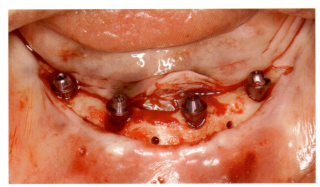

図8-e インプラント埋入と骨の平坦化を行い、アバットメントを締結する。

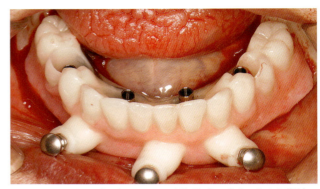

図8-f アンカーピンを用いて即時荷重プロビジョナルを術前の位置に復位させる。その後、レジンにてテンポラリーシリンダーと連結する。

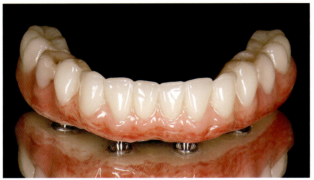

図8-g 口腔外に取り出し形態を整える。余剰部はあらかじめ付与しておいた切り取り線に沿って切断し、研磨してプロビジョナルを仕上げる。

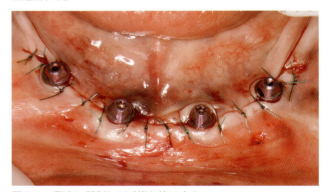

図8-h 緊密に閉創して手術を終了する。

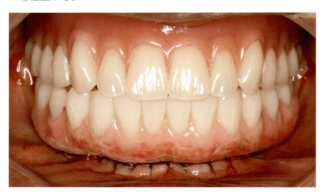

図8-i 歯科技工士の立ち合いなく簡便に即時荷重を完了することができる。

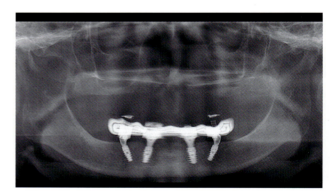

図8-j 術後のパノラマX線写真。計画どおりオトガイ孔と下顎管を絶妙に避けて埋入できている。

　即時荷重プロビジョナルとテンポラリーシリンダーが一体化したら、口腔外に取り出し、さらにレジンを添加して形態を整え、臼後部やアンカーピンスリーブなど余剰な部分を切断し、研磨してプロビジョナルを仕上げる（図8-g）。閉創しプロビジョナルをスクリュー固定する（図8-h～j）。

　手術開始時にしっかりと咬合させてアンカーピンのドリリングを行っているため、咬合調整は必要ないか、ごくわずかである。通常、フルアーチの即時荷重を行う際は熟練した歯科技工士の立ち合いを必要とするが、本法は歯科医師のみで簡便に即時荷重を完了することができる。

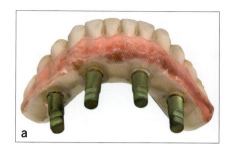
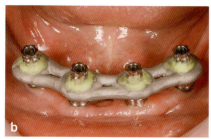

図9-a 印象採得はプロビジョナルにインプラントアナログを締結し、口腔内スキャナで全周スキャンする。

図9-b 口腔内スキャナによる印象の歪みを補正する目的でベリフィケーションインデックスを採得する。昨今、さまざまな方法が考案されているが、他の方法に比べコストパフォーマンスが良い。

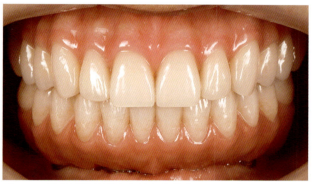
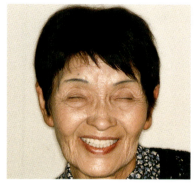

図10-a 最終補綴装置を装着した状態。インデックス採得やPMMA試適を行って精度を高めているため、調整はほとんど必要ない。

図10-b 最終補綴装置装着時の顔貌。おおむね術前に予測したとおりの治療結果を得ることができた。患者の満足度も高い。

最終補綴への移行

印象採得は今や通法となっている口腔内スキャンとベリフィケーションインデックスを用いた方法で行い、さらに一度PMMAで試適・調整を行い、可能な限り精度を高めて最終補綴装置を装着する（図9、10）。

おわりに

本症例における患者・歯科技工士・歯科医師の満足度は非常に高いものであった。特に歯科技工士は作業時間を大幅に短縮することができ、歯科医院に一度も足を運ぶことなく治療を完了したことで、負担が従来のおよそ半分程度に軽減された。デジタル技術を最大限に活用するためには、その利点・欠点・限界点を深く理解し、切り取り・反転・重ね合わせ・結合といったデジタル特有の機能を効果的に駆使することが重要である。

真の意味で「デジタルを活用する」とは、単に新しい技術を導入するだけでなく、治療の質を向上させるとともに、患者のみならず歯科技工士や歯科医師を含めた治療にかかわるすべての人が快適に治療を完了できる方法を見つけることに他ならない。本法がその一助となり、新たなアイデアやシステムの開発、デジタル技術のさらなる発展につながることを期待したい。

謝辞

本症例にご尽力いただきました、エクセル歯科研究所の井内孝次社長をはじめ、住友將一歯科技工士とスタッフの皆様に感謝申し上げます。

参考文献

1. Le Texier L, Nicolas E, Batisse C. Evaluation and comparison of the accuracy of three intraoral scanners for replicating a complete denture. J Prosthet Dent. 2024 Apr；131(4)：706.e1-706.e8.

2. Del Fabbro M, Testori T, Kekovic V, Goker F, Tumedei M, Wang HL. A Systematic Review of Survival Rates of Osseointegrated Implants in Fully and Partially Edentulous Patients Following Immediate Loading. J Clin Med. 2019 Dec 4；8(12)：2142.

歯内療法学的観点からみた抜歯基準とインプラント治療

渥美克幸
Katsuyuki Atsumi
埼玉県開業

2002年　長崎大学歯学部卒業、医療法人社団歯友会 赤羽歯科勤務
2010年　デンタルクリニックK開設
長崎大学歯学部非常勤講師、日本接着歯学会専門医・指導医、日本顕微鏡歯科学会認定医・認定指導医、Osseointegration Study Club of Japan正会員、JIADS常任講師、デンタルアーツアカデミー講師、ZEISS Certified Speaker

はじめに

　1965年に初めてヒトに応用されたチタン製インプラントは、その後のさまざまな研究により飛躍的に発展を遂げ、機能面のみならず審美的な面でも十分な結果が得られるようになった。しかし近年、インプラント周囲炎を含むインプラント周囲疾患が急増しており、日本人の成人を対象とした調査でインプラント周囲組織が健康だった人は57％に過ぎなかったとの報告も存在する[1]（**図1**）。さらに、インプラントには歯根膜に相当する組織がないため、天然歯とインプラントが混在する歯列では均一な咬合接触の達成や、経年的な天然歯列の変化との調和が叶わず、歯列や咬合の長期的維持が困難であるという補綴学的な問題など、新しいトラブルを抱えるようになったのも事実である[2]（**図2**）。

　そのため現在では、少しでも条件の悪い歯は積極的にインプラントに置き換えるという一時期の風潮が見直されつつある。また筆者は、今こそ抜歯基準の再考が必要だと感じている。

天然歯の保存にこだわる

　いくつかの報告から、歯髄の喪失は抜歯の原因に少なからず影響していることが推察される[3、4]。しかし、歯内療法の器材や術式に関する発展は目覚ましく、従来では保存不可能だった多くの歯を救うことができるようになった（**図3**）。また歯髄そのものに対する研究も進み、生活歯髄療法による歯髄の温存も可能になってきている（**図4**）。

　歯を延命することでインプラントを使用する時期を先延ばしにでき、また、十分に環境整備をしておけばインプラント治療になった際にも有利にはたらくため、天然歯を温存する価値は高い[5]。処置に際しては患者の希望やライフステージなどを考慮する必要があるものの、いずれにせよ、まずは徹底的に天然歯の保存にこだわるべきだと考えている。

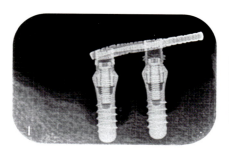
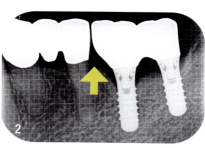

図1　インプラント周囲炎。ここまで骨破壊が進むとインプラントを撤去する以外の方法はない。

図2　補綴後13年が経過した症例。クラニオフェイシャルグロースが原因と思われるオープンコンタクトが発生し、歯列連続性の喪失や咬合の変化が認められる。

図3-a、b 根分岐部には近心根に存在するパーフォレーション由来と思われる大きな透過像が認められた。またこれとは別に近心根根尖にも透過像がある。保存は難しいと思われたが、徹底的な処置が功を奏し、何とか抜歯は免れた。

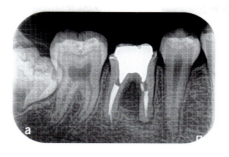
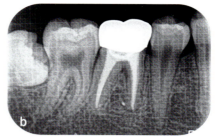

図4-a、b このように露髄が認められても、MTA系材料を活用することでデンティンブリッジの形成を促し、歯髄を温存することが可能である。

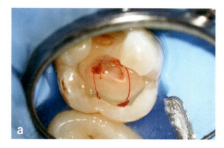
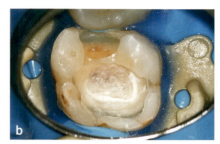

図5-a、b 適切なインプラント治療を行うために、硬組織や軟組織の再建が必要となることは多い。しかし、外科的侵襲が大きくなり、治療期間も長くなる。

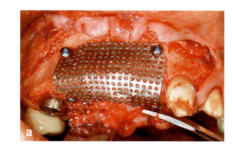
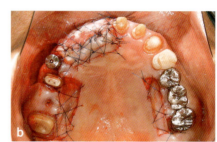

歯内療法の知識や技術をインプラント治療に活用する

　ただ残念ながら、いくら力を尽くしたとしてもすべての歯を保存することはできない。また、歯のみならず重篤な歯周組織の破壊が同時に起こることもある。このような状態でインプラント治療を行う際は歯槽堤を再建することが重要だが、骨再生誘導法（GBR）を行いインプラントを適切な位置に埋入できたとしても、その後遊離歯肉移植（FGG）や結合組織移植（CTG）による軟組織の再建が必要となることが多く、侵襲は大きくなり、治療期間も長くなることが多い（図5）。

　そこで筆者は、歯内療法の知識や技術をうまく活用して組織の再生や維持を狙い、低侵襲で予知性の高いインプラント治療を行える可能性を模索している。

症例1：歯内療法を活用した症例

　患者は30代の女性。|4に対する歯内療法の継続を主訴に紹介来院された（図6-a）。デンタルX線写真では、|4のみならず|3と|5に及ぶ大きな根尖病変が認められた（図6-b）。またCBCT画像では、頬舌側の骨壁も失われていることがうかがえた（図6-c）。このまま抜歯すると前後の歯の失活や大規模なGBRなどを避けることができないと考え、まずは歯内療法を行って根尖病変の縮小を図ることとした。

　根管内を精査すると頬舌方向にクラックが認められたが、可及的に機械的拡大と洗浄を行い、暫間的な根管充填ならび接着による封鎖を行った（図6-d）。その後5ヵ月ほど経過観察を行ったところ、病変の縮小傾向および不透過性の亢進が認められたため、これであれば大規模

OJ 会員発表

症例1：歯内療法を活用した症例

患者年齢および性別：30代女性　　　　　　　　　主訴：|4に対する歯内療法の継続。

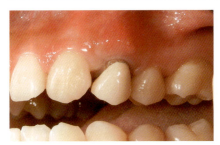

図6-a　初診時の口腔内写真。|4は補綴装置の咬合面に穴を開けて根管内にアクセスしている状態だった。

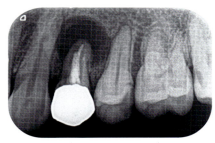

図6-b　同デンタルX線写真。|4のみならず、|3と|5に及ぶ大きな根尖病変が認められた。

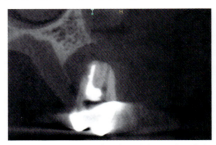

図6-c　同CBCT画像。頬舌側の骨壁は失われていた。

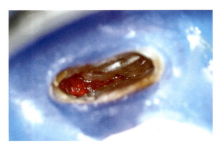

図6-d　根管内を精査すると、頬舌方向にクラックが認められた。

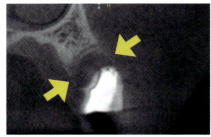

図6-e　暫間的な根管充填後5ヵ月の状態。病変の縮小傾向および不透過性の亢進が認められた。特に矢印の部分に注目。

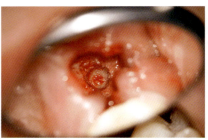

図6-f　歯内療法で再生させた根尖部の骨を利用して初期固定を獲得すべく、ピンポイントでドリリングを行った。

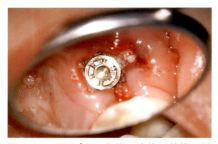

図6-g　インプラント埋入直後の状態。計画どおりの位置にポジショニングできた。

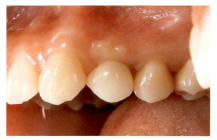

図6-h　補綴後3年。特に問題は認めない。

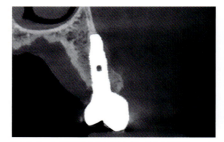

図6-i　同時期のCBCT画像でも問題ないと思われる。

な外科的介入を回避できると判断し、抜歯即時埋入を計画した（図6-e）。歯内療法で再生させた根尖部の骨を利用して初期固定を獲得し、ギャップには骨補填材を填入した（図6-f、g）。補綴後3年で特に大きな問題は認めない（図6-h、i）。

　本症例で示したように、歯内療法を応用することで、大規模な外科処置を避け低侵襲なインプラント治療を行える可能性があると考えている。

パーシャルエクストラクションセラピー（PET）

　歯内療法の知識や技術は、パーシャルエクストラクションセラピー（PET）[6〜8]にも応用できるのではないだろうか。PETは、歯根を一部残すことで束状骨の吸収の抑制を狙う手法であるが、いくつか存在するシステマティックレビューでは、通常の即時埋入に比べ辺縁骨の吸収が少なく、審美的にも有利であるとされている[9、10]。

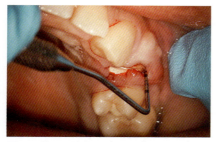
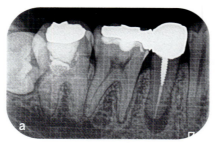
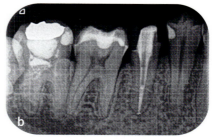

図7 ボーンサウンディングでフラグメント部分の付着の状況は確認できるが、細菌感染の有無は判断できない。

図8-a、b 歯内療法を行って根尖病変が縮小することは、根管内の細菌数が大きく減少していることを意味するため、象牙質の一部を残す本手法においてはたいへん意義のあることだと考えている。

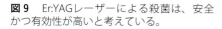
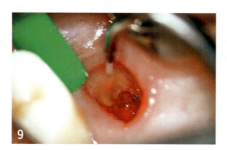
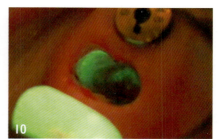

図9 Er:YAGレーザーによる殺菌は、安全かつ有効性が高いと考えている。

図10 形成したフラグメントを蛍光観察している例。う蝕病原細菌などが生成する代謝産物であるプロトポルフィリンIXが赤色蛍光を自己発光する特性を利用しており、健全歯質は緑色、う蝕やプラークは赤色として観察される。

その一方で、感染や露出といったトラブル、また歯根に付着する細菌などが感染源になりうるという報告も存在する[10]。特に後者に関しては、フラグメント部分の細菌感染の有無を客観的に判断する方法がなく、本手法の大きな問題点となっている（図7）。その対応として、可能であれば抜歯前に歯内療法を行うようにしている。根尖病変が縮小傾向を認めれば、それは根管内の細菌数が大きく減少していることを意味する[11]ため、その後の処置を安心して行うことができ、また回復した根尖部の骨組織は初期固定に活用することもできる（図8）。

形成したフラグメントに対しては、Er:YAGレーザーの光物理学的作用による殺菌も有効だと思われる[12]（図9）。周囲組織に対する熱変性層の生成が少ないことが知られているため、骨組織に対しても安全であり、またEr:YAGレーザーの波長とエンドトキシンの吸収波長が近似しているため、エンドトキシンの不活化も期待できる。

さらに、マイクロスコープによる蛍光観察などの手法も取り入れ、予知性を高める努力を行っている（図10）。

症例2：PETを活用した症例

患者は30代の女性。|4の補綴装置の脱離を主訴に来院した（図11-a）。歯肉縁上歯質はほとんど存在しておらず、X線検査では根尖病変も認められた（図11-b、c）。さらに、対象歯は歯根長が短いため、歯肉縁上歯質の獲得を狙うと歯冠-歯根比の悪化は避けられず、やむなく保存不可能と判断した。ただ、頬側骨壁は極めて薄く、このまま抜歯すると歯槽堤が大きく陥凹することは避けられないため、PETを応用することとし、まずは通法に従い歯内療法を行った（図11-d）。

歯内療法後6ヵ月の状態を図11-eに示す。プロービングデプスは全周3mm以内であり、根尖透過像の縮小傾向が認められた。適切な歯内療法によって感染リスクを大きく低下させたフラグメントを用いることで、頬舌的な歯槽堤の幅の減少を抑制しつつ、根尖部の回復した骨組織を利用して初期固定を得て抜歯即時埋入を行う計画とした。

通法に従いフラグメントを完成させ、根尖側の骨にピンポイントでドリリングを行った。その後、インプラントショルダーが歯肉縁下2mmの位置にくるようにコン

症例2：PETを活用した症例

患者年齢および性別：30代女性　　　　　　　　　　**主訴：└4の補綴装置の脱離。**

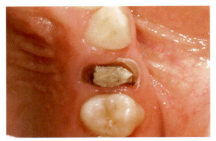

図11-a　初診時の口腔内写真。└4の歯肉縁上歯質はほとんど存在していなかった。

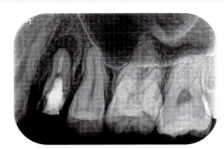

図11-b　同デンタルX線写真。根尖部には歯冠大の透過像が認められ、また歯冠側の残存歯質は非常に薄くなっていた。

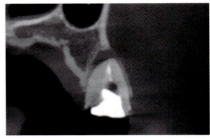

図11-c　同CBCT画像。頬側骨壁は極めて薄く、このまま抜歯すると歯槽堤が大きく陥凹することは避けられないためPETを応用することとした。

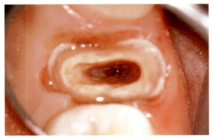

図11-d　徹底的なう蝕の除去後、根管内も徹底的に掻爬ならびに洗浄を行い、MTA系材料で根管充填を行った。即日で根管上部を接着性材料でカバーし、その後、角化歯肉を増やす目的で歯肉縁下まで歯を削合した。

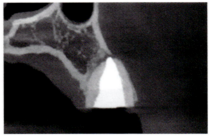

図11-e　根管充填後6ヵ月の状態。プロービングデプスは全周3mm以内であり、また根尖透過像の縮小傾向が認められた。

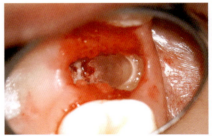

図11-f　歯を頬舌方向に分割して口蓋側のパーツを抜歯、その後頬側のパーツを調整し、歯冠側のマージンが歯肉縁下3mmになるように削合してフラグメントを完成させた。

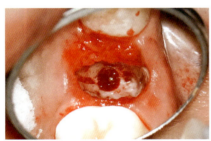

図11-g　抜歯窩の掻爬後、歯内療法で再生させた根尖部の骨を利用して初期固定を獲得すべく、ピンポイントでドリリングを行った。

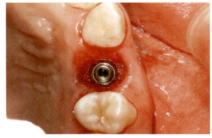

図11-h　インプラント埋入に先立って骨補填材を抜歯窩に填入し、インプラントを埋入した。インプラントショルダーは歯肉縁下2mmの位置にくるようにコントロールした。

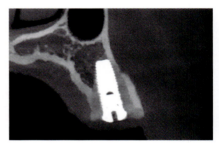

図11-i　術直後のCBCT画像。計画どおりの位置に埋入できた。

トロールしてインプラントを埋入した（図11-f〜h）。術直後のCBCT画像（図11-i）で計画どおりの位置に埋入できたことを確認した。
　埋入後2ヵ月でパンチアウトを行い、プロビジョナルレストレーションを装着した。その後歯肉の成熟を6ヵ月ほど待ち、補綴処置に移行した（図11-j）。補綴直後の状態を図11-k、lに示す。審美性も問題なく、患者の満足も得られた。

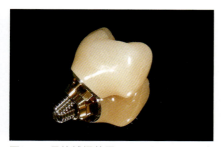 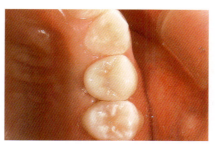 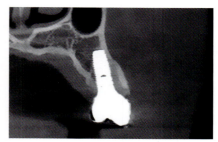

図11-j 最終補綴装置にはスクリュー固定によるモノリシックジルコニアクラウンを選択した。

図11-k 最終補綴装置装着直後の状態。特に問題は認めない。

図11-l インプラント埋入後1年のCBCT画像。フラグメントとともにインプラント周囲組織が安定していることがうかがえる。

おわりに

　安易にホープレスと診断しインプラントに置換するのではなく、あらためて天然歯や歯根膜を積極的に保存する意義を再認識すべきと考える。ていねいに歯内療法を行うことで多くの天然歯を保存することが可能である。また、歯内療法の知識や技術は、組織の再生や維持にも応用できる。これをインプラント治療に活用することで、より低侵襲で予知性の高い結果を得ることができるだろう。

謝辞

　今回の発表に際して多大なるご協力いただいたJIADSの先生方、当院のスタッフと筆者の家族、そして、筆者にこだわる大切さを教えてくださった、敬愛する師匠である中村公雄先生に心から感謝いたします。

参考文献

1. Ogata Y, Nakayama Y, Tatsumi J, Kubota T, Sato S, Nishida T, Takeuchi Y, Onitsuka T, Sakagami R, Nozaki T, Murakami S, Matsubara N, Tanaka M, Yoshino T, Ota J, Nakagawa T, Ishihara Y, Ito T, Saito A, Yamaki K, Matsuzaki E, Hidaka T, Sasaki D, Yaegashi T, Yasuda T, Shibutani T, Noguchi K, Araki H, Ikumi N, Aoyama Y, Kogai H, Nemoto K, Deguchi S, Takiguchi T, Yamamoto M, Inokuchi K, Ito T, Kado T, Furuichi Y, Kanazashi M, Gomi K, Takagi Y, Kubokawa K, Yoshinari H, Hasegawa Y, Hirose T, Sase T, Arita H, Kodama T, Shin K, Izumi Y, Yoshie H. Prevalence and risk factors for peri-implant diseases in Japanese adult dental patients. J Oral Sci. 2017 Mar 31；59(1)：1-11.

2. Daftary F, Mahallati R, Bahat O, Sullivan RM. Lifelong craniofacial growth and the implications for osseointegrated implants. Int J Oral Maxillofac Implants. 2013 Jan-Feb；28(1)：163-9.

3. 8020推進財団．第2回永久歯の抜歯原因調査報告書．東京：(公財)8020推進財団，2018.

4. Caplan DJ, Cai J, Yin G, White BA. Root canal filled versus non-root canal filled teeth：a retrospective comparison of survival times. J Public Health Dent. 2005 Spring；65(2)：90-6.

5. Lundgren D, Rylander H, Laurell L. To save or to extract, that is the question. Natural teeth or dental implants in periodontitis-susceptible patients：clinical decision-making and treatment strategies exemplified with patient case presentations. Periodontol 2000. 2008；47：27-50.

6. Gluckman H, Salama M, Du Toit J. Partial Extraction Therapies (PET) Part 1：Maintaining Alveolar Ridge Contour at Pontic and Immediate Implant Sites. Int J Periodontics Restorative Dent. 2016 Sep-Oct；36(5)：681-7.

7. Hürzeler MB, Zuhr O, Schupbach P, Rebele SF, Emmanouilidis N, Fickl S. The socket-shield technique：a proof-of-principle report. J Clin Periodontol. 2010 Sep；37(9)：855-62.

8. Mitsias ME, Siormpas KD, Kontsiotou-Siormpa E, Prasad H, Garber D, Kotsakis GA. A Step-by-Step Description of PDL-Mediated Ridge Preservation for Immediate Implant Rehabilitation in the Esthetic Region. Int J Periodontics Restorative Dent. 2015 Nov-Dec；35(6)：835-41.

9. Lin X, Gao Y, Ding X, Zheng X. Socket shield technique：A systemic review and meta-analysis. J Prosthodont Res. 2022 Apr 27；66(2)：226-35.

10. Sharma A, Maheshwari K, Tiwari B, Naik D. Socket shield technique：An unconventional method for immediate implant placement - A review. Natl J Maxillofac Surg. 2022 Aug；13(Suppl 1)：S24-S35.

11. Siqueira JF Jr, Rôças IN. Clinical implications and microbiology of bacterial persistence after treatment procedures. J Endod. 2008 Nov；34(11)：1291-301.e3.

12. Yamaguchi H, Kobayashi K, Osada R, Sakuraba E, Nomura T, Arai T, Nakamura J. Effects of irradiation of an erbium:YAG laser on root surfaces. J Periodontol. 1997 Dec；68(12)：1151-5.

OJ 会員発表

歯肉色再現法
－アナトミカル・ジンジバル・シェーディングテクニック－

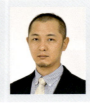

関　錦二郎
Kinjiro Seki
有限会社関錦二郎商店・
歯科技工士

1996年　青森歯科技工士専門学校卒業
2000年　クワタカレッジシニアコース修了
2002年　クワタカレッジコンプリートコース修了、原宿デンタルオフィス入社
2006年　原宿補綴研究所退社、岩手県盛岡市にて(有)関錦二郎商店設立
2013年　湯浅セミナーI期修了
2014年　にしむら塾東京7期修了
東京SJCD、秋田一水会、赤坂会、盛岡インプラントスタディグループ(MIG)幹事

はじめに

　近年、CAD/CAMの普及によりインプラントにおける大規模補綴（ボーンアンカードブリッジ）などが増加傾向にあり、適合や機能のみならず審美の要求も高まっている。その修復部位は歯冠部から歯肉部まで含まれるものも多く、とりわけ術者には歯肉に関する審美的な見識や技術も必要となってきた。歯肉色の再現は今まで指針がなく困難な作業とされてきたが、筆者が日常臨床において審美的な歯肉色の再現を試みてきた結果、解剖学を紐解く中で編み出した、より簡単に歯肉色が作製できる「アナトミカル・ジンジバル・シェーディングテクニック」を本稿にて紹介したい。

アナトミカル・シェーディングテクニックの歯肉色再現への応用

　アナトミカル・シェーディングテクニックとは、桑田正博氏が提唱した"歯の解剖"を知り、エナメル質や象牙質の"色合いや透明度"に似た陶材を築盛することにより、歯の色を再現する方法である。本テクニックを基に、多くの会社の陶材が開発されたといっても過言ではないほどスタンダードなテクニックとなっているため、テクニック名として周知されることがなくなりつつあるが、ほとんどの歯科技工士が普段から用いているテクニックである。

　このテクニックを歯肉にも応用することで、より簡単にシステマチックに再現することが可能となると考え、筆者が編み出したのが「アナトミカル・ジンジバル・シェーディングテクニック」である。

歯周組織の構造と色構成

　歯肉色を再現するにあたり歯周組織の解剖学で覚えておかなくてはならない名称は次の4つである；①付着歯肉、②遊離歯肉、③歯槽粘膜、④歯肉‐歯槽粘膜境(図1)。

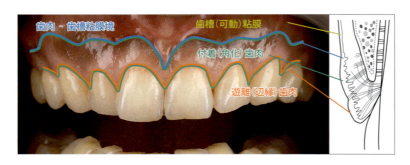

図1　歯肉色を再現するにあたり、覚えておかなければならない4つの名称とその概要。

歯肉色再現法 －アナトミカル・ジンジバル・シェーディングテクニック－　関　錦二郎

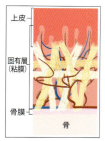
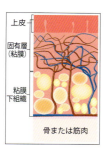
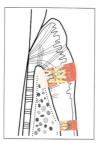
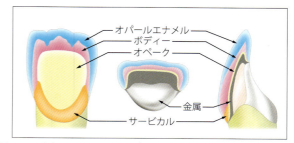

図2　付着（角化）歯肉の特徴。

図3　歯槽（可動）粘膜の特徴。

図4　付着（角化）歯肉と歯槽（可動）粘膜の大きさの違い。

図5　アナトミカル・シェーディングテクニックによる2層盛り。（本図は松風社の資料より抜粋して作図）

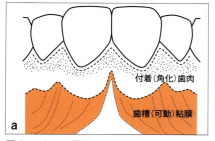
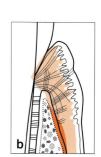

図6-a、b　1層目。

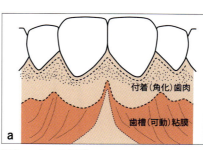
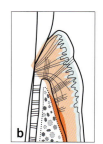

図7-a、b　2層目。

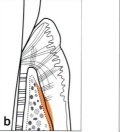

図8-a、b　3層目。

付着（角化）歯肉の特徴（図2）

　付着歯肉は上皮が角化しているため非常に厚い。上皮の下の固有層（粘膜）にはシャーピー（コラーゲン）線維が縦横に走っている。この線維が骨膜や歯根膜と上皮を強く結び付けているために、健康な上皮にはスティップリングができる。厚い上皮を纏っているので、血管を直接目視することは難しい。

歯槽（可動）粘膜の特徴（図3）

　歯槽粘膜は上皮が薄く、上皮直下の固有層（粘膜）に毛細血管が多く存在する。部分的には粘膜下組織にさまざまな細胞をもっているのが特徴である。歯肉に近い場所や歯肉には粘膜下組織内の脂肪細胞はなく、歯肉が太るということはない。薄い上皮の下に多くの毛細血管をもつため、血管を観察することが容易で、透けて見えるという特徴がある。

　特に注目したいのは、それぞれの上皮の厚みの違いである（図4）。実際の厚みの比率を比較すると、付着歯肉部の上皮は歯槽粘膜部に比べて分厚い上皮をもっていることがわかる。また歯槽粘膜部の上皮は薄いため、直下の毛細血管が見えやすいことがわかる。

歯肉における3層盛り

　これらの解剖を基に歯肉の色構成を考えたい。図5はアナトミカル・シェーディングテクニックによる2層盛りであるが、歯肉においてもこのような2～3層盛りを考えることとする。

　1層目においては、歯槽粘膜部に血管色を築盛する（図6）。2層目である固有層にはピンクベース色を築盛。透明度がコントロールされたもので、付着歯肉部にはある程度の厚みをもたせ、歯槽粘膜部は少し薄めに築盛する（図7）。最後に、3層目に上皮色を薄く築盛し、表面の形や色を整える（図8）。

119

表1、図9　セラマージュの7色およびトランスのT-Glassの不透明度

セラマージュ	不透明度(%)
T-Glass	20
GUM-T	28
GUM-L	82
GUM-D	79
GUM-Or	66
GUM-Br	75
GUM-V	82
GUM-R	75

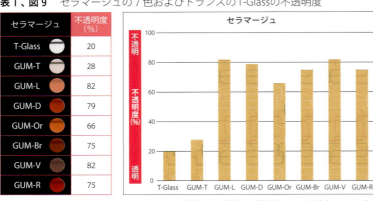

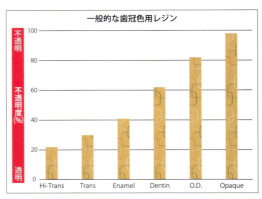

なお本数値は、松風社から1.0mmの厚さで作製した試験片を提供していただき、361T卓上式透過濃度計（エックスライト）で筆者が計測した数値である。これは図10の歯冠色用レジンおよび表2（図11）のフィットレジンでも同様である。

図10　一般的な歯冠色レジンの不透明度のグラフ。図9のセラマージュは、歯冠色レジンでいえば、オペーシャスデンティン（O.D.）と同程度の不透明度を有するということになる。

表2、図11　フィットレジンの不透明度

フィットレジン	不透明度(%)
#0	9
#01	37
#V3	45
#8S	26

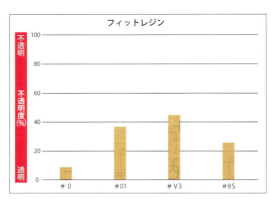

マテリアルの色と透過度

次に、築盛するマテリアルの色と透明度をコントロールする必要がある。この方法を考える際に、筆者はまず簡単に築盛でき色の確認が容易で混合なども目視でわかるハイブリッドタイプのレジン材料を選択した。当時ハイブリッドでのおもな製品として使用していたのが、松風社のセラマージュであったことから、それを基に話を進めたい（表1、図9）。

セラマージュで注目したいのはその不透明具合である。ガム色の色としてはある程度多彩な色が揃っているといっていいが、不透明度が目立つ。これは歯冠色でいうところのオペーシャスデンティンの不透明度に相当する（図10）。たとえば0.5mmの厚みで築盛した場合、下部に築盛した色をほぼ遮断してしまう透明度といっていいだろう。そのため、フロータイプのセラマージュに透明度の高いエナメルやトランス色を混ぜ、透明度のコン

トロールをする必要があった。デンチャーに使うアクリリックレジンなどの透過度を参考にし、どの程度の透過度がより歯肉に近い発色をしているのかなどを考慮した結果、40〜60％程度の不透明度が必要と結論づけた（表2、図11）。

しかし、ハイブリッドレジン築盛はデンチャー用アクリリックレジンと異なり厚みが薄いため、アクリリックレジンよりも透過度を多少低くし、60〜70％の不透明度をもたせることで薄い積層でも色を出しやすくした。そして既存の色と同じものに新しい4色を加え、扱いやすいフロータイプのセラマージュアップが開発された（表3、図12）。

審美面に焦点を当てた歯肉色作製法

ここからは審美面に焦点を当てた、セラマージュとセラマージュアップの2製品を使用した歯肉色の作製法を

表3 セラマージュとセラマージュアップの不透明度の比較

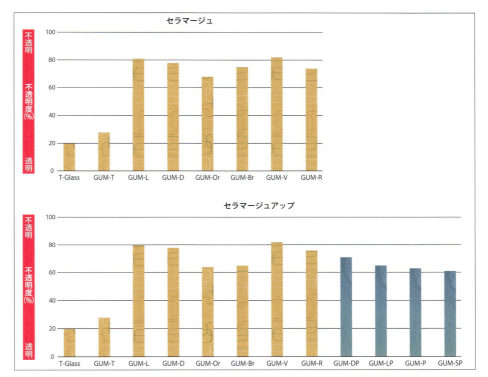

セラマージュアップでは、既存製品の不透明度の若干の調整に加え、新たに4色のガム色が追加されている。なお、セラマージュの数値が**表1**と若干異なるのは、セラマージュアップの不透明度を計測する際に新たにセラマージュの試験片を作製し直したこと、また今回は計測も松風社が行い、そのデータを提供していただいたからである。

図12 表3をグラフにしたもの。右の4つがセラマージュアップで追加になったガム色。

示す。

歯冠部の築盛

あらかじめ外形の形態から採取しておいたシリコーンコアを使い、インサイザルエッジポジションを最初に決定することにより、適切な箇所に適切な色を築盛していくことができる(**図13**)。

歯肉の3層築盛法

1層目の歯槽(可動)粘膜部は、先述のとおり、血管色がよく観察されるため、濃い赤などを血管として築盛する(**図14-a、b**)。2層目である付着(角化)歯肉部には、ベース色となる色で全体を覆う(**図14-c、d**)。この時1層目に築盛した血管色部分には、薄めに築盛していく。また、遊離歯肉(辺縁歯肉)部や歯間乳頭部分においてはフロータイプのレジンだと表面張力がかかり流れやすいため、ペーストタイプで築盛すると形作りやすい。

3層目築盛の前に、内部にあるキャラクターを付与する(**図14-e、f**)。内部キャラクターとは、歯槽骨の骨隆起や口蓋ヒダ、小帯などを指すが、必ずしも付与する必要

OJ 会員発表

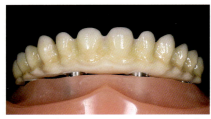
図13-a　グラスファイバー強化型レジン「トリニア」(松風)のフレーム。

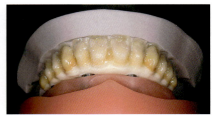
図13-b　インサイザルエッジポジションを最初に決定。

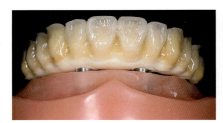
図13-c　歯冠外形の骨格の築盛後。

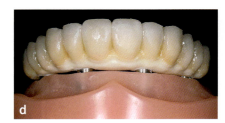
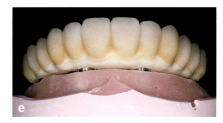

図13-d　歯冠部の築盛が完了した状態。大体の外形は決定されている。

図13-e　歯冠部形態修正が終わっている状態。この時点で表面性状などは入れる必要はないが、80〜90％の完成状態にしておく。

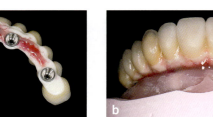
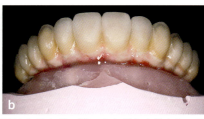
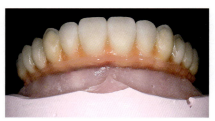

図14-a、b　歯槽(可動)粘膜部は血管色がよく観察されるため、濃い赤などを血管として築盛する。

図14-c　付着(角化)歯肉部では、ベース色となる色で全体を覆う。

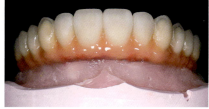
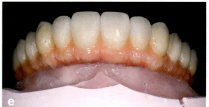
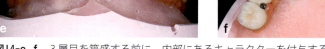

図14-d　同段階。

図14-e、f　3層目を築盛する前に、内部にあるキャラクターを付与する。

はない。付与方法としては、2層目の中に歯冠のボディ色で付与し、ベースになる歯肉色を薄く築盛することでキャラクターの出具合を調整する。また、アクセスホールの周りなどマテリアルが薄くなる部分においては、炎症を再現し厚みを取ることもある。

3層目は、歯肉上皮を再現する(**図14-g、h**)。全体にペーストタイプのガムトランスや歯冠色のインサイザルで薄く築盛することにより、最終形態にほど近い状態を再現することが可能である。

築盛完了時

本上部構造においては、もう一つのキャラクターであるメラニン色素の再現は行っていないが、メラニン色素は歯肉部表層の上皮部に存在することから、形態修正後に外部ステインにて再現する(**図14-i、j**)。大まかな外形は完成しているため、最小の形態修正と表面性状の付与を行い研磨する。完成時の状態を**図15**に示す。

図14-g、h 歯肉上皮は、全体にペーストタイプのガムトランスや歯冠色のインサイザルで薄く築盛する。この段階で最終形態に近い状態を再現することが可能である。

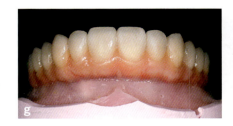
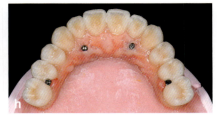

図14-i、j 築盛完了。

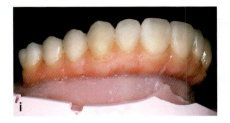
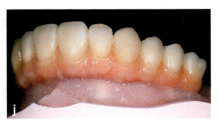

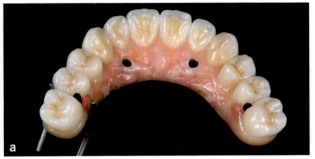
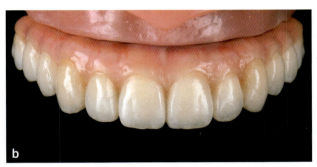

図15-a、b 完成後。難しい多層築盛を行うことでしか得られなかった自然な色合いを、より簡潔な方法で再現することを可能としたのが、このアナトミカル・ジンジバル・シェーディングテクニックである。

おわりに

アナトミカル・ジンジバル・シェーディングテクニックとは、難しかった歯肉色築盛をよりわかりやすく簡潔に再現する方法として考案した。周辺組織の解剖を再考察し、マテリアルの透明度と色を理解することで、歯冠の2層盛りと同様に歯肉の3層盛りを可能となっている。また、本テクニックを基に開発されたハイブリッドレジンのセラマージュアップ（松風）の使用により、多種マテリアルである陶材でも同様のテクニックが有効であることを示した。

今後はCAD/CAMなどの歯科機器や材料の発展により、モノリシックマテリアルがメインとなる時代が来るのではないかと筆者は予想している。それに向け、歯肉用ステインに本テクニックをどう反映させるのかが課題となっていくと考える。また、高強度なハイブリッドマテリアルに対する期待も高まっていることから、それに対応させるべくテクニックの考察もより深めていきたい。

なお、歯肉色再現法の詳細はQDT 2018年10月号[1]でも解説しているので、そちらも参照されたい。

参考文献

1．関錦二郎. 歯肉色再現法 Anatomical gingival shading technique. QDT. 2018；43(10)：68-89.

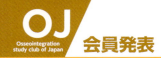

矯正治療とインプラント治療により咬合改善と審美改善を行うための包括的治療戦略　Ortho Implant Planning

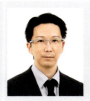

津田　祐
Yu Tsuda
大阪府開業

2008年　徳島大学歯学部卒業
2015年　津田デンタルクリニック開業
日本臨床歯科学会大阪支部理事、GPO会長、ITISC阪神Codirector、日本補綴歯科学会、
日本歯周病学会、日本臨床歯周病学会、日本顎咬合学会

はじめに

　日本人は骨格不正の割合が多い人種であり、歯の欠損が生じた際に、欠損補綴をただ行うだけでは清掃性や審美性、機能においても口腔内の諸問題が解決しない場合があり、矯正治療とインプラント治療の併用が望ましい症例が一定数存在すると筆者は考えている。しかし、矯正治療後のインプラント埋入ポジションを矯正治療前に予測することや、インプラント治療を行う適切なタイミング、そして包括的に顎顔面をコントロールするための治療計画を立案することには苦慮する。そこで、筆者は「Ortho Implant Planning」（以下、OIPと略）を用いることによって、口腔内の審美性と機能を回復するだけでなく、顎顔面の審美性の改善も治療計画に組み込み、口腔内の諸問題を解決できるインプラントポジションを決定することが可能であると考えている。

Ortho Implant Planning

　このコンセプトは次の3つのステップから成り立っており、これらに沿って治療計画を立案することにより最終的に顎顔面と口腔内が調和し、かつ治療咬合を達成することができる。

①審美診断
1：側貌診断
　詳細は症例2で述べるが、側貌写真と、Holdaway分析、Arnettなどの軟組織分析を用いて判断する。

2：骨格パターンの診断
　側方頭部X線規格写真（セファログラム）より判断するが、咬合崩壊を起こしている症例は咬合高径が低下していたり、下顎位が病的だったりするため、治療計画は初期治療後に適正な下顎位を設定したうえで判断する。

3：インサイザルエッジポジションおよび上下顎前歯の位置の診断
　インサイザルエッジポジションは、プロフィログラムや補綴治療の際に行っている指標を参考にする。下顎前歯の位置は、上顎ほど歯槽骨が厚くなく、矯正治療の移動制限を受ける場所でもあるため、セファロ分析によって骨格不正の存在が認められる場合には現実的な数値の中で治療ゴールを設定する。筆者はSteiner分析のL1 to NB distanceの数値をもとに下顎前歯の位置を判断している。

②臼歯関係の決定（インプラントポジションの決定）
　臼歯関係は、矯正治療の際に用いられる3つの治療ゴール（図I）から選択する。これらの違いは小臼歯の数である。Ⅰ級仕上げ（図I-a）は上下顎の小臼歯数が同じになるが、Ⅱ級仕上げ（図I-b）やⅢ級仕上げ（図I-c）は骨格不正を歯の数や傾斜によって補うので、片顎のみの小臼歯抜歯となる。しかし、どの治療ゴールを選んでも、犬歯Ⅰ級関係によって良好なアンテリアガイダンスを得ることができる。

③アンテリアカップリングの獲得
　②を達成することによりアンテリアカップリングは得

矯正治療とインプラント治療により咬合改善と審美改善を行うための包括的治療戦略　Ortho Implant Planning　津田　祐

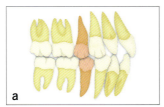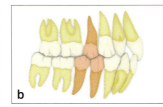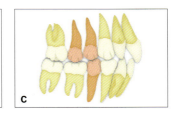

図1-a〜c　矯正治療の際に用いられる3つの治療ゴール。I級仕上げ（a）、II級仕上げ（b）、III級仕上げ（c）。

症例1：咬合改善を行うためにOIPを用いて治療を行ったPTM症例

患者年齢および性別：71歳、男性　　　**主訴**：噛み合わせが悪いので治療してほしい。

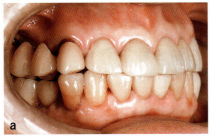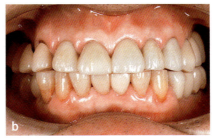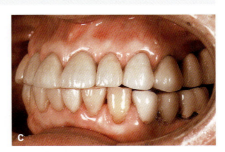
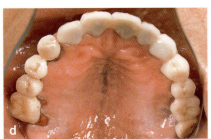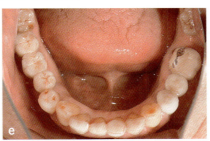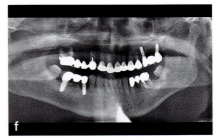

図2-a〜f　初診時口腔内およびパノラマX線写真。$\frac{6|}{|6}$は保存不可能と診断した。

られるが、①の前歯の移動量をふまえつつ②の臼歯関係を決定することによって、顎顔面との調和が得られた口腔内を達成することができる。

症例供覧

症例1：咬合改善を行うためにOIPを用いて治療を行ったPTM症例

　患者は71歳男性（**図2-a〜f**）。噛み合わせが悪いので治療してほしいとの主訴で来院した。歯周病に起因するPTM（pathologic tooth migration）によって上下顎前歯がフレアした位置で補綴処置がなされており、アンテリアガイダンスが機能しておらず、咬合再構成を必要とする状態であった。また、臼歯部に保存不可能な歯が認められ、咬合改善を行うためのインプラントポジションをOIPによって計画することとした。

　本症例では、すでに埋入されているインプラントが複数あった。$\overline{5|}$部は、インプラント周囲炎を起こし1/2以上の骨喪失を生じていたため、撤去あるいは再生療法の適応[1]と考えられ撤去を選択した。$\frac{|7}{7|}$部は、セットアップモデルにて新しく構築する歯列弓よりも頬側に位置していたため、撤去を提案したが、患者の希望によりスリープさせることにした。$|\overline{5}$部は、補綴装置の再製によって対応することとした（**図2-g**）。

Ortho Implant Planning

　①審美診断：**図2-h〜j**に、側貌写真、セファログラムおよびセファロ分析値を示す。

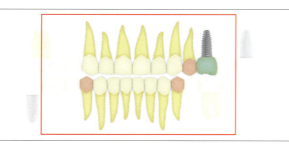

図2-g 治療計画。6̄|6部は保存不可能と診断した。ピンク色部は小臼歯。7̄|7部はスリープさせるため、それよりも前方で歯列を構築し短縮歯列を計画した。

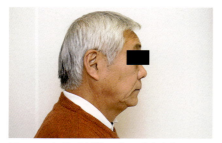

図2-h 初診時側貌写真。咬合高径はやや低下していたが、口唇の突出度合いなどは問題ないと判断した。

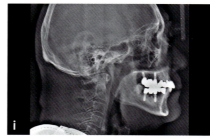

図2-i、j 同セファログラムおよびセファロ分析値。この後初期治療にて適正な下顎位に回復した結果、ANBは4°となることがわかり、骨格的に問題ないと判断した。

	初診時	標準値
SNA	86	82
SNB	83	79
ANB	3	3
FH to SN	6	6
U 1 to FH	118	111
Interincisal	117	125
U 1 to NA	8 mm、27°	5.5mm、21°
L 1 to NB	8 mm、35°	7.5mm、29°
FMA	26	28
SN to Occ	13	15.5

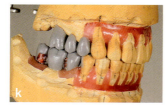
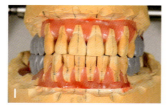
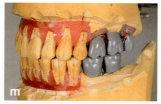
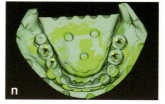

図2-k〜n OIPを具現化したセットアップモデルと、それをもとに作製したデジタルドリルガイド（下顎）。

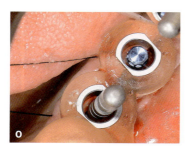
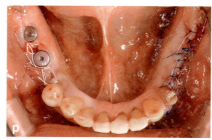
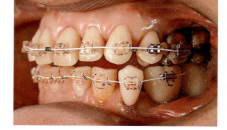

図2-o、p ガイドを用いて6̄|6̄ 7部にインプラントを埋入した。

図2-q 矯正治療開始時の口腔内写真。

②臼歯関係の決定：右側は、下顎に小臼歯が1本存在するのみであるため、図1のパターンのいずれも選択できる。左側は、まず5̄部インプラントが遠心に位置していたため、補綴装置は大臼歯形態とした。下顎に小臼歯が1本存在し上顎が犬歯・小臼歯・大臼歯の並びであることから、Ⅰ級仕上げ・Ⅱ級仕上げを選択できる。筆者は、先述の矯正治療の3つのゴールのうちⅠ級仕上げがもっとも咬頭嵌合位の安定が得やすいと考えているため、本症例では両側ともⅠ級仕上げをゴールにすることとした。

③アンテリアカップリングの獲得：上下顎前歯のサイズを適正にし（Bolton分析）、②のとおり臼歯関係をⅠ級にすることでアンテリアカップリングを獲得できる。

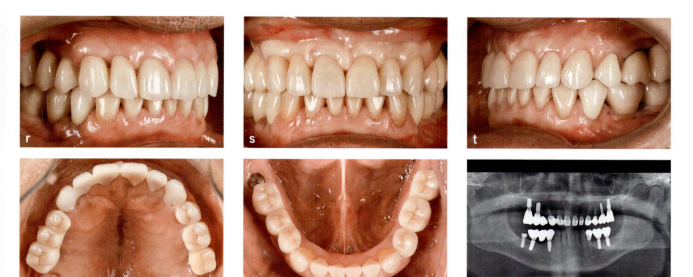

図2-r〜w 最終補綴装置装着時の口腔内およびパノラマX線写真。4|は矯正治療後の再評価の際に長期予後を考慮して抜歯しインプラント治療を行った。7|部のインプラントはスリープさせた。|7部インプラントはスリープさせる予定であったが治療中にロストした。

OIPを具現化したセットアップモデル(**図2-k〜m**)を基にデジタルドリルガイド(**図2-n**)を作製し、通法どおりインプラント埋入を行った(**図2-o, p**)。初期治療時に適正な咬合高径まで挙上し、前歯もBolton比から算出してセットアップモデルのとおり正常な幅径に回復した(**図2-q**)。臼歯関係はⅠ級に設定したため、矯正治療終了時に良好なアンテリアカップリングが得られると予測できる。**図2-r〜w**に最終補綴装置装着時を示す。OIPによって臼歯関係・犬歯関係を改善することができた。

症例2：審美障害を有する患者にOIPを用いて包括的治療計画を立案した症例

患者は47歳女性。上顎前歯部の審美障害を主訴に来院した(**図3-a〜f**)。残存歯にテトラサイクリン系抗菌薬による変色を認め、患者は上顎前歯部のみの改善を希望していた。|67は保存困難と判断し、|6/67部はインプラント補綴を行うことを計画したが、|6部は上顎洞底挙上術の併用に対して患者が難色を示したため、インプラントは用いずにブリッジにすることにした。主訴の解決や、検査・診断から、矯正治療を含めた包括的な治療が必要であると判断し、OIPによって治療計画を立案することにした。

Ortho implant planning

①審美診断：側貌(**図3-g**)は以下の軟組織分析を行い判断した。
- Holdaway分析：superior sulcus depthは理想値3.0mmに対して6.0mmと大きい。
- Arnett分析：Upper Lip 9.0mm(3.1±1.6mm)、Lower Lip 2.5mm(−0.2±2.4mm)

以上より、本症例の患者は軟組織の特徴としては上口唇が突出しており(9.0mm)、中顔面に問題があると判断した。また、外科矯正ではなく、通常の矯正治療によってプロファイルが改善すると判断した。さらに骨格的には、ANB11°、FMA41°で重度の骨格性Ⅱ級であることがわかった。プロフィログラム(**図3-h**)から、インサイザルエッジポジションは平均よりも前下方に位置しており、セファロ分析(**図3-i**)から、下顎前歯は骨格性Ⅱ級患者においても平均より唇側に位置していると判断した。

これらをふまえ矯正治療について、上顎小臼歯を抜歯し、得られたスペースで上顎前歯をリトラクションさせることにより、プロファイルを改善しアンテリアカップリングを獲得する治療計画を立案した。

②臼歯関係の決定：①で上顎小臼歯の抜歯を決定しているため、臼歯関係はⅠ級仕上げ・Ⅱ級仕上げから選択

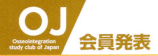
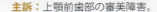

症例2：審美障害を有する患者にOIPを用いて包括的治療計画を立案した症例

患者年齢および性別：47歳、女性　　　　　**主訴**：上顎前歯部の審美障害。

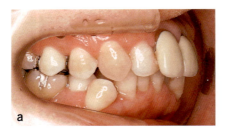
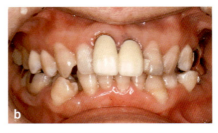
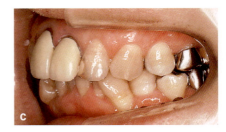
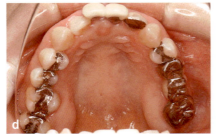
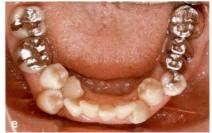
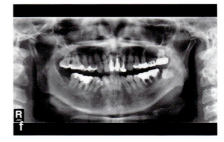

図3-a～f　初診時口腔内およびパノラマX線写真。

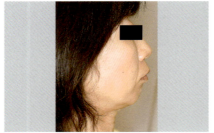

図3-g　同側貌写真。

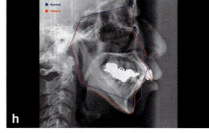

図3-h、i　同プロフィログラムおよびセファロ分析値。

	初診時	標準値
SNA	87	82
SNB	76	80
ANB	11	2
U 1 to NA	7 mm、24°	6 mm、22°
L 1 to NB	13mm、32°	6 mm、26°
Interincisal	114	131～136
U 1 to FH	116	111
FH to SN	8	6
FMA	41	26

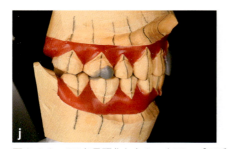

図3-j、k　OIPを具現化したセットアップモデル。

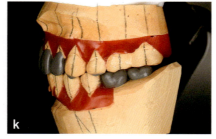

図3-l　矯正治療中の口腔内写真。

できる。顔貌正中と上下顎正中の関係や、現在の臼歯関係、治療期間などを考慮して、両側ともにⅠ級仕上げを選択した。

③アンテリアカップリングの獲得：①と②を考慮することで、側貌の改善を行いながら口腔内もアンテリアカップリングを達成することができる。

OIPを具現化したセットアップモデルを図3-j、kに示す。臼歯関係がⅠ級を構築できるようにただ動かしたのではなく、①の段階で下顎前歯は骨格性Ⅱ級患者においても唇側に位置していると判断したため、2mm程度

矯正治療とインプラント治療により咬合改善と審美改善を行うための包括的治療戦略　Ortho Implant Planning　津田　祐

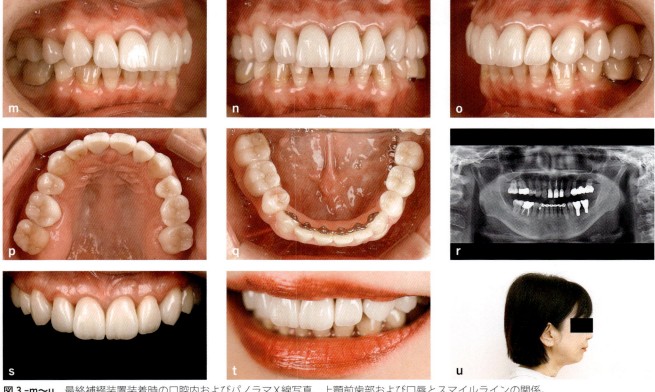

図3-m〜u　最終補綴装置装着時の口腔内およびパノラマX線写真、上顎前歯部および口唇とスマイルラインの関係。

内側に傾斜させた。これをもとに|6部にインプラントを埋入し、オッセオインテグレーションを確認後プロビジョナルレストレーションを装着し、矯正治療を開始した（図3-l）。矯正治療後に|7部へインプラントを埋入した。

図3-m〜uに最終補綴装置装着時を示す。OIPで立案した包括治療によって良好なアンテリアカップリングを獲得でき、犬歯関係・臼歯関係は予定どおりⅠ級に改善することができた。患者の主訴であった上顎前歯部の審美性も改善され、インサイザルエッジポジションを意識した矯正治療によって口唇とスマイルラインの関係も改善された。

おわりに

症例1は上下顎ともに欠損があり対合に天然歯が存在せず、歯の移動制限を受けにくいが、症例2のように片顎が天然歯の場合にはその制限を対合のインプラントが受けることになる。顎顔面をコントロールする包括的治療は網羅的に検査・診断を行う必要があり、治療計画の難易度を判定するうえでもOIPは有用であると考えている。

謝辞

ご指導いただいている本多正明先生、米澤大地先生、大森有樹先生にこの場を借りて御礼を申し上げる。

参考文献

1．Pulluri P, Mallappa J, Karibasappa SN, Mehta D. Management of peri-implantitis：Remedy for the malady. International Journal of Oral Health Sciences. 2017；7（2）：56-62.
2．Watanabe K, Shimojima R. Mizoguchi R, Kawamura M, Koga M. Arnett soft tissue cephalometric norm for Japanese adults. Orthodontic. Waves.2014；73（3）：69-79.
3．Alcalde RE, Jinno T, Orsini MG, Sasaki A, Sugiyama RM, Matsumura T. Soft tissue cephalometric norms in Japanese adults. Am J Orthod Dentofacial Orthop. 2000 Jul；118（1）：84-9.

会員発表

高度に萎縮した下顎前歯部および臼歯部における垂直的歯槽堤造成術

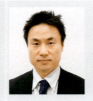

古賀慎太郎
Shintaro Koga
神奈川県開業

2008年　九州歯科大学卒業
2010年　日本歯科大学附属病院口腔外科勤務
2018年　長津田南口デンタルクリニック開院
2021年　東京医科大学大学院卒業、医学博士取得
日本口腔インプラント学会、AAOMS（American Association of Oral and Maxillofacial Surgeons）、AO（Academy of Osseointegration）、AII（Advanced Implant Institute of Japan）

はじめに

インプラント治療において、多数歯かつ7mm以上の垂直的骨欠損をともなう症例に良好な治療結果を得ることは非常に困難である[1〜9]。歯槽堤に対する垂直性骨欠損の骨造成法として、自家骨移植、骨再生誘導法（GBR）、仮骨延長術およびinterpositional osteotomy（サンドイッチ法）が挙げられる（表1）[1〜9]。本稿ではまず各術式の特徴をまとめ、次にそれらを活かし、機能的かつ審美的に良好な結果を得た症例を報告する。

垂直的歯槽堤造成法の比較

歯槽堤に対する垂直性骨欠損の骨造成法には先述の方法が挙げられるが、各術式の話の前にまず広義の骨移植は、2つのカテゴリに分けることができる（表1）。1つは移植されるものに血流がない術式、non-vascularized bone graft（遊離骨移植）で、代表例に一般的な自家骨移植とGBRが挙げられる[10]。もう1つは血流がある術式、vascularized bone graft（血管柄付骨移植）で、仮骨延長術およびinterpositional osteotomyが挙げられる[10]。

non-vascularized bone graftでは人工骨を使うGBRはもちろんのこと、自家骨移植ですらブロック骨自体は生体から切り離されたデッドボーンとなり、血流は失われる。そのため血液供給は周囲組織の血管新生によって行われる。また移植片自体に血流がないので、抗菌薬の効果も十分に期待できない。そして、術後の骨補塡材の吸収が必ず起こるので、オーバーグラフティングが成功のキーポイントである。一方、vascularized bone graftは骨膜からの血液供給が保たれたままであるため、治癒が早く、もし感染したとしても抗菌薬の効果も期待でき、また術後の骨吸収もほとんどないなど、多くのすぐれた面をもつ（表2）[11]。また各術式の平均的な垂直的骨造成量を表3に示す。このようなそれぞれの特徴、違いを理解しておくことは重要である。

表1　垂直的歯槽堤造成法の分類。（文献1〜9より作成）

non-vascularized bone graft；血流がない移植		vascularized bone graft；血流がある移植	
autogenous bone graft（自家骨移植）	GBR	distraction（仮骨延長術）	interpositional osteotomy

表2　non-vascularized bone graftとvascularized bone graftの比較（文献11より作成）

	non-vascularized bone graft	vascularized bone graft
血液供給	周囲組織	骨膜
治癒過程	Creeping substitution	仮骨形成（骨折後の治癒）
骨結合のスピード	なし	速い
感染	抵抗性なし	抵抗性あり
術後骨吸収	20〜50%	少ない

表3　各術式における平均的な垂直的骨造成量（文献12〜16より作成）

autogenous bone graft（自家骨）	GBR	distraction（仮骨延長術）	interpositional osteotomy
4.75mm（±1.29mm）（Proussaefsら、2005）	5.45mm（±1.93mm）（Urbanら、2014）	No limitation（Chiapascoら、2004）	2〜7.8mm（最大10mm）（Bormannら、2010）

症例1：非吸収性メンブレンを用いたGBRの問題が示された症例

患者年齢および性別：70歳、女性　　　　**主訴**：左側下顎臼歯部の痛み。

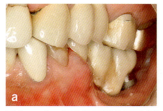 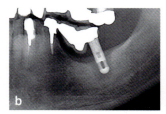 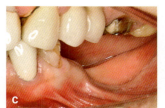 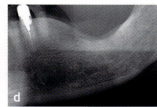

図I-a、b　初診時口腔内写真（a）。同パノラマX線写真（b）。　　図I-c、d　インプラント撤去、抜歯後（c）。同パノラマX線写真（d）。

図I-e　GBR時の術中写真。

図I-f　GBR後2週目の抜糸前。

図I-g　同パノラマX線写真。

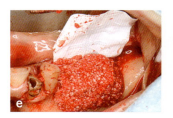 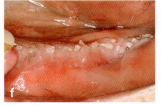 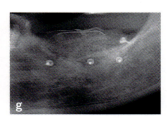

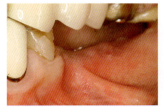 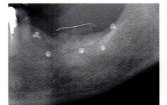 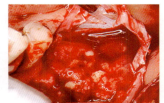 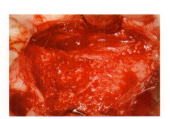

図I-h　GBR後6ヵ月の状態。　　図I-i　同パノラマX線写真。　　図I-j　GBR後感染状態。　　図I-k　感染巣掻爬後。

症例1：非吸収性メンブレンを用いたGBRの問題が示された症例

患者は70歳女性で、他院のインプラント治療失敗後に、左側下顎臼歯部の痛みを主訴に来院した（図I-a、b）。7̄部のインプラント周囲炎、同部位の垂直的骨欠損および5̄の歯根破折と診断した。全身の既往歴はなかった。

インプラント撤去および抜歯を行い、垂直的骨欠損量は最大12mm、歯槽堤が口腔底より低位で、角化粘膜の量も非常に少ない状態であった（図I-c、d）。非吸収性メンブレンを用いて通法どおりの垂直的GBRを行った（図I-e）。創哆開はなく、一次閉鎖は達成された（図I-f、g）。口腔内所見では特に異常所見、自覚症状はなかったが、パノラマX線写真よりチタンフレーム直下の骨造成部に透化像を認め、不顕性の感染（サイレントインフェクション）が疑われた（図I-h、i）。非吸収性メンブレンを開けると、メンブレン直下の骨補填材の大部分が感染していたので、非吸収性メンブレンを除去し、感染巣をすべて掻爬した（図I-j、k）。感染を認めたものの、メンブレン露出もなくスペースメイキングはできていたため、静脈血と混合・凝固させた骨補填材を、追加の減張切開が必要ない程度の量で一塊として填入し、吸収性メンブレンで被覆および一次閉鎖にてリカバリーのGBRを行った（図I-l、m）。

再GBR後1年に垂直的骨欠損状態の改善が認められ（図I-n）、十分な骨再生があったので、理想的なポジションにインプラント埋入を行った（図I-o）。角化粘膜の量も少なく口腔前庭も浅くなっていたため（図I-p）、口腔前庭形成術および遊離歯肉移植術（FGG）を行った（図I-q）。最終上部構造の歯冠長は残存歯の歯冠長と連続性が得られ、臼歯部インプラント治療のlongevityに関与する口腔清掃性の改善が得られた（図I-r、s）。

OJ 会員発表

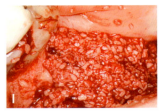
図1-l, m 再GBR時。

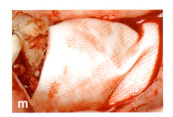

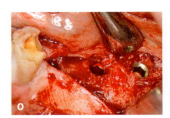
図1-n 再GBR後1年のパノラマX線写真。

図1-o インプラント埋入時。

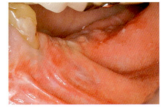
図1-p インプラント埋入後3ヵ月。

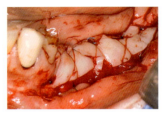
図1-q FGG時の術中写真。

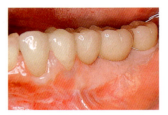
図1-r 最終上部構造装着時。

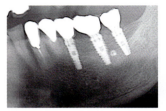
図1-s 同パノラマX線写真。

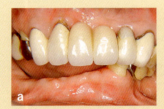
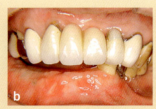
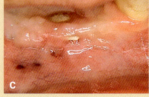
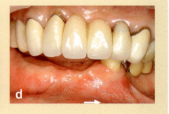
図2-a〜d 参考症例。a：GBR前。b：GBR後。c：GBR後5ヵ月。d：グラフトロス時。

非吸収性メンブレンによる合併症と対応策

以下に、非吸収性メンブレンによる合併症[16]と対応策について示す。

Ⓐ**創哆開**：縫合部が離開する術後早期の合併症で、おもに減張切開のテクニカルエラーに由来することが多く術者起因である；**対応策①**基本手技の向上を図る

Ⓑ**メンブレン露出**：縫合部以外のところでメンブレンが露出する術後早期〜晩期に起こる合併症で、軟組織の厚み、可動粘膜の位置に由来する患者起因、そして不適切なメンブレン固定に由来する術者起因であることが多い；**対応策②**厚みがあり、吸収期間の長い吸収性メンブレンで被覆する。非吸収性メンブレンの動揺を防ぐためにテンティングスクリューを用い強固に固定する。しかし、このようなことを行ったからといってメンブレン露出を必ずしも防止できるとはいきれない。露出後軟組織の拘縮が起こり、3mm以上のグラフトロスが起こりうる非常に厄介で致命的なものとなる

Ⓒ**感染**：サイナストラクトや排膿などの所見が現れる場合と、症状、所見が現れない不顕性型のサイレントインフェクションタイプの2つがある。隣在歯の歯周ポケット、軟組織のピンホール、メンブレンの動揺から感染が起こることが多い；**対応策③**隣在歯と非吸収性メンブレンとの適切な位置関係を保つために、縫合時にできるだけフラップと隣在歯を緊密に接触するように縫合することで予防する。軟組織のメンブレン露出がない感染については症例1と同様の対応を行えばよい。軟組織のメンブレン露出をともなう感染については、②で述べたように3mm以上のグラフトロスが起こる可能性が高まる

以下にⒷ、Ⓒの合併症を引き起こした参考症例を示す。

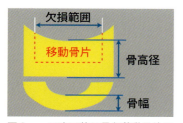

図3-a 三次元的に見た移動骨片のイラスト(文献18より引用・改変)。

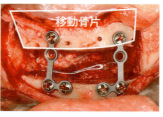

図3-b interpositional osteotomyにおける移動骨片。

表4 distractionとinterpositional osteotomyの比較

	distraction	interpositional osteotomy
使用装置	延長器	マイクロプレート
骨造成の限界	なし	軟組織の状態に依存
術後管理	難	なし
難易度	interpositional osteotomyより難	術者依存

症例2：非吸収性メンブレンを用いず垂直的骨造成を行った症例

患者年齢および性別：57歳、男性　　**主訴**：下顎の前歯の凹みを治してほしい。

図4-a 初診時口腔内写真。
図4-b 同パノラマX線写真。
図4-c 同CT像。

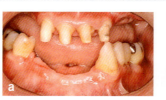
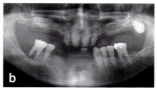
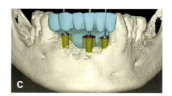

ⓑ、ⓒの合併症を引き起こした参考症例

　下顎の広範囲にわたり非吸収性メンブレンを用いてGBRを行った(**図2-a**)。治療はうまくいったと思っていたが(**図2-b**)、術後5ヵ月目に前歯部のメンブレンの露出を認め、一部が感染し、グラフトロスが起こった(**図2-c、d**)。広範囲の骨欠損になればなるほど、あるいは垂直的骨造成量が多いケースになればなるほど、このようなことが起こりやすい傾向にある。以下に、治療法のガイドラインを示す。

vascularized bone graftのガイドライン[17]

　歯槽堤造成術選択の因子として、①骨欠損の近遠心径、②歯槽堤高径、③歯槽堤幅径、④歯槽骨欠損の程度(水平的および垂直的)がある(**図3-a**)[18]。**図3-b**に示す白線で囲まれた移動骨片が良好な骨膜血行かつvascularized boneであるために、骨欠損の近遠心径30mm(4歯欠損)以上で、歯槽堤高径はvascularized bone graftの適応基準になる移動骨片高径最低8mmが確保できるかに関与しており、基底骨の確保も考慮すると、vascularized bone graftを行うには最低10mmが必要である。

　もし、10mm未満であれば、まず骨移植またはGBRを行い、10mm以上を確保してからvascularized bone graftを行わなければならない。また直径4mm前後のインプラントを埋入する場合には、唇側・舌(口蓋)側に最低1mm、つまり歯槽堤の最低幅径は6mm必要であり、6mm未満であれば骨移植またはGBRを行うべきである。

vascularized bone graftの2つの術式の比較[3]

　distractionは骨造成量の限界がない反面、1日あたりの延長量の決定や、移動方向のベクトル・コントロールが難しく、患者の協力が必要である。それに比べてinterpositional osteotomyは軟組織の状態に左右されるが、5mm程度の骨造成は比較的容易に行える。また術後管理も必要ない(**表4**)。

症例2：非吸収性メンブレンを用いず垂直的骨造成を行った症例

　患者は57歳男性で、他院で歯周病にて抜歯を受け、最大9mmの下顎前歯部垂直的骨欠損が生じ、紹介来院した。硬組織に加え軟組織の著明な欠損を認めた(**図4-a～c**)。

　4歯欠損以上で残存骨高径が10mm以上の場合に、骨幅が6mm以上か未満か、垂直的骨欠損量が7mm以上か未満かという診断を行った(**図4-d**)[18]。本症例では**図4-d**の黄色で示した部分に当てはまる。つまりvascularized bone graftで骨高径を増加させ、その後

OJ 会員発表

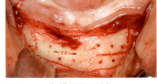
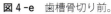
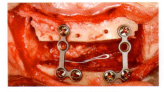

図4-d　骨造成選択のガイドライン。（文献18より引用・改変）

図4-e　歯槽骨切り前。

図4-f　移動骨片固定時。

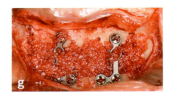
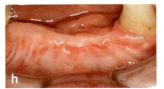
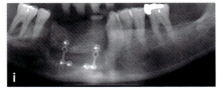

図4-g　骨補填材の填入時。

図4-h　術後9ヵ月。

図4-i　同パノラマX線写真。

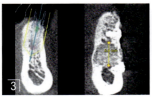
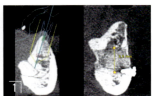
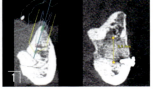
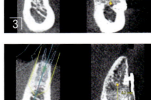

図4-j　術前、術後のCT像。

GBRで骨幅を増やすこととした。

　distractionの術式は患者協力が得にくく、本症例は垂直的骨造成量が10mm未満であることから、interpositional osteotomyを選択した（表4）。移動骨片作製のガイドラインに従って骨切りを行い、歯槽骨部からの完全分割後マイクロプレートとスクリューで移動骨片を固定し（図4-e、f）、空隙部に骨補填材を填入した（図4-g）。術後合併症も起こらず、垂直的骨欠損状態は改善した（図4-h、i）。CT像では垂直的には十分に造成ができているが、1+2相当部は水平的な骨幅が不足しているため、その部位はインプラント埋入と同時にGBRにて水平的骨造成を予定した（図4-j）。移動骨片を固定していたマイクロプレートを撤去し、理想的な位置にインプラントを埋入した（図4-k、l）。

　インプラントの外側に3mmの骨組織を確保するため、スペースメイキングを目的にヒーリングアバットメント

とテンティングスクリュー、吸収性メンブレンを用いて通法どおりのGBRを行った（図4-m、n）。特に合併症も起こさず治癒した（図4-o）。2回の骨造成にて口腔前庭が浅くなっており、角化粘膜の量も減少したため、歯肉弁根尖側移動術と二次治癒にて口腔前庭形成を行った（図4-p、q）。垂直的に造成した部分、水平的に十分に造成された部分をプラットフォームレベルより上方に確認でき、長期の周囲組織の安定が期待できると考えられる（図4-r〜t）。

おわりに

以下にまとめを示す。

1. GBRは汎用性が高いが、非吸収性メンブレンを用いた場合は術後合併症が起こりうるので、それに対する対応策を確立させておくことは重要である[13]。
2. vascularized bone graftは、条件次第では7mm以上の垂直的骨欠損や広範囲の瘢痕を有する症例に対し有用である[18]。
3. 三次元的に複雑な骨造成が必要な症例に対して、単独の術式のみでは良好な結果が得にくい。そのためまず水平的に、その後に垂直的、あるいはその逆の垂直的、その後に水平的なStagedでの骨造成をステップバイステップで行うことにより、より良好な治療結果が得られる可能性が高まるので、適正な歯槽骨造成の選択ガイドラインが有用である。

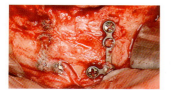
図4-k リエントリー時。

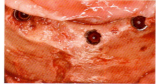
図4-l インプラント埋入時。

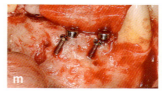
図4-m、n GBR時。

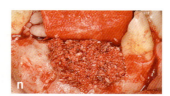

図4-o インプラント埋入後6ヵ月。

図4-p 歯肉弁根尖側移動術時の術中写真。

図4-q 術後2ヵ月。

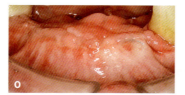

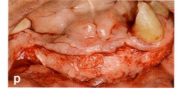

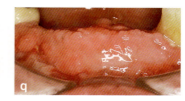

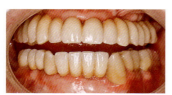
図4-r 最終上部構造装着時(補綴担当：山﨑長郎氏)。

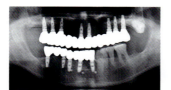
図4-s 同パノラマX線写真。

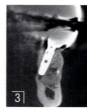
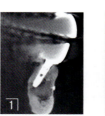
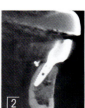
図4-t 同CT像。

参考文献

1. Schettler D, Holtermann W. Clinical and experimental results of a sandwich-technique for mandibular alveolar ridge augmentation. J Maxillofac Surg. 1977 Sep；5(3)：199-202.
2. Jensen OT. Alveolar segmental "sandwich" osteotomies for posterior edentulous mandibular sites for dental implants. J Oral Maxillofac Surg. 2006 Mar；64(3)：471-5.
3. Chan C, Mirzaians A, Le BT. Outcomes of alveolar segmental 'sandwich' osteotomy with interpositional particulate allograft for severe vertical defects in the anterior maxilla and mandible. Int J Oral Maxillofac Surg. 2021 Dec；50(12)：1617-27.
4. Dahlin C, Simion M, Hatano N. Long-term follow-up on soft and hard tissue levels following guided bone regeneration treatment in combination with a xenogeneic filling material: a 5-year prospective clinical study. Clin Implant Dent Relat Res. 2010 Dec；12(4)：263-70.
5. Rawashdeh MA, Telfah H. Secondary alveolar bone grafting: the dilemma of donor site selection and morbidity. Br J Oral Maxillofac Surg. 2008 Dec；46(8)：665-70.
6. Simion M, Jovanovic SA, Tinti C, Benfenati SP. Long-term evaluation of osseointegrated implants inserted at the time or after vertical ridge augmentation. A retrospective study on 123 implants with 1-5 year follow-up. Clin Oral Implants Res. 2001 Feb；12(1)：35-45.
7. Chappuis V, Cavusoglu Y, Buser D, von Arx T. Lateral Ridge Augmentation Using Autogenous Block Grafts and Guided Bone Regeneration: A 10-Year Prospective Case Series Study. Clin Implant Dent Relat Res. 2017 Feb；19(1)：85-96.
8. Simion M, Jovanovic SA, Tinti C, Benfenati SP. Long-term evaluation of osseointegrated implants inserted at the time or after vertical ridge augmentation. A retrospective study on 123 implants with 1-5 year follow-up. Clin Oral Implants Res. 2001 Feb；12(1)：35-45.
9. Verhoeven JW, Cune MS, Terlou M, Zoon MA, de Putter C. The combined use of endosteal implants and iliac crest onlay grafts in the severely atrophic mandible: a longitudinal study. Int J Oral Maxillofac Surg. 1997 Oct；26(5)：351-7.
10. Sullivan WG, Szwajkun P. Membranous versus endochondral bone. Plast Reconstr Surg. 1991 Jun；87(6)：1145.
11. 堀内克啓. インプラント外科 基本手技と自家骨移植のポイント. 東京：クインテッセンス出版, 2010.
12. Proussaefs P, Lozada J. The use of intraorally harvested autogenous block grafts for vertical alveolar ridge augmentation: a human study. Int J Periodontics Restorative Dent. 2005 Aug；25(4)：351-63.
13. Urban IA, Lozada JL, Jovanovic SA, Nagursky H, Nagy K. Vertical ridge augmentation with titanium-reinforced, dense-PTFE membranes and a combination of particulated autogenous bone and anorganic bovine bone-derived mineral: a prospective case series in 19 patients. Int J Oral Maxillofac Implants. 2014 Jan-Feb；29(1)：185-93.
14. Chiapasco M, Romeo E, Casentini P, Rimondini L. Alveolar distraction osteogenesis vs. vertical guided bone regeneration for the correction of vertically deficient edentulous ridges: a 1-3-year prospective study on humans. Clin Oral Implants Res. 2004 Feb；15(1)：82-95.
15. Bormann KH, Suarez-Cunqueiro MM, von See C, Kokemüller H, Schumann P, Gellrich NC. Sandwich osteotomy for vertical and transversal augmentation of the posterior mandible. Int J Oral Maxillofac Surg. 2010 Jun；39(6)：554-60.
16. Tinti C, Parma-Benfenati S, Polizzi G. Vertical ridge augmentation: what is the limit? Int J Periodontics Restorative Dent. 1996 Jun；16(3)：220-9.
17. Leblebicioglu B, Tatakis DN. Complications following alveolar ridge augmentation procedures. Periodontol 2000. 2023 Oct；93(1)：221-35.
18. Horiuchi K. Three-dimensional alveolar distraction. In : Fonseca RJ (ed). Oral and Maxillofacial Surgery 3 rd Edition. USA；Elsevier, 2018：534-53.

会員発表

審美領域における複数歯連続欠損に対する ジンジバルマージンの構築

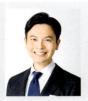

菅田真吾
Shingo Sugeta
大阪府開業

2009年　北海道大学歯学部卒業
2014年　北海道大学大学院修了、博士号取得
2017年　菅田歯科医院開業
日本口腔インプラント学会専門医、日本顕微鏡歯科学会認定医、EN大阪

調和のとれたジンジバルマージンの構築

　審美領域における複数歯欠損に対するインプラント治療を成功に導く条件の一つに、調和のとれた歯頸ライン、すなわちジンジバルマージンの構築がある。特に抜歯により顎堤が平坦になってしまった症例においては、理想的な歯冠形態を与えるために歯科医師がジンジバルマージンを新たに構築する必要がある。

　ジンジバルマージンを構築する際の基準となるのはゼニスとパピラである（**図1**）。ゼニスは、三次元的なインプラントの埋入位置、唇側軟組織の厚みおよびエマージェンスプロファイルによって決定される[1〜3]。一方、パピラの高さはインプラント−天然歯間、インプラント−インプラント間、インプラント−ポンティック間によって異なり、それぞれの部位におけるパピラ直下の歯槽骨頂の高さと、周囲軟組織の厚みに依存する[4〜6]。したがって、審美領域における複数歯欠損に対してジンジバルマージンを構築する際は、ゼニスとパピラを考慮したインプラント周囲の組織マネジメントを行っていく必要がある。

　そこで本稿では、症例1の硬・軟組織造成、症例2の硬・軟組織造成および残存歯を応用した矯正的挺出とルートサブマージェンステクニックを行った症例における、調和のとれたジンジバルマージン構築の流れを示したい。

症例供覧

症例1：硬・軟組織造成を行った症例

　患者は42歳の女性で、前歯部の違和感を主訴に来院。高校生の頃にバイク事故により1|12を失い、3 2|3を支台としたロングスパンブリッジを装着していたが部分的に脱離していた。

検査・診断・治療計画

　支台歯は保存可能と判断し、1|12の3歯欠損に対するインプラント治療を計画した（**図2、3**）。顔貌からインサイザルエッジポジションを決定し、診断用ワックスアップを行い、それをもとにモックアップを作製した（**図4**）。患者はハイスマイルであり、ゼニスとパピラの位置が審美結果に与える影響が大きいと判断した。モックアップを参考にインプラントの埋入ポジションを決定した（**図5**）。インプラントは1|2部に埋入し、インプラントブリッジを計画した。

治療経過

　まずは実際の手術において、ゼニスを決定する適正なインプラント埋入と、パピラの再建を考慮した骨造成を行っていく。インプラント埋入はサージカルガイドを用

ゼニス	パピラ
・インプラント埋入位置	・骨頂の高さ
・軟組織の厚み	・軟組織の厚み
・エマージェンスプロファイル	

図1　ジンジバルマージンを構築する際の基準となるゼニスとパピラを決める要素[1〜6]。

症例1：硬・軟組織造成を行った症例

患者年齢および性別：42歳、女性　　　　**主訴**：前歯部の違和感。

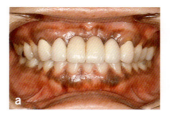
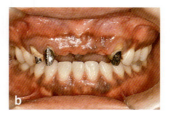
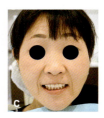

図2-a〜c　初診時。前歯部のロングスパンブリッジは今回で3回目のやり直しであった。患者は脱離を心配し、前歯部をほとんど使用せずに生活していた。

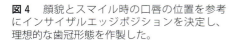
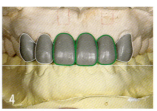

図3　術前のパノラマX線写真。臼歯部は天然歯が残存、咬合関係は安定しており、側方運動時の臼歯部離開が得られていた。

図4　顔貌とスマイル時の口唇の位置を参考にインサイザルエッジポジションを決定し、理想的な歯冠形態を作製した。

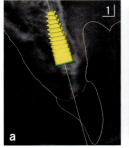
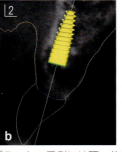
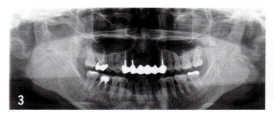

図5-a、b　CBCT画像からインプラントの唇側には硬・軟組織の造成が必要であることがわかる。

図6　天然歯における上顎正中のパピラの高さは歯冠長の42%という報告[7]から、正中のパピラの高さを4mmに目標設定した。本症例では口蓋の骨の高さが維持されていたので、そこを基準にすると、インプラント‐ポンティック間のパピラの高さは骨頂から5.5mmというSalamaらの報告[4]から、正中のパピラの高さ4mmは再現可能であると判断できる。

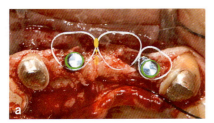
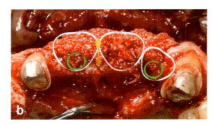
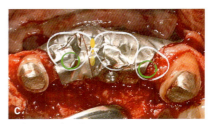

図7-a〜c　パピラ直下の硬組織造成において、形態を維持するために非吸収性メンブレンをチタンピンで固定した。

いてシミュレーションどおりに行い、埋入深度はエマージェンスプロファイルの形態を考慮し、ゼニスから4mmに設定した（図6）。

続いて、パピラ直下の硬組織造成に関して、インプラントは歯冠に対し口蓋側寄りに埋入するため、実際のパピラはインプラントよりも唇側に位置する。したがって、最終的なパピラの位置を考慮した唇側寄りの骨造成を行った（図7、8）。

OJ 会員発表

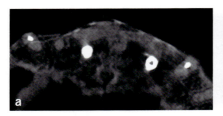
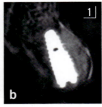
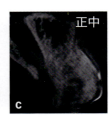
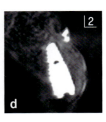

図8-a〜d 術後8ヵ月。感染などはなく、インプラント唇側と正中部分に十分な硬組織を獲得。

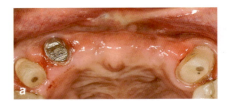
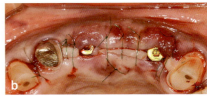
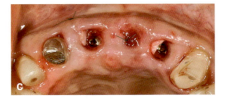
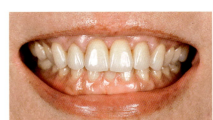

図9-a〜d インターポジショナルグラフトにて水平的に軟組織を造成し、さらにパピラの再建を考慮した追加の結合組織移植術を行い、十分なボリュームの軟組織を獲得した後、エマージェンスプロファイルの形態を調整した。

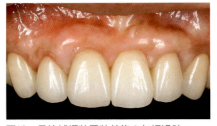
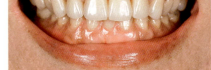
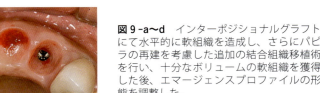

図10 最終補綴装置装着後3年経過時。　　図11-a 装着後3年半経過時。　　図11-b 正中のパピラの高さは、ゼニスから約4mmと、目標とした高さまで再建することができた。

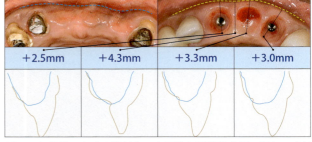

図12 各部位における術前後の水平な組織造成量の評価。青線は術前、黄線は術後を示す。

・軟組織が厚いと治療後のPink Esthetic Score（PES）が経年的に有意に増加する
・軟組織の厚みが1mm増えるに従いパピラの残存率が増加する
・軟組織が厚いとリセッションが少ない
・軟組織が厚いと患者満足度が高い

つまり、審美的な結果を得るためには軟組織の厚みをコントロールすることが非常に重要であるといえる。本症例に関しては、口蓋から上皮付きの結合組織をインターポジショナルグラフトにて移植し、さらにパピラ直下に追加の結合組織移植を行うことで十分なボリュームの軟組織を獲得した（図9）。

最後に、チェアサイドでプロビジョナルレストレーションのエマージェンスプロファイルを調整し、ゼニス

そして治癒を待ち、非常に重要なステップである軟組織の厚みのマネジメントを行った。インプラント周囲軟組織の厚みが審美結果に及ぼす影響は非常に大きく、チューリッヒ大学のThomaら[8]は、右記のように結論づけている。

症例2：硬・軟組織造成および残存歯を応用した矯正的挺出とルートサブマージェンステクニックを行った症例

患者年齢および性別：75歳、女性　　　**主訴**：前歯部ブリッジの支台歯の破折。

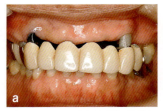
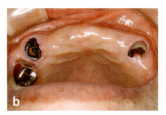
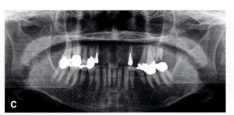
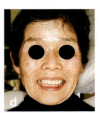

図13-a〜d　10年以上前に他院にて可撤性のマグネットブリッジを装着した。当院ではこの状態で2年間ほどメインテナンスを行っていたが、支台歯が破折し来院した。

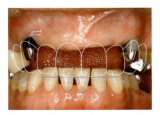

図14　顎堤は完全にフラットな状態である。3|3の周囲組織が明らかに不足している。

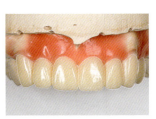

図15　組織の不足部分はピンクワックスで補足し、不足量を評価した。

の位置を決定し、カスタムインプレッションコーピングを用いて最終印象採得を行い、最終補綴装置を装着した。調和のとれたジンジバルマージンの構築により審美的な結果を得ることができた（図10、11）。

また、組織の造成量をIOS（口腔内スキャナ）で評価したところ、欠損部顎堤において水平的に2.5〜4.3mmの造成を確認できた（図12）。抜歯により失われた組織を適切に再建することで、理想的な歯冠形態を与えるためのジンジバルマージンを構築することが可能となる。

症例2：硬・軟組織造成および残存歯を応用した矯正的挺出とルートサブマージェンステクニックを行った症例

患者は75歳の女性、前歯部ブリッジの支台歯の破折を主訴に来院。2 1|1 2 4は欠損しており、3|3を支台歯とした可撤性のマグネットブリッジが装着されていてメインテナンスに通院していたが、両支台歯が破折し、再修復は困難な状況であった（図13）。患者は固定性の修復治療を希望した。

検査・診断・治療計画

4|は歯肉縁下う蝕が著しく、抜歯適応と判断し、4|+4の8歯欠損に対するインプラント治療を計画した（図14、15）。顔貌および対合歯を参考にインサイザルエッジポジションを決定し、診断用ワックスアップからCTスキャンテンプレートを作製した。

治療経過

インプラント埋入は、残存骨量と力学的な観点から、4 2|2 4部に計画した。続いて、6前歯に対する軟組織量の評価を行った。軟組織の厚みが薄い患者であり、調和のとれたジンジバルマージンを構築するために、2+2は水平方向に1.5〜2.0mmの軟組織造成が、3+3に関してはゼニスの1.5mmの歯冠側移動が必要だと判断した（図16、17）。本症例では3|3が残存していたため、矯正的挺出による軟組織の垂直的造成が可能であると判断した。まずはサージカルガイドを用いてインプラントを埋入し、4|4部の硬組織造成を行った（図18）。

治癒を待ち、1stプロビジョナルレストレーション装着後、3|3の矯正的挺出を開始した。Amatoら[9]は挺出量に対する組織の造成量が硬組織で約70％、軟組織で約65％と報告していることから、最終的なゼニスを1.5mm歯冠側に上げるため、約5mmの挺出を行った（これは挺出後のポンティック形態付与のための過補償分を

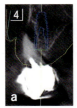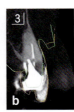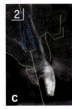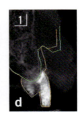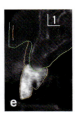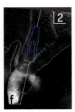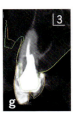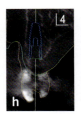

図16-a〜h　CTスキャンテンプレートを装着してCTを撮影し、シミュレーションソフトを用いてインプラントの埋入位置を決定した。そこから調和のとれたジンジバルマージンを構築するために必要な硬・軟組織造成量を評価した。

	4	3	2	1	1	2	3	4
フェーズ1	インプラント+GBR		インプラント			インプラント		インプラント+GBR
フェーズ2		矯正的挺出+RST					矯正的挺出+RST	
フェーズ3			CTG	歯肉整形+骨整形	歯肉整形+骨整形	CTG		

図17　複数歯欠損により処置が複雑になるため、治療プランを3つのフェーズに分けた。①：4 2|2 4 部へのインプラント埋入と、4|4 部の唇側に骨造成、②：3|3 の矯正的挺出と、ルートサブマージェンステクニック、③：2|2 インプラント部唇側の結合組織移植と、1|1 部の歯肉整形と骨整形によりポンティックのオベイト形態を付与。

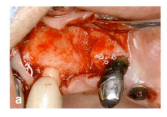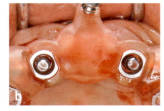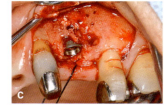
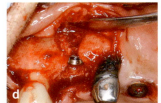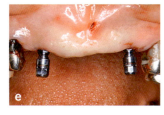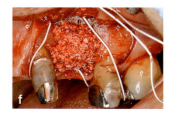

図18-a〜f　インプラント埋入手術時。a、d：4|部、b、e：2|2部、c、f：|4部。インプラント埋入と、4|4部には自家骨、DBBM、吸収性メンブレンを用いた骨造成を行った。

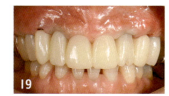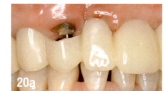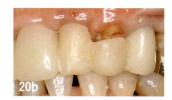

図19　1stプロビジョナルレストレーション装着時。この時点ではまだジンジバルマージンは不整である。

図20-a、b　1stプロビジョナルレストレーションを用いて3|3の歯根を牽引。

考慮している）（図19、20）。

　さらに、後戻り防止のための意図的再植の後、口蓋から採取した結合組織移植を用いたルートサブマージェンステクニックを行った[10]（図21、22）。これにより歯列アーチの変曲点となる3|3部の頬舌的な組織のボリュームを最大限温存した。

　続いて、2ndプロビジョナルレストレーションを装着し、2|2の唇側軟組織が不足している部分に対し、エンベロープフラップを用いた結合組織移植を行った。これによりインプラント周囲に十分なボリュームの軟組織を獲得した（図23）。

　そこから、エマージェンスプロファイルを調整し、1|1は歯肉整形と骨整形によりオベイト形態を付与した。術前のフラットな顎堤から、調和のとれたジンジバル

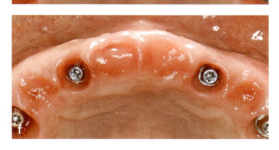

図21-a〜f 3|3周囲の組織を最大限温存することで、自然な顎堤のアーチを描くことができている。

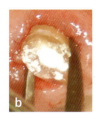 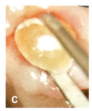 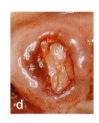 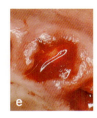

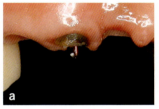 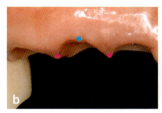 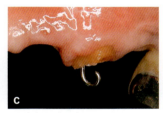 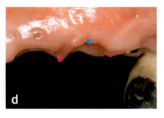

図22-a〜d 矯正的挺出を用いて、3|3部ポンティック近遠心のパピラの再建を同時に行っている。

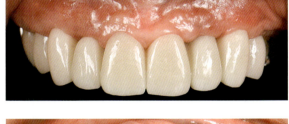

図23-a 2|2の唇側軟組織が不足している。

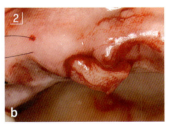 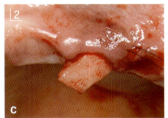 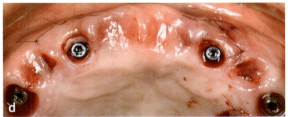

図23-b〜d サブジンジバルエリアからエンベロープフラップを形成し、結合組織をインプラントの唇側とパピラ直下に挿入。

マージンを構築し、最終補綴装置を装着した（図24、25）。

症例1と同様に、術前後の歯槽堤のボリューム変化をIOSにて評価したところ、2|2の水平的造成と、3|3の垂直的造成を確認した。術前の計画時に評価した、組織の不足量を考慮したインプラント周囲の組織マネジメントにより、調和のとれたジンジバルマージンを構築でき、審美的な結果を得ることもできた（図26、27）。

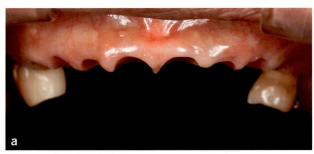
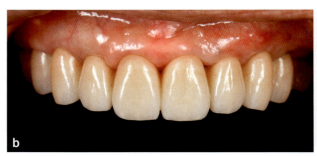

図24-a、b　術前の平坦な顎堤から、理想的な歯冠形態を与えるための調和のとれたジンジバルマージンを新たに構築した。

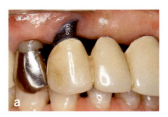
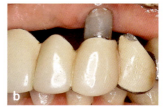
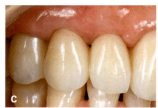
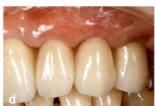

図25-a〜d　a、b：術前、c、d：術後。3|3部周囲は、組織の造成により自然な歯冠形態を与えることができている。

3	2	1	1	2	3
垂直的造成	水平的造成	水平的造成	水平的造成	水平的造成	垂直的造成
+1.5mm	+1.6mm	+1.7mm	+1.8mm	+1.2mm	+1.5mm

図26　IOSを用いて術前後の組織のボリューム変化を観察することで、自身の手技に対する客観的な評価を行うことができる。

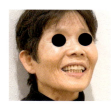

図27　マグネットブリッジを10年以上使用していた患者は、社交的であったが、笑う時はつねに口元を手で隠していた。治療が終わった今、このように思い切り笑えることを非常に喜んでくれている。

結論

　審美領域における複数歯欠損に対し、調和のとれたジンジバルマージンを構築する際の基準となるのはゼニスとパピラであり、それぞれを決定する要素を一つひとつクリアしていくことで、審美的な結果を得ることが可能となる。また、術前後の組織の形態変化をIOSにより客観的に評価することで、より再現性の高いインプラント治療につながると考える。

参考文献

1. Buser D, Martin W, Belser UC. Optimizing esthetics for implant restorations in the anterior maxilla: anatomic and surgical considerations. Int J Oral Maxillofac Implants. 2004；19 Supp：43-61.
2. Nozawa T, Enomoto H, Tsurumaki S, Ito K. Biologic height-width ratio of the buccal supra-implant mucosa. Eur J Esthet Dent. 2006 Autumn；1（3）：208-14.
3. Su H, Gonzalez-Martin O, Weisgold A, Lee E. Considerations of implant abutment and crown contour: critical contour and subcritical contour. Int J Periodontics Restorative Dent. 2010 Aug；30（4）：335-43.
4. Salama H, Salama MA, Garber D, Adar P. The interproximal height of bone: a guidepost to predictable aesthetic strategies and soft tissue contours in anterior tooth replacement. Pract Periodontics Aesthet Dent. 1998 Nov-Dec；10（9）：1131-41; quiz 1142.
5. Tarnow D, Elian N, Fletcher P, Froum S, Magner A, Cho SC, Salama M, Salama H, Garber DA. Vertical distance from the crest of bone to the height of the interproximal papilla between adjacent implants. J Periodontol. 2003 Dec；74（12）：1785-8.
6. Kan JY, Rungcharassaeng K, Umezu K, Kois JC. Dimensions of peri-implant mucosa: an evaluation of maxillary anterior single implants in humans. J Periodontol. 2003 Apr；74（4）：557-62.
7. Chu SJ, Tarnow DP, Tan JH, Stappert CF. Papilla proportions in the maxillary anterior dentition. Int J Periodontics Restorative Dent. 2009 Aug；29（4）：385-93.
8. Bienz SP, Pirc M, Papageorgiou SN, Jung RE, Thoma DS. The influence of thin as compared to thick peri-implant soft tissues on aesthetic outcomes: A systematic review and meta-analysis. Clin Oral Implants Res. 2022 Jun；33 Suppl 23（Suppl 23）：56-71.
9. Amato F, Mirabella AD, Macca U, Tarnow DP. Implant site development by orthodontic forced extraction: a preliminary study. Int J Oral Maxillofac Implants. 2012 Mar-Apr；27（2）：411-20.
10. Salama M, Ishikawa T, Salama H, Funato A, Garber D. Advantages of the root submergence technique for pontic site development in esthetic implant therapy. Int J Periodontics Restorative Dent. 2007 Dec；27（6）：521-7.

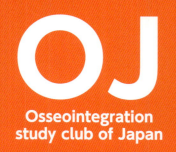

正会員コンテスト

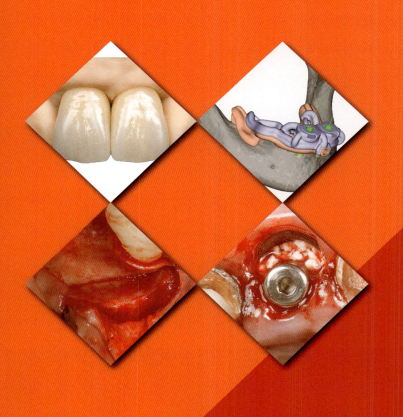

一柳通宣

西山貴浩

毛内伸威

松本圭史

OJ 正会員コンテスト

A new concept for prosthetic design

一柳通宣
Michinobu Hitotsuyanagi
デンテックインターナショナル株式会社・歯科技工士

2000年　新東京歯科技工士学校卒業
2001年　The Aesthetic and Implant Technology Institiute USA 卒業
2002年　デンテックインターナショナル株式会社入社
2015年　同社常務取締役就任
2022年　同社専務取締役就任

OJ正会員、SAFE正会員、日本顎咬合学会、日本デジタル歯科学会、3Dアカデミー、日本口腔インプラント学会正会員、大阪SJCD、新大阪歯科技工士専門学校非常勤講師

はじめに

　本稿では、口腔内で長期に機能できる上部構造を作製するためのコンセプトとして、軟組織におけるカントゥアとサブジンジバルエリアの構築にフォーカスし、
1．アナログ工程としてのロングタームプロビジョナルレストレーション（以下、プロビジョナル）の重要性
2．デジタルツールとしての新たなSuperimpose手法
について、補綴デザインとあわせて解説していく。

カスタムインプレッションテクニック
　―アナログからデジタルへ―

　サブジンジバルカントゥアを模型上へトランスファーさせるための手法は、これまでDr. Hindsの考案したカスタムインプレッションテクニック（**図1**）を使用し、アナログ手法にて行っていた。現在では、デジタル技術を用いることでも再現が可能とされている。しかし、プロビジョナルを口腔内からはずした瞬間から軟組織は倒れ込んでくるため、結果として、口腔内スキャナでスキャンされた軟組織の形状とロングタームプロビジョナルによって獲得されたトランジショナルカントゥアとの形状の相違が起こりうる（**図2**）。

　そこでラボサイドでは、煮詰めたプロビジョナルのデータを加えた複数のデータに対して画面上の3点ポイントを設定し、それぞれを重ね合わせる手法（Superimpose）が多く用いられている（**図3**）。

光学印象時の落とし穴

　光学印象時、使用するスキャンボディの種類によっては、浮き上がりやズレが起こったり、スキャンエラーによってデータの変形が生じてしまったりする場合もある。このような場合、スキャンデータは使用できない。すなわち、上部構造を作製することができない（**図4**）。

　こうした場合の対応策として、口腔内でのスキャンボディを用いたスキャニングを行わない代わりに、事前にラボサイドで準備した石膏の台座を使用し、そこをポイントとして、スキャンボディ、プロビジョナル、プロビジョナルを装着した歯列、歯肉粘膜それぞれのデータをラボサイドで重ね合わせていく手法も行われるように

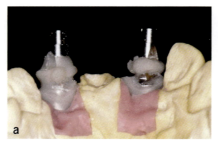
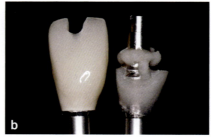
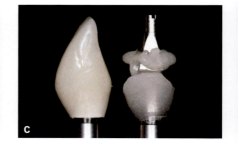

図1-a〜c　Dr. Hindsが考案したカスタムインプレッションテクニック。

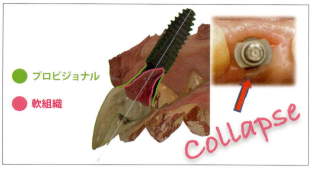

図2 プロビジョナルと軟組織の形状の違い。

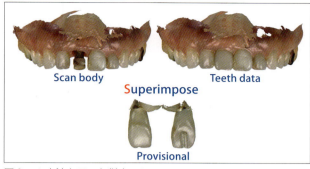

図3　3点法を用いた従来のSuperimpose。

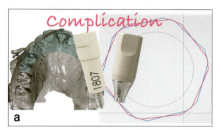

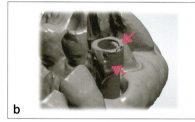

図4-a、b　スキャンボディを用いた光学印象における臨床的なトラブル例。

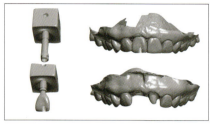

図5　ラボサイドにて台座を使用してSuperimposeを行う際に必要なデータ。

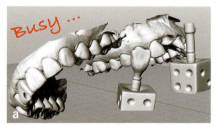

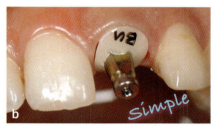

図6-a、b　データを数多く用いたカスタムインプレッションテクニック（a）と従来のシンプルなアナログ手法（b）。

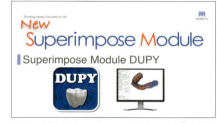

図7　新たなSuperimposeモジュール「DUPY」（株式会社モリタ、デンテックインターナショナル株式会社考案）。

なってきている（図5）。

　しかし、口腔内でスキャンボディを締結せず、ラボサイドでわざわざ台座を準備し、データ数を増やし、工程を複雑化させるぐらいなのであれば、従来のアナログ手法であるカスタムインプレッションテクニックのほうがシンプルで、精度の点でも明らかに安心感がある。デジタル技術を使用するメリットを考え、仮にアナログ手法と結果が同等であるということを前提とすれば、このように作業工程を複雑化させることはナンセンスであると筆者は考えている（図6）。もちろん、症例によってはこうした複雑な工程が必要な場面はあるとも思われる。

New Superimpose Method

　そこで、シンプルに従来のカスタムインプレッションテクニックをそのままデジタルへと落とし込むために、新たなマッチング専用モジュール「Dupy」を用いたNew Superimpose Methodを提案する（図7）。

　Dupyを用いる場合に必要なデータは、

・プロビジョナルのみの360°データ
・プロビジョナルを装着した歯列データ
・スキャンボディを締結させた口腔内データ

である。この3つのデータの重ね合わせは、従来の3点

正会員コンテスト

新コンセプトを用いた 1|1 部連続インプラント症例

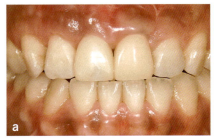
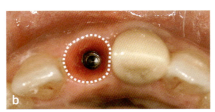
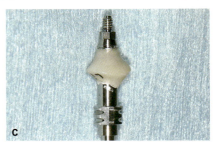

図8-a〜c　2011年、プロビジョナルでサブジンジバルカントゥアを調整後、カスタムインプレッションコーピングテクニックを用いて印象採得を行った。

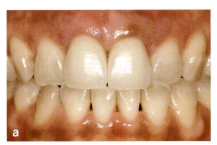
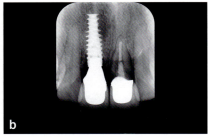
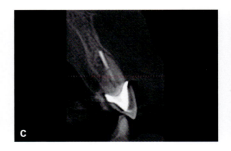

図9-a〜c　2023年、再来院時の口腔内およびデンタルX線写真、|1のCT画像。

法ではなくゾーン（空間）で行われ1クリックでできる。すなわち、最小限のデータ数で高精度かつ簡単、スピーディーな重ね合わせができるようになった。これまでは、多くのデータを出力し、変換を行い、さらに手動で点を設定することで画面上で貼り付けていただけであるとも考えられ、煩雑で手間がかかった。誤差が生じる場面も多かったと思われる。Dupyの開発によって、ようやくデジタル技術の利点であるシンプルなSuperimposeが可能となったといえるだろう。

次項では、実際にロングタームプロビジョナルにて獲得されたトランジショナルカントゥアをDupyを用いて最終補綴装置へ再現した症例を供覧する。

症例供覧

新コンセプトを用いた 1|1 部連続インプラント症例

2011年に、1|部へインプラントを埋入後、プロビジョナルを装着し、ソフトティッシュスカルプティング後、カスタムインプレッションコーピングを使用して印象採得を行い（図8）、最終補綴装置を装着した。

最終補綴装置装着後12年の2023年、他院にて|1に歯肉からの排膿および歯根の外部吸収を指摘され、患者は再来院した。|1は保存不可能となりインプラント治療を行うこととなった（図9）。図10は二次手術終了時の口腔内の状態である。フラップを開けて外科処置を施した影響で右側のアバットメントが露出し、審美的欠陥となっている。そこで、より良い審美結果を得るために1|1の補綴装置を同時に作製することを患者と担当歯科医師へ提案し、了承を得られた。

補綴デザインはメインテナンス性を重視し、両側ともにスクリュー固定式に統一することとした。ロングタームプロビジョナルを用いて、低侵襲かつ審美的な上部構造のトランジショナルカントゥアの構築を目指した（図11）。

ロングタームプロビジョナル装着後1ヵ月、右側のゼニスライン調整に焦点を当て、トランジショナルカントゥアの形態を微調整した（図12-a）。図12-bはロングタームプロビジョナル装着後6ヵ月の口腔内の状態である。まだ完全とはいえないが、結合組織移植などの外科処置なしでも、プロビジョナルの基底面形態をコ

A new concept for prosthetic design　一柳通宣

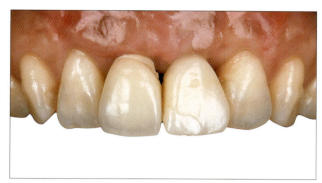

図10　二次手術終了時。

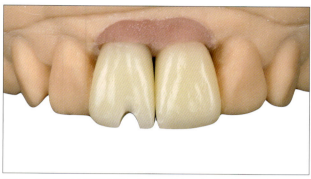

図11　3D模型上にて作製したロングタームプロビジョナル。

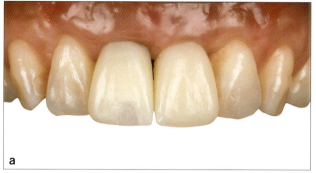

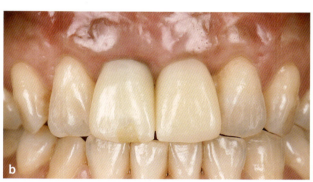

図12-a、b　ロングタームプロビジョナル装着後1ヵ月（a）および6ヵ月（b）の状態。

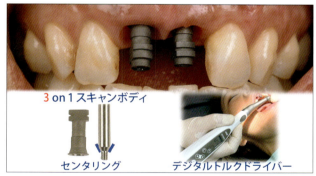

図12-c　ソフトティッシュスカルプティング後の最終的な粘膜の状態。

図13　3 on 1スキャンボディ（デンテックインターナショナル株式会社考案）を口腔内へ締結した状態。

ントロールしたことによって良好な状態が獲得できた。図12-cはソフトティッシュスカルプティング後の最終的な粘膜の状態である。この後、チェアサイドでセンタリング機構のある高精度な3 on 1スキャンボディを規定のトルク値で締結し、適合確認を行ってもらった（図13）。

ラボサイドでは、Dupyを使用し、ロングタームプロビジョナルとロングタームプロビジョナルを装着した口腔内データ、スキャンボディを締結した口腔内データをSuperimposeした（図14）。主要ソフトウェアメーカーとの精度比較をしてみると、少数歯欠損の場合わかりづらいところもあるが、Dupyは高精度なSuperimposeを実現している（図15）。その後、唇側および切端にポーセレンレイヤリングを行い、3D模型上で完成させた。補綴デザインはチタンベースに陽極酸化処理を行って明る

147

OJ 正会員コンテスト

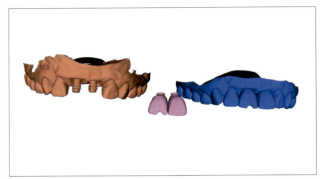

図14 Dupyを用い、3つのデータをSuperimposeさせる。

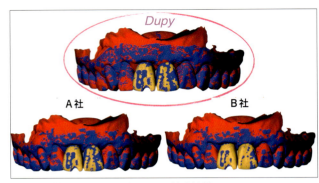

図15 他社ソフトウェアとDupyの精度比較。

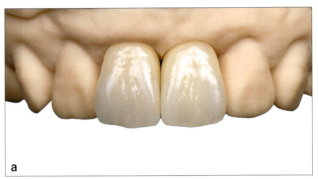

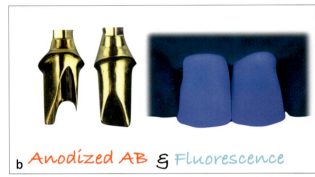

図16-a、b 3D模型上での完成した最終上部構造および内部のメカニズム。

くし、ジルコニアのフレームワークには蛍光性を付与している（図16）。このような処理を組み合わせることで、カスタムチタンベースのメタル色を軽減でき、ソフトティッシュディスカラーレーションの防止が期待できる。

図17はロングタームプロビジョナルと最終上部構造の比較である。チェアサイドで煮詰めたサブジンジバルカントゥアがトランスファーされていることがわかる。このロングタームプロビジョナルの工程が重要で、デジタル技術を使用するいちばんの利点は、ロングタームプロビジョナルから最終上部構造への再現性であると考える。図18は最終上部構造装着時の口腔内写真、図19は上顎前歯部のデンタルX線写真による治療経過である。右側のアクセスホールポジションは角度補正ZACシステム（デンテックインターナショナル考案）を使用して口蓋側へ

修正した。新たなモジュールであるDupyを用いたことで、ロングタームプロビジョナルのトランジショナルカントゥアをスムーズに最終上部構造へ移行することができた。

おわりに

本稿で提案したNew Superimpose Methodは、あくまで現状のデジタルコンテンツのなかで最新のツールであり、今後もアップデートしていくであろう。しかし、このようなツールを最大限に活かすためには、われわれが今まで培ってきたアナログ技術と知識が必要不可欠であることは変わらない。

A new concept for prosthetic design　一柳通宣

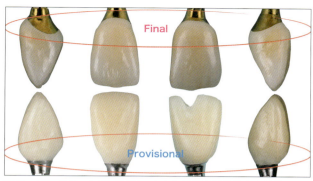

図17　ロングタームプロビジョナルと最終上部構造との比較。

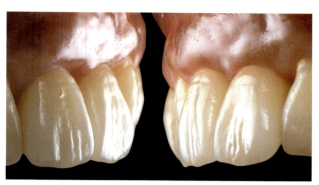

図18-a　最終上部構造装着後の前歯部側面観。

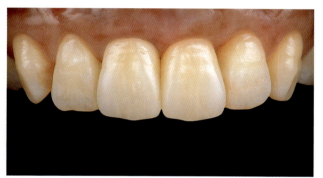

図18-b　同正面観。

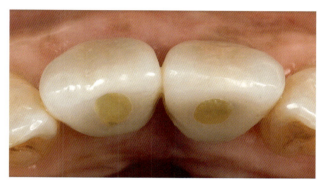

図18-c　同咬合面観。（症例提供：寺本昌司氏［デンタル寺本］）

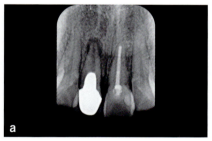
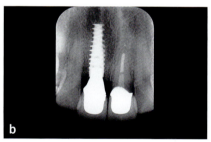
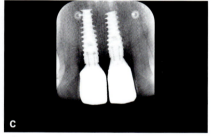

図19-a～c　2010年初診時（a）、2011年 1| 部上部構造装着後（b）、2024年 1|1 部上部構造装着後のデンタルX線写真。

参考文献

1. Tarnow D, Elian N, Fletcher P, Froum S, Magner A, Cho SC, Salama M, Salama H, Garber DA. Vertical distance from the crest of bone to the height of the interproximal papilla between adjacent implants. J Periodontol. 2003 Dec；74(12)：1785-8.
2. Choquet V, Hermans M, Adriaenssens P, Daelemans P, Tarnow DP, Malevez C. Clinical and radiographic evaluation of the papilla level adjacent to single-tooth dental implants. A retrospective study in the maxillary anterior region. J Periodontol. 2001 Oct；72(10)：1364-71.
3. 山下恒彦（著），秋山和則，笹部雅大，一柳通宣（執筆協力），佐藤洋司，白鳥清人，瀧野裕行，夏堀礼二，増田英人，南昌宏，三好敬三，安岡大志，米澤大地（症例提供）．デジタル・モノリシック・インプラントレストレーション．Longevityを追求した，機能と審美が両立するジルコニアモノリシック上部構造製作のためのプロトコール．東京：クインテッセンス出版，2020．
4. Gamborena I, Blatz MB（著），和泉雄一，山﨑長郎（監訳）．evolution 前歯部インプラントの最新プロトコル．東京：クインテッセンス出版，2015．

正会員コンテスト

Multi-Digital Dentistryが変えるインプラント治療

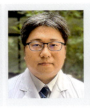

西山貴浩
Takahiro Nishiyama
和田精密歯研株式会社

2009年　大阪大学歯学部附属歯科技工士学校卒業、BioNIC株式会社入社
2009年4月〜2011年3月　放送大学教養学部編入学〜卒業
2012年10月〜2013年3月　和田精密歯研株式会社BioNIC事業部異動
2013年3月　和田精密歯研株式会社インプラント・矯正事業部異動
2017年4月〜2021年3月　大阪大学大学院歯学研究科博士課程入学、修了
2021年3月　大阪大学大学院歯学研究科歯学博士　学位授与
日本デジタル歯科学会代議員　技術認定士、OJ正会員

はじめに

　筆者は2018年のOJミッドウィンターミーティングで発表を行い、正会員を授与いただいた。当時は「インプラント臨床におけるデジタライゼーションの光と影—基礎研究から見えてくるプロトコールの提案—」というタイトルで、ガイドを安易に使うことの危険性や、より安全に行うための注意点を発表した[1]。当時提唱されていた「Society 5.0」というキーワードがある。これは、サイバー空間（仮想空間）とフィジカル空間（現実空間）を高度に融合させたシステムにより経済発展と社会的課題の解決を両立する、人間中心の社会（Society）を指す[2]。そんなSociety 5.0の基盤技術であるデジタルツインが、現在注目されている。デジタルツインとは、現実空間（フィジカル空間）にある膨大な情報を収集し、AIなどでデータ分析・処理を経て仮想空間（サイバー空間）に再現する技術であり、図1は歯科におけるデジタルツインの概略図である。この実現のために、「Multi-Digital Dentistry」をわれわれは提唱している。

　「Multi-Digital Dentistry」は、Digital Dataを利用し、検査・診断、治療計画の具現化、治療実践、経過観察・比較検討・統計処理まですべてを一貫したシステムに構築する歯科医療体制を指す造語である[3]。これに加えて、アナログのすぐれた要素を積極的に融合させる柔軟な思考をもつことを大事にしている（図2）。

　しかしながら、シミュレーションの内容がどこまで正しいのか？　と議論できる精度を担保されているのかは不明である。今回は、「診断のためのシミュレーション精度をさらに高めるためには何をすべきか」という点を問題提起したい。形態的な情報だけでなく、機能的な情報の必要性を実感し、機能的な情報である運動情報によって、インプラントシミュレーションが変わると確信した症例を供覧する。

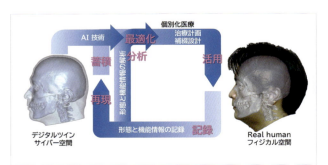

図1　歯科におけるデジタルツインの概略図。（提供：重本修伺先生［鶴見大学歯学部クラウンブリッジ補綴学講座］）

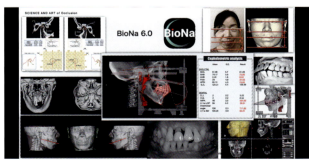

図2　Multi-Digital Dentistryに基づいて、これまで作成してきた3Dモデルや症例写真。

上下無歯顎症例

患者年齢および性別：82歳、女性　　**主訴**：下の前歯がグラついて入れ歯が合わなくなって噛みにくい。

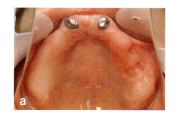
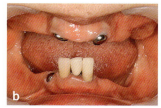
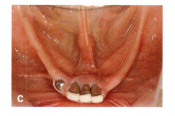
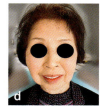
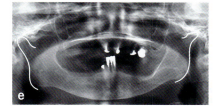
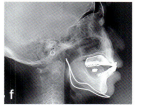
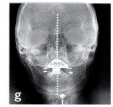

図3 -a〜g　初診時の口腔内写真、顔貌写真、パノラマX線写真、セファロ画像。口腔内写真は|5 6を抜歯した後の写真（主治医：杉元敬弘先生［京都府開業］）。

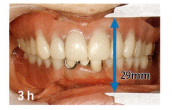
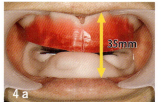
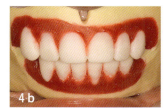

図3 -h　咬合高径は、A-B間距離で29mmと低い。

図4 -a, b　ゴシックアーチ（a）と撮影用テンプレート（b）を作製した。このとき、撮影用テンプレートは、前歯部のみ人工歯を排列し、試適のときに前歯部の排列が確認できるように工夫した。

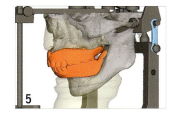
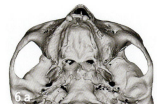
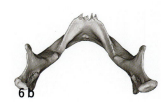

図5　BioNaのシミュレーション画像。

図6 -a, b　頭蓋骨と下顎頭の形態的左右差が大きい。

症例供覧

患者は82歳女性で、下の前歯がグラついて入れ歯が合わなくなって噛みにくいとの主訴であった。詳しく聞いてみると、「左上の歯の周りの歯肉が腫れた」「ここ1年ぐらい偏頭痛に悩まされている」「噛み合わせが低い気がする」など、さまざまな不定愁訴を抱えていた（図3）。

治療計画

下顎前歯は予後不良と主治医が判断して抜歯を行い、A-B間距離が35mmになるようにゴシックアーチと、ゴシックアーチの顎位でCT撮影用テンプレートを作製した（図4）。その後、医科用CTで撮影し、シミュレーションソフトBioNa®でシミュレーションを行った（図5）。その結果、下顎位の変位を確認した（図6）。

下顎骨については寿谷らの適正下顎位を導くための画像分析[4, 5]を参考にし、シミュレーションソフト上で下顎モデルを動かし、その動かした下顎位の位置で治療用義歯を設計した（図7、8）。設計した治療用義歯を参考に、インプラントシミュレーションを行った。患者が高齢であるため、2002年のMcGillコンセンサス[6]、Yorkコンセンサス[7]に基づいて、下顎2本のインプラントオーバーデンチャーのシミュレーションとした（図9、10）。

正会員コンテスト

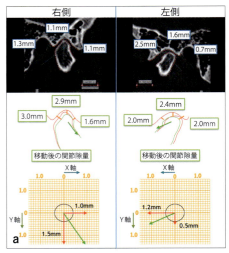

図7-a〜d 下顎位の画像分析。(aは文献4、5より引用改変)

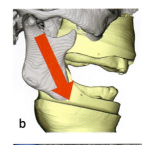 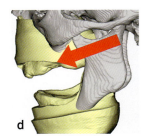
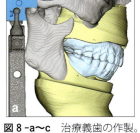 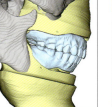 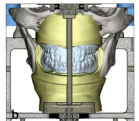 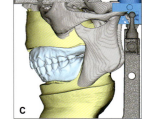

図8-a〜c 治療義歯の作製。

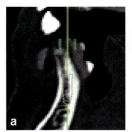 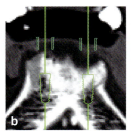 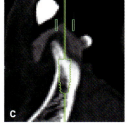

図9-a〜c CT断面画像。インプラントはT3インプラントシステム φ4.0×10mm（Zimvie）。

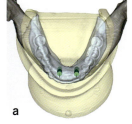 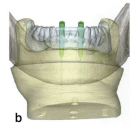

図10-a、b 下顎2本のインプラントオーバーデンチャーのシミュレーション。

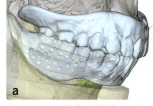 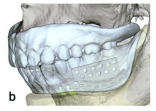

図11-a、b 義歯を設計してからインプラントシミュレーションし、埋入位置からメタルフレームの設計も行った。

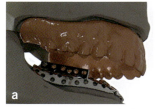 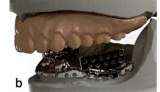

図12-a、b コンピュータグラフィックス技術の進歩により、リアルな質感をもたせることも可能。

治療経過

インプラントや義歯の情報を参考に、メタルフレームもCAD/CAMで作製した（**図11、12**）。治療用義歯は切削加工で完成し、試適を行った（**図13、14**）。また治療用義歯を参考に、ガイデッドサージェリー用のサージカルガイドを作製した（**図15**）。そして、サージカルガイドを用いてインプラントを埋入した（**図16**）。埋入後10ヵ月、最終補綴装置を作製した（**図17**）。

しかし、食事は問題なくできているが、歯科医師が繰り返し調整を行ってもつねに左側が強く当たっていた。実際に、上顎頬側粘膜に強い義歯床の圧痕がみられた。そこで、MK visible gold crownを用いて、臼歯部の接触点の観察を試みた（**図18**）。これまでの修復治療では、下顎運動を全調節性咬合器などに再現し、下顎頭の動きをチェックバイトやパンタグラフで記録して、患者個々の顎運動を修復装置（歯列および咬合面形態）に反映してきた。そして今日では、より精巧な調節機構をもつ咬合器とデジタルテクノロジーを組み合わせて利用でき

図13-a、b　切削加工した義歯。精度を重要視していたため、材料には歯肉と歯冠色が一体となっているデンチャーディスク（山八歯材工業）を使用した。

図14　試適した義歯。

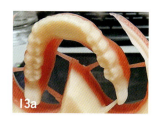
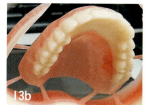
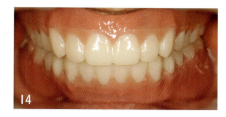

図15-a、b　サージカルガイドBoneNavi®System（和田精密歯研）のCADイメージ。

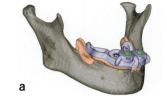
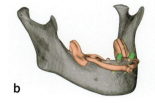

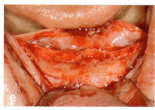
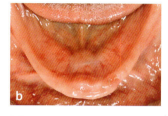
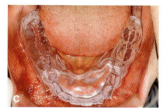
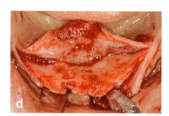
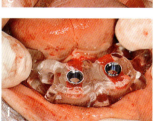
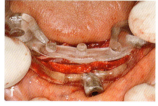
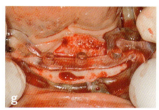
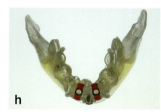
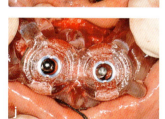
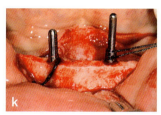
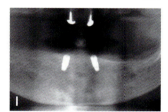

図16-a〜l　サージカルガイドとガイデッドサージェリーの様子（執刀医：牧草一人先生［京都府開業］）。

るようになっている。しかし、口腔内で発現するすべての顎運動と、それにともなって発現する咬合接触を可視化することは、現時点では不可能である。そこで、桑田は97％ゴールドによるプロビジョナルクラウン（MK visible gold crown）を作製し、口腔内に装着して2週間ほど使用することで、咬合面に刻まれたファセットをスキャニングし、CAD/CAMにより最終補綴装置を作製するデジタルとアナログが融合した画期的なシステムを考案した[8、9]。

MK visible gold crownの装着後、1週間でファセットが現れ、2週間経過を観察した（図19）。当時はMK visible gold crownの結果が異常なのか順応しているかがわからなかったため、鶴見大学歯学部の小川教授らの協力により顎運動測定器を用いた運動解析を行った[10〜12]（図20）。この顎運動測定器はもともと、石原咬合論、坂東咬合論そして、現在は鶴見大学歯学部クラウンブリッジ補綴学講座の小川教授が中心として、日本独自の高精度咬合可視化技術によるデジタル咬合診断を可能

正会員コンテスト

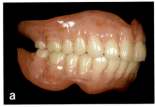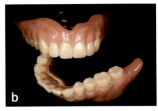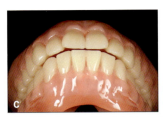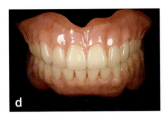

図17-a〜d 最終補綴装置(技工担当：Team Kurokawa)。人工歯：サーパス(ジーシー)、床：PalaXpress®(Kulzer)、ステイン材：SR nexco®(Ivoclar Vivadent)、重合システム：Palajet®(Kulzer)。

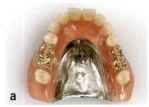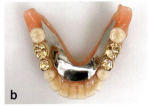

図18-a、b MK visible gold crownの作製(技工担当：Team Kurokawa)。

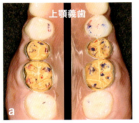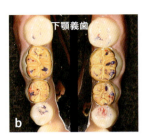
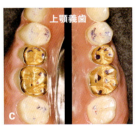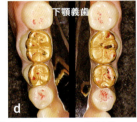

図19-a〜d MK visible gold crownの経過の様子。a、b：調整後、c、d：咬合紙でチェック後(装着後2週間)。左側頬側咬頭内斜面に強い咬耗がみられた。

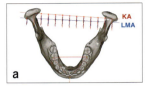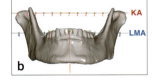
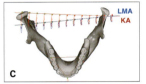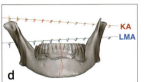

図20-a〜d 顎運動の解析結果(運動解析担当：重本修伺先生)。顎機能健常者(a、b)と比較して、本症例(c、d)の矢状面内限界運動のKAとLMAは咬合平面に対してそれぞれ左下がり、左上がりであった(機能の非対称性を認めた)。

としたものである。運動想定器を用いて運動解析をした結果、顎機能健常者と比較して、本症例の矢状面内限界運動のKA(全運動軸)とLMA(最小運動軸)は咬合平面に対してそれぞれ左下がり、左上がりで、機能の非対称性を確認した。顎機能健常者と同様に、本症例でもKAは左右下顎頭、LMAは左右下顎孔の開口部付近を通っていた。つまり、形態的な非対称と機能は整合性がとれていた。

本症例のタッピング運動のLMAが咬合平面に対してやや左下がりになっていたことは、MK visible gold crownを装着した結果、右側に比較して左側(頬側咬頭内斜面)に強い咬耗が発現した原因と考えられた(**図21**)。このことから、運動情報をシミュレーションの段階で確認しておくと、咬合平面や小面を迷わずに設定できた

と思われる。日本口腔インプラント学会の治療指針にも顎運動の検査をワックスアップに加えることが重要とされている[13]。運動の解析結果から、MK visible gold crownをe.maxに置き換えて最終補綴装置を完成させた(**図22**)。

筆者自身はBioNaの開発担当チームの一員でありながら、世界で一番のヘビーユーザーであることを自負しており、今回の症例をきっかけに、シミュレーションソフトに運動情報を入力できるように現在開発を進めている(**図23**)。

おわりに

咬合再構成を行うような大掛かりな補綴治療を行うと

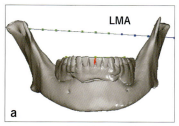 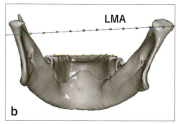 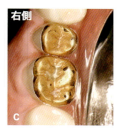 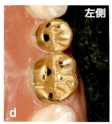

図21-a〜d 本症例のタッピング運動のLMAが咬合平面に対してやや左下がりになっていたことは、MK visible gold crownを装着した結果、右側に比較して左側(頬側咬頭内斜面)に強い咬耗が発現した原因と思われる。

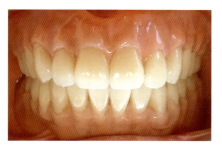 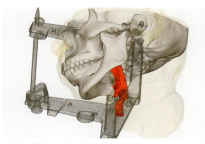 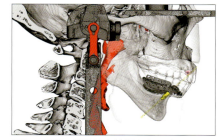

図22 最終補綴装置装着時。

図23 現在、BioNaに運動情報を入力し、術前シミュレーションに活かせるように開発中。

図24 形態・機能的な情報から、デンチャーの人工歯排列、インプラントの位置、メタルフレームの設計をしたイメージ図。

きには、形態・機能的な情報から補綴装置を作製したほうがよい。特に、形態的に明らかな左右差がある症例では機能的な情報を用いることが必須となる。そのことにより、個々の患者特有の機能を再現でき、インプラント治療のさらなる発展に寄与できるとも考える。そして、現在大きく発展を遂げている歯科用CAD/CAM技術の分野においては、欧米からのハードおよびソフトの輸入が多い。しかし、Multi-Digital Dentistryに関しては、日本人の熱意をもって世界に発信できるのではないかと信じている(**図24**)。

参考文献

1. 西山貴浩. インプラント臨床におけるデジタライゼーションの光と影—基礎研究から見えてくるプロトコールの提案—. In：三好敬三(監修)寺本昌司, 岩田光弘, 小川洋一, 勝山英明, 高井康博, 中川雅裕, 松井徳雄(編集). 最新インプラント補綴 —デジタルとアナログの融合—オッセオインテグレイション・スタディクラブ・オブ・ジャパン 17th ミーティング抄録集. 東京：クインテッセンス出版, 2019；80-5.
2. 内閣府. Society 5.0. https://www8.cao.go.jp/cstp/society5_0/index.html#:~:text=Society%205.(2024年9月13日アクセス)
3. 杉元敬弘. 可視化時代におけるMulti-Digital Dentistry の展開：歯科医療における"デジタル革命"そこにある期待と現実. In：三好敬三(監修)寺本昌司, 岩田光弘, 小川洋一, 勝山英明, 髙井康博, 中川雅裕, 松井徳雄(編集). 最新インプラント補綴 —デジタルとアナログの融合—オッセオインテグレイション・スタディクラブ・オブ・ジャパン 17th ミーティング抄録集. 東京：クインテッセンス出版, 2019；10-5.
4. 寿谷一. 顎関節機能障害の診断と治療指針(上). 補綴臨床. 1997；30(3)：327-36.
5. 寿谷一. 顎関節機能障害の診断と治療指針(下). 補綴臨床. 1997；30(4)：501-14.
6. Feine JS, Carlsson GE, Awad MA, Chehade A, Duncan WJ, Gizani S, Head T, Lund JP, MacEntee M, Mericske-Stern R, Mojon P, Morais J, Naert I, Payne AG, Penrod J, Stoker GT Jr, Tawse-Smith A, Taylor TD, Thomason JM, Thomson WM, Wismeijer D. The McGill Consensus Statement on Overdentures. Montreal, Quebec, Canada. May 24-25, 2002. Int J Prosthodont. 2002 Jul-Aug；15(4)：413-4.
7. British Society for the Study of Prosthetic Dentistry. The York consensus statement on implant-supported overdentures. Eur J Prosthodont Restor Dent. 2009 Dec；17(4)：164-5. Erratum in: Eur J Prosthodont Restor Dent. 2010 Mar；18(1)：42.
8. 桑田正博. 歯冠修復治療のテクニカルリクワイヤメント 歯冠修復物製作のための新しい咬合理論FDOをふまえて. 東京：医歯薬出版, 2022.
9. 杉元敬弘. MK visible gold crown：デジタル時代における究極の咬合可視化技術. 歯界展望. 2022；140(2)：340-53.
10. Shigemoto S, Bando N, Nishigawa K, Suzuki Y, Tajima T, Okura K, Matsuka Y. Effect of an exclusion range of jaw movement data from the intercuspal positionon the estimation of the kinematic axis point. Med Eng Phys. 2014 Sep；36(9)：1162-7.
11. Hirai S, Shigemoto S, Shigeta Y, Kamei S, Ogawa T, Ando E, Hirabayashi R, Ikawa T. Relationship between the mandibular movements and deformation of the Coronoid process and the Condyle. J Jpn Assoe Oral Rehabil 2016；29：35-40.
12. Ito T, Shigemoto S, Ikawa T, Ito M. Investigation of the spatial characteristic of the kinematic axes estimated from mandibular movements. J Jpn Soc Stomatognath Funct 2017；23：132-3.
13. 公益社団法人日本口腔インプラント学会編. 口腔インプラント治療指針2024. 東京：医歯薬出版, 2024；41-2.

正会員コンテスト

GBRの術式を再考する
― GBRを成功するために必要な切開・剥離・縫合 ―

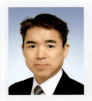

毛内伸威
Nobutake Monai
埼玉県開業

1994年	明海大学歯学部卒業、明海大学PDI埼玉歯科診療所勤務
2003年	明海大学歯学部講師
2005年	あいり歯科クリニック開業
2023年	歯学博士取得

日本補綴歯科学会認定医、米国歯周病学会、国際口腔インプラント学会、日本臨床歯科学会、日本口腔インプラント学会、日本審美歯科学会、日本歯周病学会、日本顎咬合学会、OJ理事、天王洲小川会、赤坂会

はじめに

歯槽骨は歯の喪失によって経時的に吸収し、そのためにインプラント治療が困難になることが多い。特に日本人は唇側骨幅が薄くてインプラント埋入の際に骨の裂開を認めることが多く、骨造成術、骨再生誘導法(GBR)が必要となることが多い。本稿では、GBRを併用し下顎臼歯部に2本のインプラントを埋入した症例を供覧しながらGBRの術式について再考してみたい。

GBR 成功のポイント

症例概要

患者は42歳の女性(図1)。歯の挺出や近心傾斜などさまざまな問題を抱えていた。全顎的な治療計画として、歯の挺出や近心傾斜などの歯列不正の是正を行い、4|6部にインプラントを埋入し、アンテリアガイドとバーティカルストップを確立することにした。

初期治療終了時のデンタルX線写真を図2に示す。CT撮影後、4|部の頬側は裂開することが予想されたた

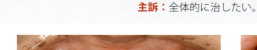

GBRを併用し下顎臼歯部に2本のインプラントを埋入した症例

患者年齢および性別: 42歳、女性　　**主訴:** 全体的に治したい。

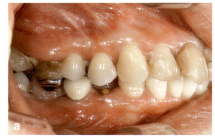
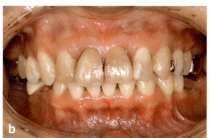
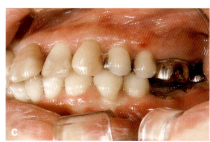
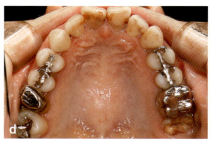
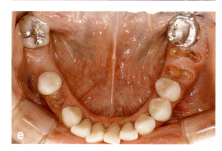

図1-a〜e 初診時口腔内写真。不良補綴装置とう蝕が散見され、残根状態の歯も多い。また、その対合歯の挺出と隣在歯の近心傾斜を認める。上顎前歯は失活し変色している。

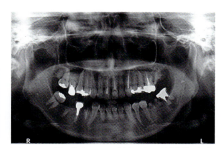

図1-g 同パノラマX線写真。根管治療歯の不良と歯の移動が見られる。前医で抜歯できなかったのか、6の骨縁下に残根を認めた。

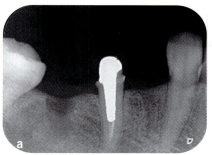
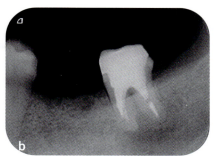

図2-a、b 初期治療終了時デンタルX線写真。4｜6部ともに骨形態は平坦で、骨欠損などは見られなかった。

図3-a～c インプラント埋入シミュレーション。4部頬側はインプラント体の露出が推測される。一方、｜6部においてはインプラント埋入に十分な骨を認めた。

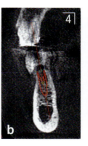
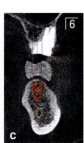

め、インプラント埋入と同時にGBRを行う計画とした（図3）。なお、本稿では4部頬側に対するGBRの術式に絞って述べていく。

歯槽頂切開と縦切開

歯槽頂切開は、粘膜面および骨面に対して直角に入れ、骨膜まで完全に切れていることが非常に重要である（図4）。切開は大きくても小さくても、治癒の速度に大差はない。小さく切開すると血液供給が少なくなり、壊死を起こす可能性が増大するため、経験の浅い術者はある程度大きい切開デザインにするとよいだろう。位置は、角化粘膜の範囲内で、歯槽頂中央からやや頬側（唇側）寄りとする（図5-a）。舌側（口蓋側）寄りの切開（図5-c）は、縫合部が歯槽頂を越えて舌側になるので、頬側フラップの歯槽頂部に緊張が加わり、創の裂開が生じやすいので、避けたほうがいい。

縦切開は、図6-aのように骨造成部から1歯以上離し、フレアー状に可及的に大きくし、歯肉-歯槽粘膜境（MGJ）を5mm以上越えて行うことにより、血液供給も良くなり裂開しにくい。下顎の場合は、オトガイ神経を損傷しないように、10mm以上離して行う。図6-b

の切開線は、GBRを行う場合は骨造成部上で縫合することになり、血液供給が悪く裂開しやすいため、避けたほうがよい。図6-cの切開線は、歯肉退縮を起こしやすいため、避けたほうがよい。

切開を入れる際は、最初にMGJを明示し、次に切開線の明示を行う。まず、5｜遠心よりMGJを5mm以上越えた縦切開を入れて、5｜の頬側に歯肉溝内切開、4｜欠損部へ歯槽頂切開を入れ、3｜頬側に歯肉溝内切開、さらに近心へ縦切開を入れ、5 3｜舌側にも歯肉溝内切開を加えていく。本症例では5｜の遠心に縦切開を入れてもよかったと思うが、術野を大きくしたかったため、図7のような切開デザインとした。

粘膜骨膜弁の剥離

大切なのは、切れる剥離子を使用することである。切れない剥離子を使うと、粘膜を挫滅させてしまう。まず、骨面に直角に剥離子を接触させて、最初に骨膜ごと剥離を行う。これが達成されないと、骨膜が骨に残ってしまう。剥離は粘膜骨膜弁に損傷を与えないように愛護的に行う（図8）。歯肉弁を損傷すると、創傷治癒が遅れ、後で歯肉の裂開を引き起こす原因となるので、注意する。

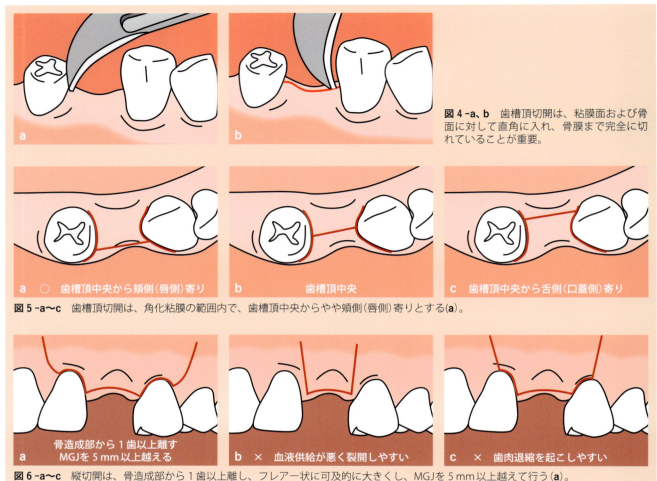

図4-a、b 歯槽頂切開は、粘膜面および骨面に対して直角に入れ、骨膜まで完全に切れていることが重要。

図5-a〜c 歯槽頂切開は、角化粘膜の範囲内で、歯槽頂中央からやや頬側(唇側)寄りとする(a)。

図6-a〜c 縦切開は、骨造成部から1歯以上離し、フレアー状に可及的に大きくし、MGJを5mm以上越えて行う(a)。

移植床の準備

骨面に残っている軟組織は、バックアクションチゼルや、ピエゾ機器またはエンジンを使って除去し、バックアクションチゼルを使う場合はカリカリと音が鳴るまで徹底的に除去する(図9)。骨面に軟組織が残っていると癒合不全や骨吸収が起こり、GBR失敗につながるため注意する。また、デコルチケーションを行い、骨髄より出血を促す(図10)。

減張切開

減張切開は、歯肉弁を剥離した後に行い、縫合の際には出血が止まっている状態にする。縫合の直前に行うと、止血できないまま縫合することになり、これが腫脹や裂開の原因となり、GBRの失敗につながる。骨補填前に減張切開を行い、止血しておくことが重要である。メスは新しいものに交換する。切開に際しては、フラップにテンションをかけてどこが切れていないかを確認しながら行う(図11)。

減張切開の位置はMGJより根尖側に入れる。オトガイ孔がある場合は、オトガイ孔から5mm以上離れた位置とする。深さは0.5mm以下の浅い切開とする。これは、7〜30μmの毛細血管を有する厚さ200μmの骨膜を越えた500μmの領域には、200μm〜1mm程度の小動静脈が存在し、これを切断してしまうと出血が長く続き、皮下血腫形成や腫脹の原因となるためである[1, 2]。

切開を入れる際は、縦切開の端から端まで1本の線になるようにする(図12-a)。図12-bは、中央部が突っ張っていて、完全に断絶されていない。

切開後は、太めの剥離子でしごいて、鈍的に減張を行っていく。減張量の目安は、骨造成後にフラップどう

GBRの術式を再考する　−GBRを成功するために必要な切開・剥離・縫合−　毛内伸威

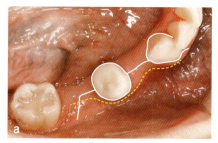
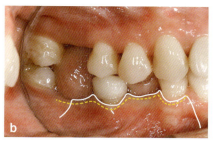
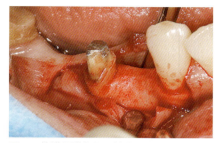

図7-a、b　本症例におけるMGJ（黄点線）と切開線（白線）。　　図8　粘膜骨膜弁を剥離する。

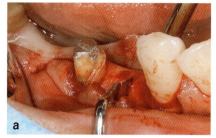
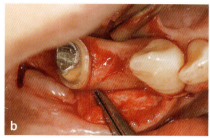
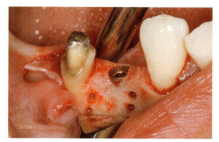

図9-a、b　骨面に残っている軟組織を徹底的に除去する。　　図10　デコルチケーションを行い、骨髄より出血を促す（本症例ではインプラント埋入後にデコルチケーションを行った）。

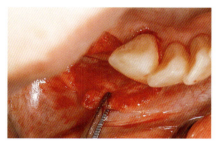
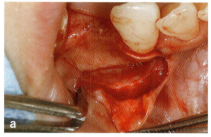
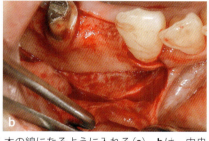

図11　フラップにテンションをかけて、どこが切れていないかを確認しながら進める。　　図12-a、b　減張切開は縦切開の端から端まで1本の線になるように入れる（a）。bは、中央部が突っ張っていて、完全に断絶されていない。

図13　太めの剥離子でしごいて、鈍的に減張を行った後。

しが最低5mm重なり、手を離しても戻らないことである（図13）。

縫合

骨膜水平マットレス縫合、水平マットレス縫合、単純縫合を、減張の量や粘膜の厚さに応じて組み合わせて行う。骨膜水平マットレス縫合は25〜30mm間隔、水平マットレス縫合は10mm間隔、単純縫合は3mm間隔で行う。粘膜の厚みが3mm以下の場合は、水平マットレス縫合を必ず付け加える。

縫合と縫合の間（ピッチ）や切開線から針の刺入点までの距離（バイト）が狭いと、血液供給が不十分となり歯肉

OJ 正会員コンテスト

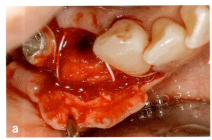
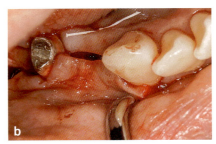
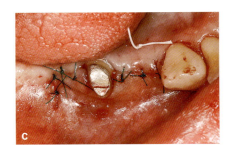

図14-a〜c　骨膜水平マットレス縫合と単純縫合にて閉創した。

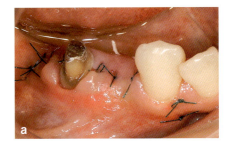
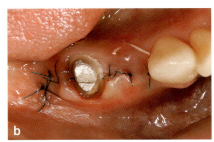

図15-a、b　術後1週。裂開なく良好に経過している。

壊死を起こす可能性がある。縫合をきつくすれば裂開しないわけではない。フラップは、縫合しなくても自然に閉じている状態となっているところを、縫合糸を用いて創面を合わせるだけというイメージである。すなわち、減張が不十分で創面にテンションがかかっている状態では、縫合しても裂開に至る。Urban[3]は、バイトは5mmとし、フラップのraw face同士を5mm接触させて、接地面積を大きくさせ裂開を防いでいる。粘膜の厚みが3mm以下の場合はend-to-endにしようとしても、上皮どうしのepi-to-epiや片側が上皮となるraw-to-epiになりやすく、初期閉鎖が起こらない。また、ピッチについては縫合部の周囲1mmに炎症反応が及ぶといわれているため[4]、3mm以上に保ち、炎症反応のない正常な組織が1mm残るようにする。

Burkhardtら[5]は、フラップに与えるテンションと創の裂開の相関関係を調べており、創のテンションが5g以下であればフラップの厚みに関係なく裂開は生じないが、1mm以下の薄い粘膜ではテンションが15gを超えるとすべての創が裂開し、粘膜の厚みが1mm以上でも約35%が裂開した。このことから、テンションフリーで縫合することの重要性が示唆される。5g以下のテンションで確実に創閉鎖を獲得することが、GBRを成功に導く鍵となる。さらに、De Stavolaら[6]は、減張切開後にサスペンデッド・エクスターナル・インターナル・スーチャーを付け加える前後でのGBR後のフラップのテンションを比較し、付け加える前のテンションが32.9g、付け加えた後のテンションは4.1gに減少していたと報告した。

供覧症例では、減張が十分でき粘膜の厚みもあったので、骨膜水平マットレス縫合と単純縫合にて閉創し（図14）、裂開なく良好に経過した（図15）。

術後管理と最終補綴装置装着まで

筆者は、GBR後の注意事項として、洗顔や化粧を行う際、創部を圧迫しないようにと患者に説明している。それは、骨化の初期の段階では造成骨が10〜20μm動くことによって間葉系細胞が骨芽細胞に分化せず線維芽細胞になるといわれているためである[7]。

本症例は、インプラント埋入後8ヵ月に遊離歯肉移植を併用した二次手術を行い、粘膜の治癒を待ってプロビジョナルレストレーションを装着した。咬合などに問題がないことを確認後、最終補綴装置を装着した（図16、17）。

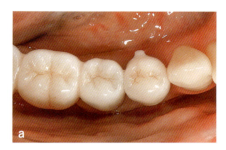
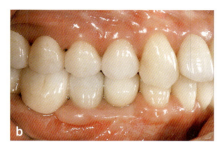
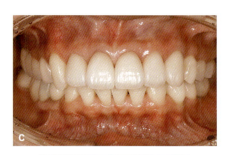
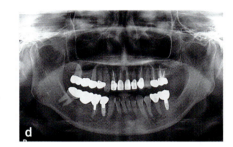
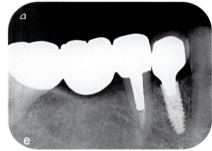

図16-a〜e　最終補綴装置装着時の|4部咬合面観、側方面観および正面観、パノラマX線、デンタルX線写真。歯列不正は改善され、審美・機能ともに回復することができた。

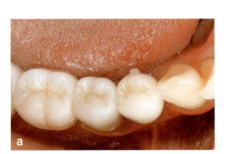
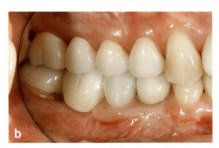
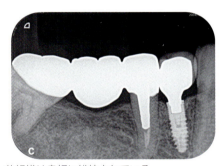

図17-a〜c　最終補綴装置装着後2年の|4部咬合面観、側方面観およびデンタルX線写真。硬・軟組織は良好に維持されている。

おわりに

本稿では、症例をとおして筆者の考えるGBR成功のポイントを述べた。これらのポイントを押さえ、1つひとつのステップを確実に進めることが大切であると考える[8]。

参考文献

1. Nobuto T, Suwa F, Kono T, Taguchi Y, Takahashi T, Kanemura N, Terada S, Imai H. Microvascular response in the periosteum following mucoperiosteal flap surgery in dogs : angiogenesis and bone resorption and formation. J Periodontol. 2005 Aug ; 76(8) : 1346-53.
2. Nobuto T, Yanagihara K, Teranishi Y, Minamibayashi S, Imai H, Yamaoka A. Periosteal microvasculature in the dog alveolar process. J Periodontol. 1989 Dec ; 60(12) : 709-15.
3. Istvan Urban(著),和泉雄一,窪木拓男,山﨑長郎(監訳).垂直的および水平的歯槽堤増大術.ソーセージテクニックと新たなコンビネーショングラフト.東京:クインテッセンス出版,2018:46-57.
4. Leknes KN, Selvig KA, Bøe OE, Wikesjö UM. Tissue reactions to sutures in the presence and absence of anti-infective therapy. J Clin Periodontol. 2005 Feb ; 32(2) : 130-8.
5. Burkhardt R, Lang NP. Role of flap tension in primary wound closure of mucoperiosteal flaps : a prospective cohort study. Clin Oral Implants Res. 2010 Jan ; 21(1) : 50-4.
6. De Stavola L, Tunkel J. The role played by a suspended external-internal suture in reducing marginal flap tension after bone reconstruction : a clinical prospective cohort study in the maxilla. Int J Oral Maxillofac Implants. 2014 Jul-Aug ; 29(4) : 921-6.
7. Hjorting-Hansen E, Worsaae N, Lemons JE. Histologic response after implantation of porous hydroxylapatite ceramic in humans. Int J Oral Maxillofac Implants. 1990 Fall ; 5(3) : 255-63.
8. 佐々木猛.図解！ 遅延型吸収性膜を用いた 安全安心GBR.東京:クインテッセンス出版,2018:84.

正会員コンテスト

Partial Extraction TherapyとDigital Dentistryの融合
― 顎間関係に配慮し前歯部にPETを用いて審美性を獲得した咬合再構成症例 ―

OJ Award受賞

松本圭史
Yoshifumi Matsumoto
東京都開業

2005年　日本大学歯学部卒業、日本大学歯学部歯科補綴学第Ⅲ講座入局
2015年　同上退局
2016年　松本デンタルオフィス開業
日本口腔インプラント学会、OJ正会員、日本補綴歯科学会、日本歯周病学会、日本臨床歯周病学会、5-D Japan

はじめに

　インプラント治療が欠損補綴の第一選択となりつつある今日だが、前歯部においては難度が高いといわれている。その理由は、Chappuisら[1]によると前歯部唇側歯槽骨の厚みは69%が1mm以下であり、その場合抜歯後8週で最大で垂直的に7.5mm、62%吸収されると報告され、硬組織が吸収するとそれにともない軟組織も吸収し、再建させるためには侵襲の大きな手術を余儀なくされるからである。侵襲の大きな手術は難度も高く、また年齢や喫煙、服用薬など患者の状態に大きく影響され、確実な予後が得られないばかりか、手術自体が不可能な場合も多い。このような術式を可能な限り避けるために、さまざまな術式が報告され、今日では低侵襲で安全に手術を行う方向になってきている。

　インプラント埋入部位で抜歯後の組織の減少を抑えることを目的として、唇側歯根片を一部残してインプラント埋入を行うSocket Shield Technique（以下、SST）がHürzelerらによって2010年に報告された[2]。そして、2016年にGluckmanらによってRoot Submergence Technique（以下、RST）、Pontic Shield Technique（以下、PST）、SSTを総称してPartial Extraction Therapy（以下、PET）と定義された[3]。これらの術式は、近年のシステマティックレビューでも良好な予後が報告されている[4]。しかし、歯根片（以下、シールド）をどのような位置、厚みで残すのかは、明確なコンセンサスが得られていない。

　デジタルの技術が普及しつつある近年では、口腔内スキャンデータやCTデータ、フェイススキャンデータをスーパーインポーズ（以下、SI）することによって、どのような患者でも、確実にシールドの位置を把握することができるようになった。本稿では、PETの治療にデジタルの技術を応用した症例を供覧し、より安全で確実に治療ゴールまで到達する方法を報告する。

症例供覧

　患者は、44歳の男性。全体的に噛めなくなってきたから診てほしいとの主訴で来院。健康状態は問題ないが、タバコを1日40本吸っている喫煙者であった。上顎はテンポラリークラウンが装着されたまま治療を放置している状態であり、臼歯部は全体的に補綴処置がなされ、左側上顎臼歯部は大きく挺出している状態であった（**図1**）。顔貌所見、口腔内の状態からも咬合高径の低下が疑われた。

治療経過

　上顎前歯部のインサイザルエッジポジションを決定するため、適切であると判断した咬合高径でワックストライを行い、評価を行った（**図2**）。顔貌に対しては調和は得られていると判断したが、下顎前歯が唇側傾斜しているため良好なアンテリアガイダンスは得られていない状態である。

　これらを加味しデジタルセットアップを行っていくわけだが、咬合高径や咬合平面の設定においては、フェイススキャン、デジタル咬合器、CTデータをSIすることによって、また口腔内においてはIOS（口腔内スキャナ）を用いることで、術前・術後の状態をSIし、個々の

顎間関係に配慮し前歯部にPETを用いて審美性を獲得した咬合再構成症例

患者年齢および性別：44歳、男性　　　**主訴**：全体的に噛めなくなってきたから診てほしい。

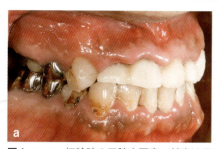 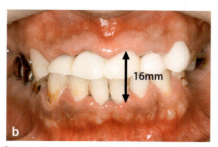 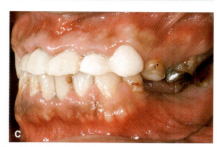

図1-a〜c　初診時の口腔内写真。前歯はテンポラリークラウンが装着されたままの状態であり、前歯部のセメント-エナメル境（CEJ）間を計測すると16mmと若干の咬合高径の低下が認められた[5]。

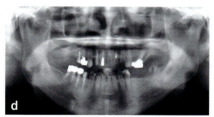 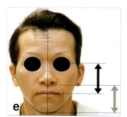 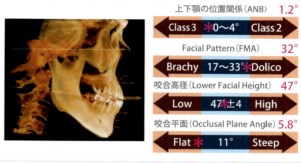

図1-d、e　同パノラマX線および顔貌写真。左右の下顎枝の長さは対称的であり、下顎頭に形態的な異常も認められない。咬合高径は、Willis法[6]では若干の低下を認めた。

図1-f　同セファロ分析。ANBは1.2°と若干の3級傾向で、ハイアングルである。咬合高径は47°で適正、咬合平面はかなりフラットな状態であった。

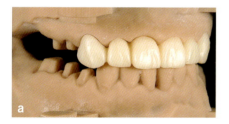 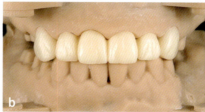 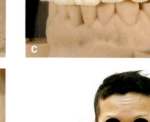

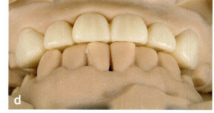

図2-a〜e　初期治療後、理想的な位置でワックストライを行った状態。

歯の移動量を歯科技工士と明確に共有することができる（図3）。セットアップの結果、上顎は臼歯部にインプラント埋入を行い、前歯部は、患者が喫煙者のため大掛かりな骨造成（以下、GBR）を避けるべくPETを用いて治療することとした。下顎も臼歯部にはインプラント埋入を行い、前歯をディスキングしリトラクションすれば、良好なアンテリアガイダンスが得られると判断した。このセットアップのデータをCTデータとSIさせ、サージカルガイドを作製、インプラント埋入を行っていく（図4）。

正会員コンテスト

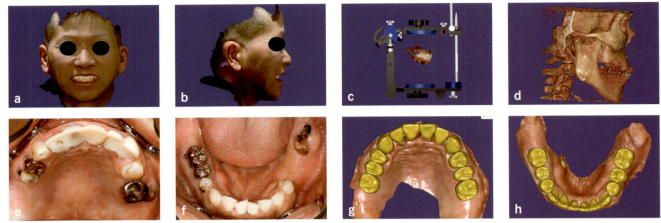

図3-a〜h　a〜d：フェイススキャン、デジタル咬合器、CTのデータ、e〜h：初診時の口腔内咬合面観とデジタルセットアップのデータ。

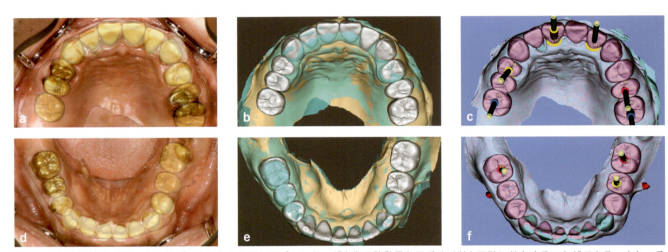

図4-a〜f　デジタルでは、2つのデータをSIすることでディスキングや歯の移動量をラボサイドと正確に共有することができる。また、そのままサージカルガイドの作製に入ることができる。

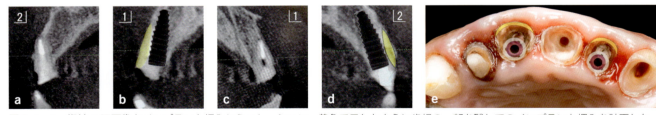

図5-a〜e　術前のCT画像とインプラント埋入シミュレーション。黄色で示したように歯根の一部を残してのインプラント埋入を計画した。

　臼歯部の治療については誌面の都合上割愛させていただき、前歯部PETの治療に焦点を当てて解説する。術前の状態から軟化象牙質を除去すると、各々の残存歯質の量が少なく、また2|は口蓋側に位置していることから、唇側のボリュームを維持するのが困難であると判断したため、1|2にSSTを用いてインプラントを埋入し、2|1は矯正的挺出を行ったのちにPSTを行い、歯間乳頭を維持させる計画を立案し、患者の同意を得た（**図5**）。

　まず、1|2の口蓋根を慎重に抜根し、シールドを厚さ1.5mmに調整した[7,8]。その後、サージカルガイドを用いてインプラント埋入を行った。SSTの場合、インプラントの埋入位置はシールドがあり非常にシビアになってくるため、ガイドの使用は必須と考えている[9]。その後、シールドとインプラント（体）の間に骨補填材を填入し、

Partial Extraction TherapyとDigital Dentistryの融合 －顎間関係に配慮し前歯部にPETを用いて審美性を獲得した咬合再構成症例－　松本圭史

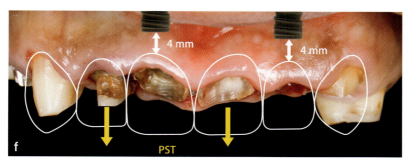
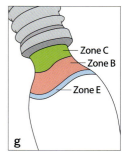

図5-f、g　適切なインプラントのサブジンジバルカントゥアを作るため、インプラントの埋入深度は最終補綴から4mmの位置に設定する。（gは文献10をもとに作成）

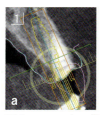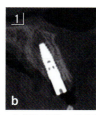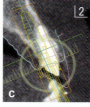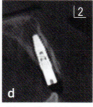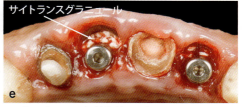

図6-a〜e　インプラント埋入直後のCT画像と口腔内の状態。サージカルガイドを使用することによって理想的な位置に埋入されている。

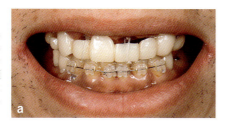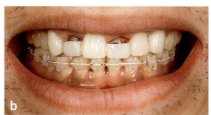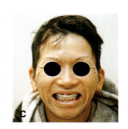

図7-a〜c　歯根の矯正的挺出前後の状態。顔貌写真を撮影し、歯間乳頭が理想的な位置にあることを確認した。

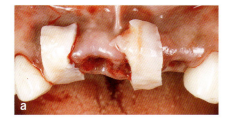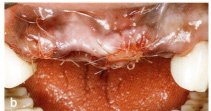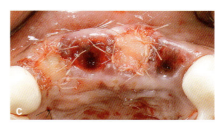

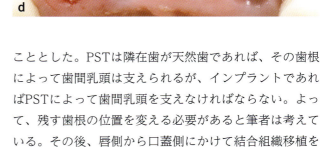

図8-a〜d　口蓋から採取した結合組織を唇側から口蓋側にかけて挿入しPSTを行った。dのとおりに歯根の一部を残している。

縫合を行った（図6）。

すべてのインプラントのオッセオインテグレーションを確認してから、咬合平面などを修正したプロビジョナルレストレーション（以下、PVR）を作製し、前歯部には矯正的挺出用のジグを作製した。約5ヵ月後、スマイル時に歯間乳頭が見える位置まで挺出を行うことができた（図7）。この位置が理想と判断し、PSTを行っていくこととした。PSTは隣在歯が天然歯であれば、その歯根によって歯間乳頭は支えられるが、インプラントであればPSTによって歯間乳頭を支えなければならない。よって、残す歯根の位置を変える必要があると筆者は考えている。その後、唇側から口蓋側にかけて結合組織移植を行い、封鎖を行った[11]（図8）。

しかし2ヵ月後、PVRを撤去すると若干のシールド

正会員コンテスト

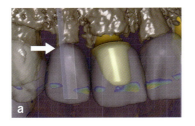
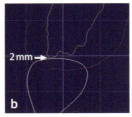
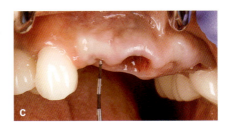

図9-a〜c　2nd PVRデザインの状態。口腔内と照らし合わせて、歯根の調整を行う。

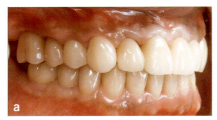
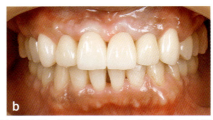
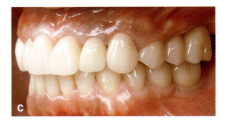

図10-a〜c　再度PVRを作製した。臼歯部に最終補綴装置、前歯部に3rd PVR装着直後の状態。

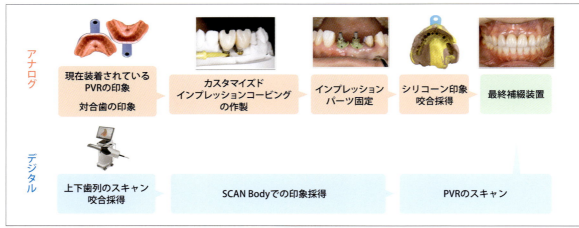

図11　PVRから最終補綴装置への移行におけるアナログとデジタルのステップの違い。

の露出を認めた。2022年のシステマティックレビューによると、もっとも起きやすい合併症はシールドの内部露出で、46％を占めると報告されている[4]。これを修正するために、2nd PVRではCTデータとSIすることによって、明確にシールドを削合する量を歯科技工士と共有することとした（図9）。得られたデータのとおりにシールドの削合を行い、2nd PVRを装着した。その後、シールドの露出などがないか確認しながら約6ヵ月間使用してもらい、PVRの破折、脱離がないか確認を行った。その後問題が見られなかったので、臼歯部は最終補綴装置に移行した。前歯部は若干の修正と患者の希望があり、再度PVRを作製した（図10）。

PVRから最終補綴装置への移行方法

　従来のアナログ法では図11の上段のようなステップを踏まなければならなかったが、デジタルを使用すれば下段のように3つのステップで確実に最終補綴装置まで作製することが可能である。まずPVRを装着したまま上下顎のスキャンを行い、咬合採得を行う（図12）。PVRを撤去せず咬合採得を行うことによって、バイトのズレを最小限にできる利点がある。次に、PVRを撤去しスキャンボディを装着してスキャンを行う。アナログの場合はインプレッションパーツの固定が再度必要であったが、デジタルの場合はPVR作製時のデータが歯科技工所にあるので再度の固定は必要ない。その後、PVR本体のスキャンを行い、3つのデータをSIする（図13）。これに

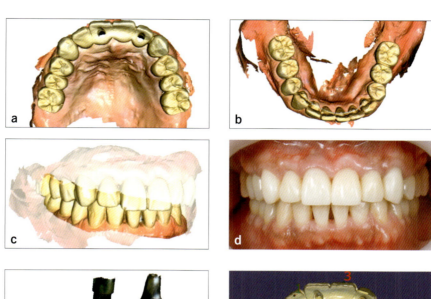

図12-a〜d　PVRを装着したまま、上下顎のスキャンと咬合採得を行った。

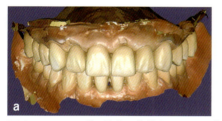
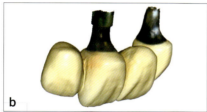
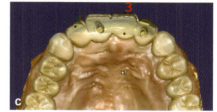

図13-a〜c　PVRが口腔内に装着されているデータ(a)とPVR単体のデータ(b)。cは、スキャンボディのデータも入っているため、3つのデータがSIされている。

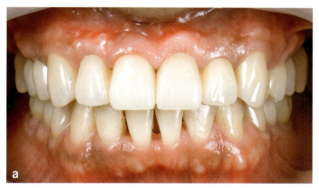
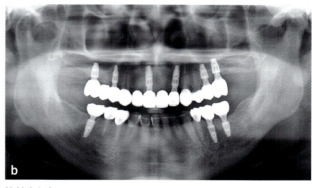

図14-a、b　最終補綴装置装着後の口腔内写真とパノラマX線写真。図1と比較されたい。

よって、PVRのサブジンジバルカントゥアの形態が明確にわかり、またさらにCTデータをSIするとサブジンジバルカントゥアに対するシールドの位置が明確にわかり、シールドの内部露出を限りなく防ぐことができ、最終補綴装置に移行可能となる。

術後の評価

　図14は最終補綴装置装着時の状態である。歯間乳頭の位置は天然歯と同じ位置に維持することができている。デンタルX線写真を重ねると、シールドによって約3mmの軟組織と4mmの硬組織を維持できている(図15)。顔貌写真を見ても、術前はスマイル時に歯間乳頭が見えなかったが、術後は自然に歯間乳頭が露出する位置に補綴がなされている(図16)。セファロ分析では、咬合高径を上げ咬合平面を修正することによって、すべて標準値以内に入っているのが確認できた(図17)。

OJ 正会員コンテスト

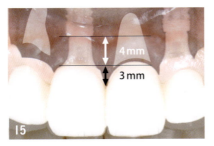
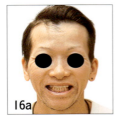
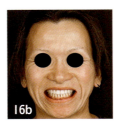

図15 術後の口腔内写真とデンタルX線写真を重ね合わせた状態。シールドによって、硬・軟組織が維持されている。

図16-a、b 初診時と最終補綴装置装着時の顔貌写真の比較。若々しい自然なスマイルを獲得することができた。

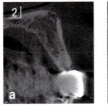
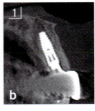
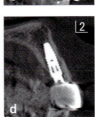
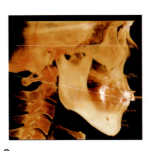
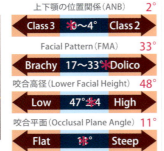

図17-a〜d 術後のCT画像。

図17-e 術後のセファロ分析。すべて標準値以内に収まっている。図1-fと比較されたい。

おわりに

PETを用いたインプラント治療を行うにあたり、デジタルデータ、CTデータをSIすることでインプラントのサブジンジバルカントゥアとシールドの位置関係を明確にし、確実な最終補綴装置を作製することができる。また、PETは、本症例のような喫煙者や、あるいは全身疾患がある患者に対して大掛かりなGBRを避けることができ、歯間乳頭を支える有用な手法であることが示唆された。しかし、この手法はまだ歴史が短く、テクニックセンシティブである。今後も注意深く経過を追っていきたいと思う。

参考文献

1. Chappuis V, Engel O, Reyes M, Shahim K, Nolte LP, Buser D. Ridge alterations post-extraction in the esthetic zone: a 3D analysis with CBCT. J Dent Res. 2013 Dec；92(12 Suppl)：195S-201S.
2. Hürzeler MB, Zuhr O, Schupbach P, Rebele SF, Emmanouilidis N, Fickl S. The socket-shield technique: a proof-of-principle report. J Clin Periodontol. 2010 Sep；37(9)：855-62.
3. Gluckman H, Salama M, Du Toit J. Partial Extraction Therapies (PET) Part 1：Maintaining Alveolar Ridge Contour at Pontic and Immediate Implant Sites. Int J Periodontics Restorative Dent. 2016 Sep-Oct；36(5)：681-7.
4. Ogawa T, Sitalaksmi RM, Miyashita M, Maekawa K, Ryu M, Kimura-Ono A, Suganuma T, Kikutani T, Fujisawa M, Tamaki K, Kuboki T. Effectiveness of the socket shield technique in dental implant: A systematic review. J Prosthodont Res. 2022 Jan 11；66(1)：12-18.
5. Lee LR. Esthetics and its relationship to function. Fundamentals of esthetics. Chicago：Quintessence, 1990；137-209.
6. Willis FM. Esthetics of full denture construction. The Journal of the American Dental Association. 1930；17(4)：636-42.
7. Gluckman H, Du Toit J, Salama M, Nagy K, Dard M. A decade of the socket-shield technique: a step-by-step partial extraction therapy protocol. Int J Esthet Dent. 2020；15(2)：212-25.
8. Staehler P, Abraha SM, Bastos J, Zuhr O, Hürzeler M. The socket-shield technique: a step-by-step protocol after 12 years of experience. Int J Esthet Dent. 2020；15(3)：288-305.
9. Pohl S, Kher U, Salama MA, Buljan M. The socket shield technique with proximal extensions for single-rooted teeth. Int J Esthet Dent. 2022 Nov 25；17(4)：424-35.
10. Gomez-Meda R, Esquivel J, Blatz MB. The esthetic biological contour concept for implant restoration emergence profile design. J Esthet Restor Dent. 2021 Jan；33(1)：173-184.
11. Gluckman H, Du Toit J, Salama M. The Pontic-Shield: Partial Extraction Therapy for Ridge Preservation and Pontic Site Development. Int J Periodontics Restorative Dent. 2016 May-Jun；36(3)：417-23.

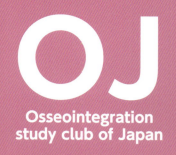

コ・デンタルセッション

藤波　淳

田内友貴

上原芳樹

佐藤孝弘

村井結衣

秋山和則

丸橋理沙

コ・デンタルセッション

Preservation of soft tissue for a long-term success

Jun Fujinami　神奈川県開業

藤波　淳

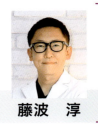

インプラント治療における
チーム医療とは

　インプラント治療における術前の検査・診断、治療計画立案では、歯科医師が主体となり、患者の解剖学的条件(骨質、骨量、両隣在歯の骨付着レベル、解剖学的制限)および生物学的条件(既往歴、全身的疾患、免疫力など)、また、審美的要求やセルフケア能力、経済力などあらゆる要素を考慮してインプラント治療計画を考慮できる知識と経験が求められる。

　術後に発生しうる問題としては、上部構造の破折や破損、スクリューの緩みのほか、インプラント周囲粘膜炎、インプラント周囲炎などが挙げられるが、特にインプラント周囲炎においては、インプラント周囲組織の損傷によりインプラントの撤去・再埋入など再治療を余儀なくされるケースもあり、現段階で周囲組織を再生可能なバイオマテリアルや治療プロトコルが存在していないため、インプラントが長期的に良好な経過をたどるためにはインプラント周囲炎への罹患をいかに防ぐかがもっとも重要なテーマである。

　これら多岐にわたる診断を歯科医師が1人で行うことは困難であるため、歯科衛生士および歯科技工士と積極的にコミュニケーションを図り、チーム医療として情報収集と助言を求めることが重要であると考える(**図1**)。

Longevity 実現のために必要となる
粘膜貫通部のマネジメント

　長期的に良好な状態の維持には、第一にオッセオインテグレーションの獲得が求められるが、適切な咬合付与と粘膜貫通部の封鎖性が求められる。天然歯は上皮性付着、結合組織性付着、シャーピー線維による歯槽骨との結合により骨縁上組織付着を形成し周囲組織と接着している。一方、インプラント周囲組織には、歯根膜が存在していないため血流が少なく、アバットメントと粘膜貫通部上皮の付着様式は接着性が脆弱である(**図2**)。インプラントは天然歯と同様にプラットフォームから粘膜貫通部にかけて生物学的幅径が存在するものの、組織の幅と高さは異なり、組織の付着様式は天然歯とは明らかに異なる(**図3、4**)。

　近年、インプラントとアバットメントの連結機構はエクスターナルからコニカルシールへと変遷しており、それぞれマイクロギャップ、マイクロムーブメントを減少する機能を有している。これにより、ICT(inflammatory cell infiltrates)を垂直・水平的に回避し、マージナルボーンロスを抑制している(**図5**)。そして粘膜貫通部に生体親和性の高いチタンやジルコニアといった材料を用いることにより、プラットフォームより上方に最大の幅で生物学的幅径を獲得することを可能とし、軟組織によ

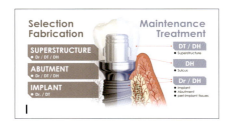

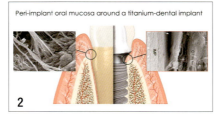

図1　インプラント治療における術前のマテリアル選択および術後のメインテナンスにおいても歯科技工士、歯科衛生士と情報を共有し、時には助言を求めることも重要。

図2　天然歯とインプラントの上皮接合様式の比較。

Preservation of soft tissue for a long-term success　藤波　淳

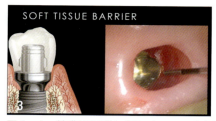
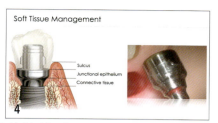
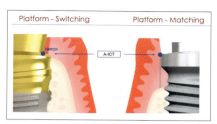

図3、4　粘膜貫通部はプラットフォーム部から結合組織、接合上皮、インプラント周囲溝の三層で構成されている。

図5　コニカルシールとエクスターナルにおけるインプラント体とアバットメントの嵌合部に接する周囲組織の比較。

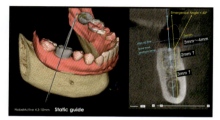
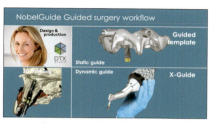
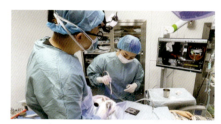

図6　デジタルCADデザインによる理想的なインプラント埋入深度の設定。

図7　プランニングを口腔内に正確に具現化するための代表的な補助システム(ガイデッドテンプレート、ダイナミックナビゲーション)。

図8　ダイナミックナビゲーションによるインプラント手術の様子。

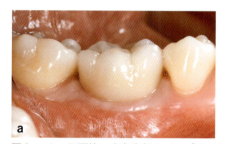
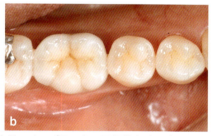

図9-a、b　下顎第一大臼歯部のインプラント症例。インプラント周囲組織上皮の強固な封鎖が認められる。

図10　炎症症状が認められない場合はプロービングせず、エア圧によって周囲組織の評価を行う。

る予知性の高いバリア機構を獲得することが可能となった。

生物学的幅径を考慮したインプラント埋入ポジション

　インプラントの埋入深度は補綴後の生物学的幅径に影響を与えるため、術前に残存歯と連続性のある理想的な診断用CADデザインを行い、ゼニスポイントから約3.5～4.0mm直下へ深度を決定する必要がある（図6）。そのプランニングを口腔内に正確に具現化するためには、ナビゲーションシステムなどによるガイデッドコントロールを行うことが望ましい（図7、8）。プランニングは、術前に歯科技工士の意見を取り入れたデジタルシミュレーションを行い、補綴主導の理想的なポジションを決定する必要がある。

　インプラントの長期的予後には、インプラント周囲組織の上皮の封鎖性が重要である。デジタルCADデザインからトップダウンにより決定されたインプラントポジションは、生物学的幅径を最大に利用した接着封鎖を可能とする（図9）。歯科衛生士はインプラント周囲構造および生体反応を十分理解して適切なメインテナンスを行う必要がある（図10）。

コ・デンタルセッション

インプラント周囲に有効なOHI
― ホームケアを確立させるメソッド ―

Yuki Tauchi　yuki DENTAL care・歯科衛生士

田内友貴

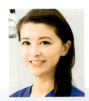

はじめに

インプラントのメインテナンスは、その構造と、生体外の異物との位置関係や性質を充分に熟知していないと正しく行うことが難しく、単に清掃ができれば良いというわけではない。インプラント周囲疾患が文献[1]において初めて定義づけられたのが約35年前であり、当時は現在のように長期症例もなく、歯科医師が手探りでその原因と治療法を考え続けてきた。2017年にはコンセンサスが発表[1]され、その要因として、細菌感染、オーバーロード、口腔衛生、術者の手技などがあらためて挙げられた。

本稿では、インプラントメインテナンスにおけるホームケアをテーマに、筆者の臨床経験から得た口腔衛生指導（OHI）成功のポイントを述べる。

OHI 成功のポイント

図1～3に示す3症例は、他院からのリカバリー依頼や転院であり、いずれの患者も「（前医で）特別なことはしてもらっていない」と、インプラントメインテナンスを十分にしてもらっている認識がほとんどなかった。また、インプラント周囲疾患に罹患していても、適切な処置と並行してホームケアを行うことによって炎症を抑え、症状の拡大を食い止めることができた。

症例1（図1）では、初診時にプラークが全顎の隅角のみに付着していたため、もともと患者がホームケアで使用していた歯間ブラシの使い方を再指導するよりもワンタフトブラシを用いたほうが有効であると判断し、歯間乳頭の発赤・腫脹を患者に確認してもらい、丁寧にワンタフトブラシの使い方を指導した。なぜワンタフトブラシのほうが有効かを的確に伝えると、患者は納得した様子でブラシを数本購入し、2日後の再来院時には隅角

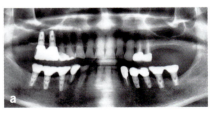

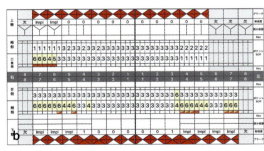

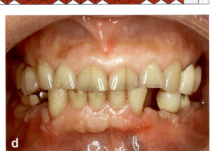

図1-a、b　他院にて全顎的にインプラント治療を受けた患者（67歳男性、パーキンソン病）の初診時資料。臼歯部のBOPは（＋）で、全顎的に隅角のみプラークが付着していた。プラークコントロールレコード（PCR）は69.2％。

図1-c　2日後の再来院時歯周組織検査表。PCRは26.9％。隅角のプラークコントロール（PC）改善によって歯間乳頭の発赤・腫脹は消失し、歯肉色も淡いピンク色となった。初診時は発赤・腫脹が著しく、引き続き歯周基本治療を継続した。

図1-d　初診から約1ヵ月後の現在も歯肉が安定している。

図2-a 基礎疾患のない患者(46歳男性)の2回目のOHI時資料。PCは不良(PCR100%)、インプラント周囲炎／サイナストラクト(＋)。

図2-b 3回目のOHI時資料。PCが著しく改善した(PCR8.3%)。

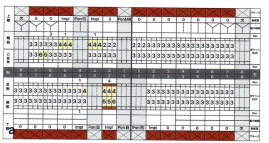
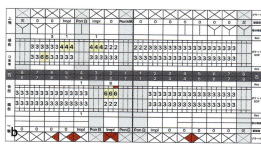

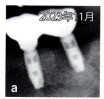
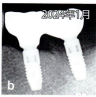

図3-a〜c インプラント周囲骨吸収のあった患者(57歳男性)のデンタルX線写真による治療経過。

図4 筆者がOHIで大事だと考えていること。
- その患者が使い続けられる口腔清掃器具を分析して選択する
- テクニックを指導する前に、相応しい口腔清掃器具を選択する
- インプラントと天然歯は異なることを患者が理解できるように説明する
- 指導に従うことでインプラントを長期維持できることを信じてもらう
- OHIが適切に行えているかどうかを口腔内の結果で判断する

補助口腔清掃器具の選択
- インプラント周囲組織が脆弱な症例では軟らかいブラシを選択しがちだが、清掃力が低下することを考えると基本的には普通の硬さが適当である
- インプラント周囲骨を喪失している症例では、ブラッシング時にインプラント体を取り巻く上皮が抑え込まれて周囲粘膜が直接当たることになり疼痛が生じることをふまえた指導を行う

インプラント周囲粘膜下の指導
- まず、縁下に歯冠部補綴が存在するのか、ジョイント部分がくるのかを把握する
- 縁下に歯冠部補綴が存在する症例では、フロッシングのしすぎに注意する(必要以上の粘膜の角化と余計なスペースをまねいてしまうため)
- 縁下にジョイント部分がくる症例では、縁下のフロッシングは禁忌である

インプラント周囲粘膜上の指導
- 天然歯の補綴装置に対するOHIに準じて行う
- 歯間ブラシは縁上にインプラント体のチタン部分が露出していなければ通常どおり行い、露出していれば素材がワイヤーでないもので行う
- フロッシングはインプラント体のチタン部分が露出していなければ通常どおり行い、露出していれば禁忌である

図5 OHIの具体的なポイント。

に付着していたプラークが劇的に減少して歯間乳頭がシャープになり、歯肉の発赤・腫脹は消失した。なお、初診時にはプロフェッショナルケアとして超音波スケーラーによる歯肉縁下デブライドメントを行い、抗菌薬を投与している。

症例2(図2)では、1回目のOHIがうまくいかず、2回目のOHIでは患者にインプラント頸部の位置を確認してもらい、あらためて動機付けを行った。また、2列毛のインプラント用歯ブラシを歯科医師から渡してもらった。患者にとって使いやすい口腔清掃器具を選び、動機付けを行っただけで、口腔内は驚くほど変化した。

症例3(図3)では、インプラント周囲骨吸収のあった患者に対し、インプラント周囲炎の治療とともに歯科医師の治療にて右側のバーティカルストップを確立した。清掃方法の指導や動機付けだけでは天然歯同様、インプラント周囲炎も治らない。必要な治療を歯科医師と進めていくことが患者の信頼や治療結果につながる。

インプラントメインテナンスにおいて問題が発生すると、口腔内の清掃だけで解決することは難しい。包括的な治療に沿ったOHIを十分に行い、口腔内を良好な結果へ導くことが大事だと考える。

おわりに

図4、5に筆者がこれまでの臨床経験から得たOHI成功のためのポイントをまとめた。本稿が、歯科衛生士のメインテナンス次第で歯科医師が行った欠損修復治療の予後が大きく変わることを読者諸賢が再認識し、インプラントの長期維持に寄与する一助となれば幸甚である。

参考文献

1. Berglundh T, Armitage G, Araujo MG, Avila-Ortiz G, Blanco J, Camargo PM, Chen S, Cochran D, Derks J, Figuero E, Hämmerle CHF, Heitz-Mayfield LJA, Huynh-Ba G, Iacono V, Koo KT, Lambert F, McCauley L, Quirynen M, Renvert S, Salvi GE, Schwarz F, Tarnow D, Tomasi C, Wang HL, Zitzmann N. Peri-implant diseases and conditions: Consensus report of workgroup 4 of the 2017 World Workshop on the Classification of Periodontal and Peri-Implant Diseases and Conditions. J Periodontol. 2018 Jun ; 89 Suppl 1 : S313-S318.

コ・デンタルセッション

インプラント補綴形態の再現とデジタルの活用

Yoshiki Uehara　有限会社ファイン・歯科技工士

上原芳樹

はじめに

インプラント周囲組織において、歯科技工の観点からすると、歯肉に対していかに調和のとれた補綴装置を作製するかが重要な点となる。歯科技工士は、インプラント上部構造の形態と、ポンティック部の形態を理解しておく必要がある。まずは、プロビジョナルレストレーション（以下PVR）で歯肉に対して調和がとれた形態なのかを確認する。その後、PVRで確認した補綴形態を最終補綴装置に移行させていくのだが、ここで、どのように移行させていくのかという問題が生じる。

本稿では、調和のとれた理想的な補綴形態とはどのようなものなのか、また、筆者が実際に行っているPVRから最終補綴装置への形態の移行のさせ方を説明していく。

理想的なインプラント補綴形態

インプラント上部構造の歯肉縁下形態は、スムーズなSシェイプ形態を与えるようにする（図1）。これは、インプラントは天然歯と違い、周囲組織への血液や栄養の供給源となる歯根膜を持たないため、天然歯周囲では存在できていた薄い歯肉が吸収する可能性が高くなるからである。ただし、急な角度のSシェイプはメインテナンス時などに問題が出る可能性があるため、症例ごとに考慮する必要がある。

ポンティック部基底面の補綴形態は、オベイト型もしくはセミオベイト型が理想的である（図2）。その理由としては、審美性の問題や、長期的な予後を考えると歯肉とポンティック基底面の粘膜にかかる圧が緩くなる可能性を考慮し、ポンティック基底面は清掃しやすい形態にしておく必要があるためである。

歯肉形態を再現する際の問題点

歯肉の形態はPVRで整えることが基本であるが、問題となるのが、Sシェイプにしろ、オベイト型もしくはセミオベイト型にしろ、歯肉の自然治癒の形態ではないため、印象採得のためにPVRを口腔内から外した瞬間から歯肉形態の変化が始まる点である（図3）。そのため、PVRで煮詰めた補綴形態を最終補綴形態に移行することは困難である。そこで、その形態を正確に移行するために、カスタムインプレッションコーピング法や、PVRの歯肉縁下形態やポンティック形態をシリコーン印象材を使用しチェアサイドで複印象を行う方法などを実践してきた。しかしいずれも時間と手間を要するため、実際の臨床でそのような作業が行われることは稀であると感じている。

PVRの形態を再現するためのデジタルの活用

口腔内スキャナ（IOS）が普及し、デジタル化が進んできた現在では、PVRの360°スキャン（全周スキャン）を行うことが可能となった。それによって、煮詰めた

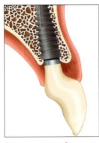

図1　インプラント上部補綴形態。スムーズなSシェイプ。

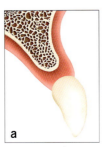

図2a、b　ポンティック補綴形態。オベイト型（a）とセミオベイト型（b）。

インプラント補綴形態の再現とデジタルの活用　上原芳樹

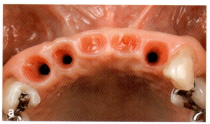
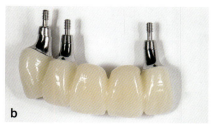

図3-a、b　PVRで煮詰めた歯肉形態。しかし、このような歯肉形態はPVRを外した瞬間から変化が始まる。そのため通常の印象採得では、PVRで煮詰めた歯肉形態を正確に再現できない。

①PVRが装着された状態のスキャン
②対合歯歯列スキャン
③バイトスキャン

（単品）
④PVR360°スキャン

図4　IOSを用いたスキャン手順。（注：使用するスキャナによって手順が異なる場合がある）

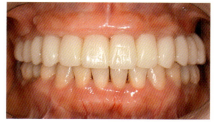
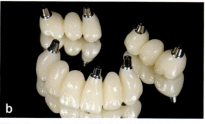

図5-a　上顎にすべてPVRが装着された状態。PVRが装着された状態で口腔内のスキャンを行う。

図5-b、c　PVRを口腔内から取り出し、PVRの360°スキャンを行う。（注：PVRの写真は作製直後にラボサイドで撮影したものである）

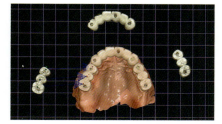
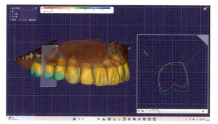
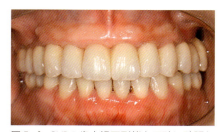

図5-d　CADソフトを介して、PVRが装着された状態のスキャンデータとPVRの360°スキャンデータを重ね合わせる。

図5-e　重ね合わせたデータを確認しながら最終補綴データに移行していく。データの重ね合わせにより、形態が可視化できることで、PVRの形態を正確に移行させることが可能となる。もちろん、必要であればその形態を確認しながら修正を行う。

図5-f　PVRの歯肉縁下形態を正確に確認しながら最終補綴形態に移行できるため、歯肉に調和した補綴形態の再現が可能となる。

PVRの形態をいかにしてラボサイドに伝達するかという悩みが解消された。まず、PVRが口腔内に装着された状態をスキャンし、次にそのPVRを口腔内から取り出して360°スキャンを行うという、非常にシンプルな手順である（図4、5）。

ラボサイドでは、PVRを作製した時点で、ラボスキャナを使用してその形態のデータを保存しておく。そのようにしておけば、チェアサイドでPVRの形態修正を行わない限りは、PVRの360°スキャンを行う必要はなくなる。それによって、チェアタイムの短縮と同時にPVRの取り外しの回数を減少させることができる。

おわりに

IOSの普及とデジタル技術の進化により、従来のアナログ作業では困難であった補綴形態を複製する作業がシンプルに行えるようになった。PVRスキャンという手法を応用すれば、咬合状態の正確な移行や、印象／スキャンの回数を少なくすることが可能となる。

デジタル技術は、その特徴を十分に理解して活用すれば治療精度を向上させることができ、チェアサイド、ラボサイドにおいてさまざまな時間短縮も可能になる。そして何より患者負担の減少につながることが、デジタル技術の大きな利点だと考えている。

コ・デンタルセッション

インプラントのエマージェンスアングルと組織安定性

Takahiro Sato　新潟県開業

佐藤孝弘

インプラントの骨縁上組織付着とプラットフォームシフティング

インプラントには天然歯と同様に骨縁上組織付着と称されるおおむね3.5mmの幅径（図1）があることが示されている[1]が、封鎖性の弱い結合組織がアバットメントに接触しているにすぎない。このエリアに2ヵ所の炎症性細胞浸潤を起こす部位がある。すなわちインプラント周囲溝とインプラント－アバットメント接合部である。この接合部周囲には骨吸収が生じるため（図2）、プラットフォームシフティングさせて接合部を骨から水平的に離すことで骨吸収を防ぐことができる（図3-a）。さらに筆者はインプラント埋入と同時にアバットメントを装着（One Abutment One time Concept[2]）することで、より高い組織安定性を得ることができると考える（図3-b）。

エマージェンスアングルとインプラント周囲炎

近年、粘膜貫通部のアバットメント形状とインプラント周囲炎との関与が報告されるようになった。Katafuchiら[3]は、エマージェンスアングルが30°以上の場合、また粘膜貫通部のアバットメント形状がConvex（凸面）形態の場合にインプラント周囲炎が多く認められたと報告している（図4）。Souzaら[4]は45°と15°のヒーリングアバットメントによる骨吸収を比較しているが、骨からストレート（0°）にアバットメントが立ち上がる場合に、インプラントショルダーの上に骨が形成されることを示唆している。すなわち同じエマージェンスアングルでも、骨からの立ち上がりの角度が大きく影響すると考える。

筆者がさまざまなアバットメント形態と周囲骨レベルを調べたところ、プラットフォームシフティングタイプのインプラントを骨縁下に位置させて、かつ立ち上がり角度がストレート（0°）のアバットメントの場合にアバットメント周囲にまで骨が形成されることがうかがえた（図5）。Muñozら[5]は1mmのアバットメントに比べて3mmのほうがインプラント周囲の骨吸収量が少ないことを示した。そのため筆者は、立ち上がり角度0°のストレート形状でかつConcave（凹面）形態、長さ3.5mmのアバットメントを選択している。さらに埋入と同時にアバットメントを締結することで、アバットメント周囲にまで骨が形成され、それが周囲組織の安定性を維持すると考えている（図6）。

まとめ

インプラントにも骨縁上組織付着に相当する生物学的な粘膜の厚み3.5mmがある。そしてエマージェンスアングルは30°を超えると、また形態がConvexとなると骨吸収を起こしインプラント周囲炎の要因となる。

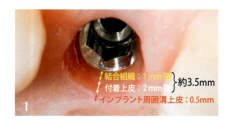
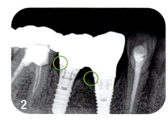

図1　インプラントにも天然歯と同様の骨縁上組織付着があり、その幅径は約3.5mmとされる。

図2　プラットフォームマッチングインプラントの接合部には皿状骨吸収が生じるため、接合部が深い場合にはそのレベルまで骨吸収を起こす。

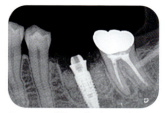 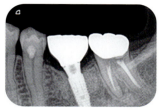 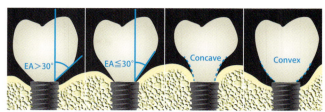

図3-a ⌊6に抜歯即時埋入し同時GBR、さらにプラットフォームシフティングのアバットメントを35Ncmで締結（One Abutment One Time）した。

図3-b アバットメントは埋入後一度も外すことなく3年が経過。辺縁骨の吸収を有意に防ぎ、良好な骨レベルを維持している。

図4-a 225本のインプラント（平均追跡期間10.9年）においてエマージェンスアングル（EA）30°以上と以下で、またConvex形態とConcave形態で分類し周囲炎の発症との相関をみた。（文献3より引用・改変）

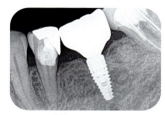 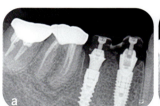 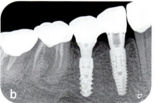

図4-b 実際のケース。⌊6部近心に比べて遠心はエマージェンスアングルが30°以上のため、より骨吸収が起きている。

図5-a、b ⌊5部と⌊4部のインプラントはエマージェンスアングルは同等だが、立ち上がりの角度が異なる。立ち上がりがストレート形状（0°）でかつConcave形態の⌊5部のアバットメントのほうが、アバットメント周囲に骨がより形成されている。

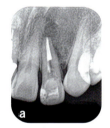 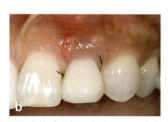 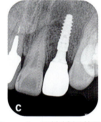 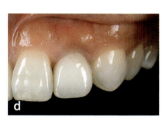

図6-a、b ⌊2に抜歯即時埋入即時荷重を行ったケース。立ち上がりはストレートで、Concave形態の3.5mmのアバットメントを埋入と同時に35Ncmで締結した。

図6-c、d 最終補綴装置装着後2年、アバットメント周囲の骨は維持され、周囲組織の安定化と審美性が維持されている。

左記より、インプラント埋入計画時から、粘膜貫通部のアバットメントを考えた治療戦略が必要である；①粘膜の厚み3.5mm以上で、エマージェンスアングルが30°以下になる位置の埋入、②骨縁下にプラットフォームを位置させてインプラントショルダー部に骨を形成させる、③高さ3mm程度で立ち上がりストレート形状、Concave形態のアバットメントを選択する。

参考文献

1. Zheng Z, Ao X, Xie P, Jiang F, Chen W. The biological width around implant. J Prosthodont Res. 2021 Feb 24 ; 65(1) : 11-8.
2. Wang QQ, Dai R, Cao CY, Fang H, Han M, Li QL. One-time versus repeated abutment connection for platform-switched implant: A systematic review and meta-analysis. PLoS One. 2017 Oct 19 ; 12(10) : e0186385.
3. Katafuchi M, Weinstein BF, Leroux BG, Chen YW, Daubert DM. Restoration contour is a risk indicator for peri-implantitis: A cross-sectional radiographic analysis. J Clin Periodontol. 2018 Feb ; 45(2) : 225-32.
4. Souza AB, Alshihri A, Kämmerer PW, Araújo MG, Gallucci GO. Histological and micro-CT analysis of peri-implant soft and hard tissue healing on implants with different healing abutments configurations. Clin Oral Implants Res. 2018 Oct ; 29(10) : 1007-15.
5. Muñoz M, Busoms E, Vilarrasa J, Albertini M, Ruíz-Magaz V, Nart J. Bone-level changes around implants with 1- or 3-mm-high abutments and their relation to crestal mucosal thickness: A 1-year randomized clinical trial. J Clin Periodontol. 2021 Oct ; 48(10) : 1302-11.

コ・デンタルセッション

インプラント周囲の
ティッシュマネジメントについて
-歯科衛生士にできること-

Yui Murai　タキノ歯科医院ペリオ・インプラントオフィス・歯科衛生士

村井結衣

インプラントの清掃性

　インプラントの上部構造に関して、清掃性の観点から3つのzoneに分けることができる（図1）。zone 3は、おもに歯科医師の担当する外科の分野であり、歯科衛生士は直接関与できないが、特にインプラントポジションによっては清掃性が大きく変わってくるため、それを把握したうえでのメインテナンスが求められる。zone 2は歯科技工士が担当に加わる分野であり、アバットメントの形態や角度はインプラントの埋入深度によって変わるが、材質についても十分把握しなければならない。このzoneは歯肉の厚みがどれだけあるか、また角化歯肉がどの程度あるかなどが重要で、ティッシュマネジメントが必要となる。zone 1は、基底面形態、補綴装置のカントゥア、連結冠か単冠か、補綴装置の材質など、おもに歯科技工士が担当するzoneであるが、歯科衛生士にとってはインプラント辺縁上やインプラント周囲溝内のプラークコントロールが重要となる。

　一見、歯科医師、歯科技工士、歯科衛生士がそれぞれのzoneで分かれているように見えるが、zoneのすべてを把握し、理解しておくことが重要である。できれば歯科衛生士は初診時から基本治療にかかわり、オペアシスタントとして埋入ポジションなどの確認をし、メインテナンスまでかかわっていく必要性がある。プラークコントロールを徹底していくうえでは、天然歯のみならずインプラント周囲においても清掃性の良い環境づくりをしなくてはならない。

　本稿では、歯科衛生士として歯肉組織と粘膜組織の違いを十分把握し、インプラント周囲に角化粘膜が存在する重要性について、実際の症例を供覧しながらティッシュマネジメントにおける歯科衛生士にできることを考察した。

症例供覧

　前歯部の歯根破折を主訴に、セカンドオピニオンとして来院された。上顎は計10本のジルコニア冠が装着されており、両隣在歯の補綴は外したくないという要望のため、インプラント手術をするにあたり、ソフトティッシュマネジメントの必要性を説明した。

　初診時の口腔内写真（図2-a～e）は、初歩的なことではあるが規格性のある撮影が求められる。治療を経年的に観察するにあたり、いつでも同じ条件での撮影をすることで、口腔内の些細な変化にもすぐに気づくことができる。歯根破折を認めた|1（図2-f）は、抜歯と同時にソケットプリザベーションを行って3ヵ月経過し、インプラント一次手術、その後二次手術へと治療を進めた。オペアシスタントをするうえで留意する点として、①術野の確保、②血液のコントロール、③術式の理解をし、つねに一歩先をいくアシスタント、④縫合時フォーハンドテクニックによる運針のサポート、が挙げられる（図3）。

　最終補綴装置装着前に、プロビジョナルレストレーション（PVR）における補綴形態は患者にとって清掃し

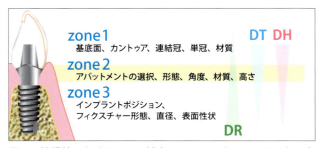

図1　清掃性における3つの観点。メインテナンスにかかわるうえで、歯科衛生士にとって外科分野であるインプラントポジションやアバットメントの形態への理解が必要である。

インプラント周囲のティッシュマネジメントについて　−歯科衛生士にできること−　村井結衣

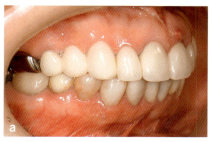
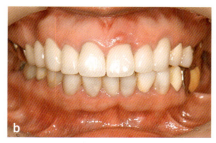
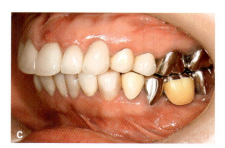
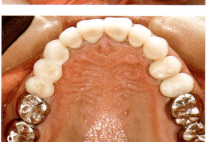
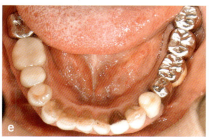
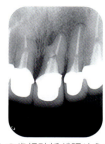

図2-a〜e　初診時口腔内写真（5枚法）。正中や咬合平面が揃っているかなど、初歩的なことではあるが、規格性のある写真撮影が求められる。

図2-f　|1の歯根破折が認められる。保存は厳しいため、抜歯と同時にソケットプリザベーションを行うこととなった。

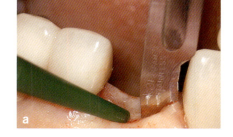
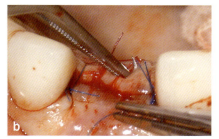

図3-a　切開時。バキュームポジションはブレードの背面とする。メスについていくようにし、つねに術野が明瞭であるようにする。

図3-b　縫合時、フォーハンドテクニックの活用。ピンセットを用いて、針が出やすいようにアシスタントをする。

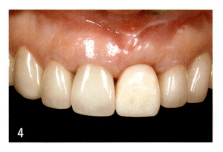
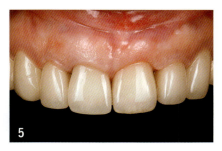

図4　PVR装着時。最終補綴装置装着前に、PVRの段階で患者自身が清掃しやすい形態なのか、補綴形態を探る。

図5　メインテナンス時の口腔内写真。現在セルフケアを継続し、プラークコントロールも安定しており、良好な経過をたどっている。

やすい形態なのか、歯科医師、歯科技工士とともに形態を探った（**図4**）。メインテナンス時には、インプラント周囲のプラーク除去を徹底的に行い、拡大視野下で患者にとってわかりやすい情報を共有した。現在はプラークコントロールも良好で、術後の経過は順調である（**図5**）。

撮影を行い、オペアシスタントの際はつねに一歩先をいき、「かゆいところに手が届く」アシスタントを心がけることが重要である。基本を忘れず、インプラント治療という長期間の治療計画に対し、患者のモチベーションを保つことは簡単ではないが、情報・視野の共有をし、患者と向き合うことで長期安定につながると考える。

まとめ

　診療の一助となる口腔内写真は正確かつ規格性のある

コ・デンタルセッション

予知性の高いインプラント補綴を目指して
― Longevityの獲得 ―

Kazunori Akiyama　デンテックインターナショナル株式会社・歯科技工士

秋山和則

はじめに

インプラント治療において、患者へのコンサルティングや診察・検査・診断と、治療計画に基づいた補綴装置作製時に、画像を重ね合わせるテクニック「superimpose」を使用している症例を目にする機会が増えてきた。また、ロングタームプロビジョナルレストレーション（以下、PR）をsuperimposeして補綴装置作製を行うという工程も今では一般的になってきている。しかし、superimposeでは非常に煩雑な作業が必要とされる。そこで、新たなsuperimposeメソッドを提言し、長期的に周囲組織の安定を図るためのワークフローを提示する。

症例供覧

症例1：構音障害に対応した上顎ボーンアンカードブリッジ症例

構音障害は上顎補綴装置のガム部分のボリュームが大きい症例においてのみ1〜2％の確率で起こることがあり、発生要因は前歯と口唇の位置関係、舌の運動領域・空間閉鎖能力とされる[1]。本症例では、上顎ボーンアンカードブリッジの2nd PRで咬合平面の修正を行った際、ボリュームが垂直的に大きくなり、その後ロングタームPRに置き換えた際に構音障害を引き起こしてしまった（図1）。

そこで、実際にどの言葉を発音しにくいかを明らかにするために、3連音発音による評価ができる語音明瞭度検査が行われた（図2-a）。客観的に評価することで患者は納得しやすくなる。検査後、抽出された言葉に対して発音練習および指導とPRの調整が行われた。しかし、修正の基準には明確なものがないため、Modified Palatogram Analysisを参考に調整が必要な箇所を検出した（図2-b）。適合が得られた後、superimposeし、ジルコニア上部構造を作製した（図3）。

症例2：新しいsuperimposeモジュールDupyを使用した前歯部インプラント症例

1部に対するインプラント治療を計画し、術前にフェイシャル、IOS（口腔内スキャナ）、CTデータをsuperimposeさせ、デジタルデザインの後にインプラント埋入シミュレーション（図4）を行った。サージカルテンプレート、即時PRを作製し、抜歯即時埋入を施行し、結合組織移植術後に即時PRを装着した。

約4ヵ月後に口腔内スキャンを行い、ロングタームPRを作製し、形態を調整しながら軟組織のスカルプティングを行った（図5）。さらに2ヵ月後、口腔内スキャンを行い、Dupyにてスキャンボディ、PR、ソフトティッシュカントゥアのsuperimposeを行った（図6）。その後デジタルデザイン、ポーセレン築盛を行い、最終補綴装

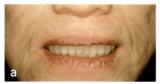

図1-a、b　即時PRと2nd PRとの比較。

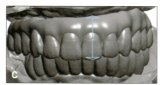
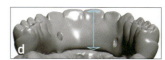

図1-c、d　ロングタームPRのデザイン。

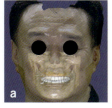

図2-a 語音明瞭度検査による評価。検査表の×が誤聴音、△が歪音。(文献2より引用・改変)

図2-b Modified Palatogram Analysis。義歯作製時に行う発語機能検査で、口蓋面に薄くワセリンを塗り、そこへアルジネート印象材の粉末を散布して発語の際の舌の接触関係を調べる。(文献2、3より引用・改変)

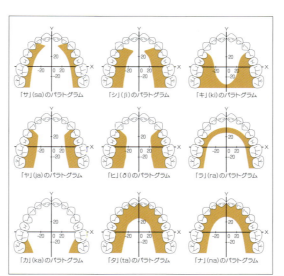

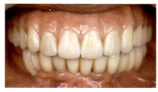

図3 ジルコニア最終補綴装置装着時(症例提供:奥田裕司先生[おくだ歯科医院])。

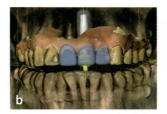
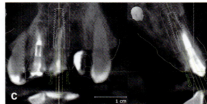
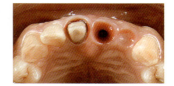

図4-a～c フェイススキャン、IOSのスキャンデータとCBCTデータのsuperimpose。

図5 軟組織のスカルプティング後。

考察・おわりに

予知性の高い審美・機能性の獲得には、ロングタームPR、superimposeが重要となる。特にロングタームPRで審美性、機能性を考察することが非常に重要で、その後superimposeすることにより、形態を完全に再現できる。また、Dupyを使用することで、より正確に簡単に行える。

このように、デジタルとアナログをうまく融合させることが、予知性の高い補綴装置の作製の実現につながるといえる。さらに、歯科医師、歯科技工士、歯科衛生士が情報共有し、以下のような役割を担うことでLongevityを獲得できるのではないだろうか。

・歯科医師は硬・軟組織を構築し、適切な位置にインプラント埋入を行う
・歯科衛生士は患者の口腔内の衛生環境を整える
・歯科技工士はデジタルを駆使し補綴装置を作製する

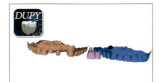

図6 新しいsuperimposeモジュールDupy。

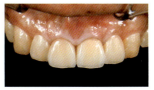

図7 最終補綴装置装着時。症例提供:片山昇先生(宇治山田歯科医院)。

置を完成させた(図7)。

最後に、チーム医療のなかで、歯科技工士が「患者の口腔内に合わせ、カスタマイズされた補綴装置を作製する」という本質を忘れないことが、長期的にインプラントやその周囲組織の保全につながるとも考えている。

参考文献

1. 木村智憲.インプラントのガム付き補綴物における発音障害について.In:インプラントのための軟組織マネジメントを極める オッセオインテグレイション・スタディクラブ・オブ・ジャパン15thミーティング抄録集.東京:クインテッセンス出版,2017:100-5.
2. 新井元,積田正和,佐藤裕二,北川昇,杉山一朗,杉山雅哉.油性フェルトペンを用いて明瞭化されたパラトグラム発音検査法.昭和歯学会雑誌,2004;24(4):381-6.
3. 北村徹.パラトグラムを利用して義歯の発音障害を改善した症例.臨床歯報,1992;18:65-76.

コ・デンタルセッション

長期的スタビリティを考慮し患者のニーズに応えたチーム歯科医療
－天然歯の保存を優先して審美性の回復が得られた症例－

Lisa Maruhashi　Lisa visible association 株式会社・歯科衛生士

丸橋理沙

はじめに

まずは本症例について講演した経緯を述べたい。筆者は歯科衛生士になって以来、インプラント治療に従事してきた。そしてインプラントを使用することにより患者の満足度を得られることも十分わかったうえで、今回は天然歯を残す重要性を伝えたいことから本症例を発表した。どれだけすばらしいインプラント治療でも天然歯に勝るものはないと思うからである。

症例供覧

OJ20thミーティング抄録集『伝統がもたらす革新—我々は何を学び何をすべきか—』において報告した1症例では、非外科的歯周治療、矯正治療を行ったことについて述べた。本稿では、同症例において天然歯の保存を優先し歯間乳頭再建術の治療を選択して結果が改善されたため、経過を報告したい。

重度の歯周炎を発症している30代女性の症例である（図1～8）。できる限り患者の要望に応え、インプラントを選択するのではなく、天然歯を残すことを優先することも重要ではないかと考え、実際に患者に寄り添い天然歯の保存を目指した。

この患者は1本でも多くの歯を残したい、若いうちになるべく歯を失ってしまわないための決断として、矯正治療を選択された。矯正治療を受けてもらうには、歯周基本治療を行い口腔内の状態を改善しなければならなかったため、まず患者と筆者の共通の目標として、

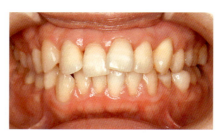

図1　歯周基本治療終了時の口腔内写真。

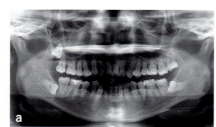

図2-a、b　矯正装置装着前のX線写真。

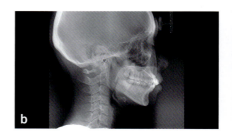

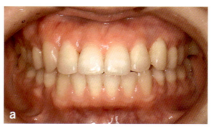

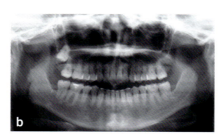

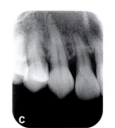

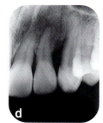

図3-a～d　矯正治療が終了してブラケット装置が外された口腔内写真（a）。矯正治療後のパノラマX線写真（b）。骨吸収と歯肉退縮を起こしている部位のデンタルX線写真（c、d）。

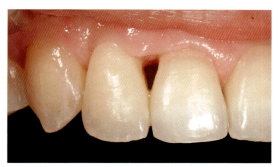
図4 矯正治療後、２１間の歯間乳頭の退縮。

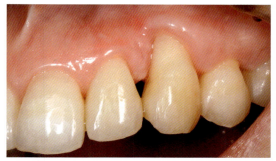
図5 ｜２３間の歯間乳頭が退縮している。

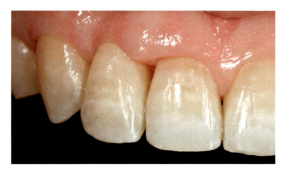
図6 歯間乳頭再建後の定着。

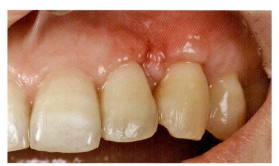
図7 歯間乳頭再建術の抜糸後の状態。

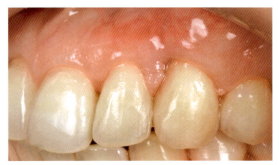
図8-a 術後4年のメインテナンス時。

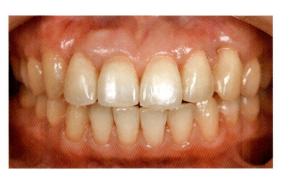
図8-b 同正面観。

PCR(プラークコントロールレコード)を10%未満にすること、そしてBOP(プロービング時の出血)に関しては０を目指した。それらを達成できたため、矯正装置が装着された。

矯正治療後は審美の改善のために歯間乳頭再建術を経て、患者の満足のいく結果を維持している。そしてメインテナンスに通ってもらい、継続して良好な状態を維持できている状態である。

おわりに

インプラント治療が普及し、どこでもインプラント治療を受けられるようになった。患者の中には、自身の歯よりインプラントのほうが勝るのではないか？　と尋ねる方がいる。しかし、抜いた歯は元には戻らず、後悔してからでは戻すことはできない。筆者は長くインプラント治療に携わる中で、逆に天然歯の重要性を再認識した。われわれ歯科衛生士に求められていることは、１日でも長く患者が口腔内の状態を維持し、失うことなく、長期的な機能の保持をサポートしていくことにあると考える。そして、その先にインプラント治療があると筆者は信じている。

天然歯にこだわるGPの総合歯科臨床

矯正・エンド・ペリオ・インプラントの治療戦略

著　金成 雅彦

圧巻の100症例！

手数を増やし，天然歯を生かす抜群の対応力をこの手に

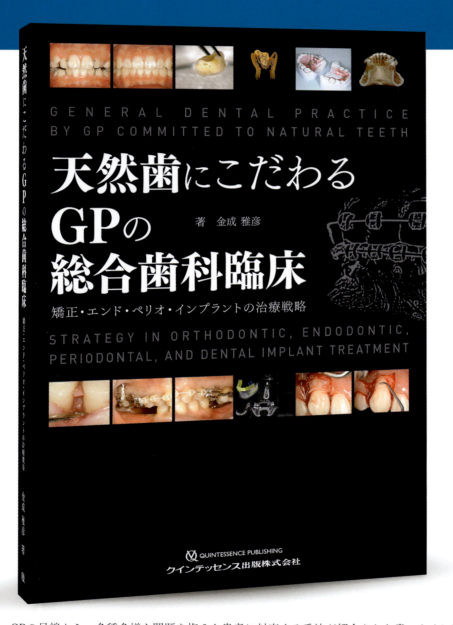

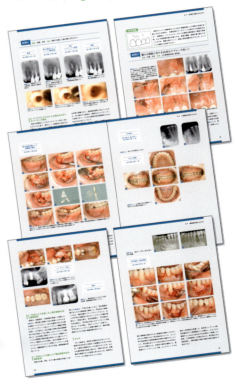

GPの目線から，多種多様な問題を抱えた患者に対応する手法が紹介された書．とくに矯正治療を活用した口腔機能の回復・維持を図る症例が豊富だが，エンド・ペリオ・インプラント，再生療法等，あらゆる方策を用いて患者の口腔環境を総合的に整えていくケースを多数見ることができ，天然歯の保存が重視される現在，日常臨床をランクアップさせるうえでも非常に実践的な内容となっている．

QUINTESSENCE PUBLISHING 日本　●サイズ：A4判　●320ページ　●定価19,800円（本体18,000円+税10%）

クインテッセンス出版株式会社
〒113-0033　東京都文京区本郷3丁目2番6号　クイントハウスビル

おわりに：副会長の言葉

OJ 副会長 **日髙豊彦**
Toyohiko Hidaka

　2024年7月27日（土）、28日（日）、一橋大学一橋講堂にて第22回OJ年次ミーティングを開催いたしました。会員および正会員発表に続き、「インプラント周囲組織のマネージメントを再考する」をテーマにシンポジウム、教育講演が行われ、手術や補綴の考え方、多くのテクニックが披露されるとともに、コ・デンタルセッションでは補綴形態、長期予後のためのメインテナンスの講演がなされました。

　今回も盛会裏に開催できたのは、参加された会員、非会員の方々、大会実行委員およびご協力いただいた企業の皆様によるものと感謝いたします。

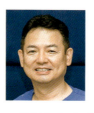

OJ 副会長 **金成雅彦**
Masahiko Kanenari

　2024年OJ年次ミーティングは、ミッドウィンターミーティング後の優秀者6名による会員発表を皮切りに、今年は「インプラント周囲組織のマネージメント」をメインテーマとしてシンポジウムが開催されました。コ・デンタルセッションも同テーマにて開催され、活発な意見交換とともに盛況のうちに幕を閉じました。今回の年次大会に参加いただいた方と開催に関してご尽力いただいたすべての方に深く感謝申し上げます。

　2025年7月19日（土）、20日（日）に福岡にて開催される年次ミーティングも、多くの方々にとって実りある大会としますので、ご参加をお待ちしております。

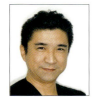

OJ 副会長 **中川雅裕**
Masahiro Nakagawa

　2024年OJ年次ミーティングは、熱き志をもった関係者が一堂に会し、成功裏に終えることができました。2025年は場所を福岡へと移し、インプラントトラブルをテーマとするシンポジウムでは、国内屈指のスピーカーが、審美的側面、機能的側面および生物学的側面から各々を深く掘り下げます。

　また、世界的権威のHom-Lay Wang先生、九州大学の鮎川保則教授による教育講演、正会員発表、ミッドウィンターミーティング上位者による会員発表、さらに別会場ではコ・デンタルスタッフとのコラボレーションなど、見どころが盛り沢山。福岡で皆様とお逢いできることを楽しみにしています。

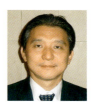

OJ 副会長 **岩田光弘**
Mitsuhiro Iwata

　第22回OJ年次ミーティングは、「インプラント周囲組織のマネージメントを再考する」をテーマに開催されました。プランニングや外科術式の工夫、長期的安定を目指すチーム医療の役割について、国内の著名な歯科医師、歯科衛生士、歯科技工士が講演を行いました。また、会員発表では、外科や補綴のみならず、矯正、歯周、歯内療法など多岐にわたる専門分野から先進的な取り組みが紹介されました。これにより、幅広い視点からインプラント治療を学ぶ貴重な機会となりました。大会開催に尽力された皆様、参加された先生方に心より感謝申し上げます。

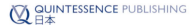

別冊 Quintessence DENTAL Implantology
外科術式とlongevityから再考する
インプラント周囲組織マネジメント
オッセオインテグレイション・スタディクラブ・オブ・ジャパン
22ndミーティング抄録集

2025年2月10日　第1版第1刷発行

監　　修　松島正和

編　　集　松井徳雄／中村茂人／甘利佳之／飯田吉郎／岡田素平太／
　　　　　菊地康司／村川達也

発 行 人　北峯康充

発 行 所　クインテッセンス出版株式会社
　　　　　東京都文京区本郷3丁目2番6号　〒113-0033
　　　　　クイントハウスビル　電話(03)5842-2270(代表)
　　　　　　　　　　　　　　　　　(03)5842-2272(営業部)
　　　　　　　　　　　　　　　　　(03)5842-2273(編集部)
　　　　　web page address　https://www.quint-j.co.jp

印刷・製本　サン美術印刷株式会社

Ⓒ2025　クインテッセンス出版株式会社　　禁無断転載・複写
Printed in Japan　　　　　　　　　　　　落丁本・乱丁本はお取り替えします
ISBN978-4-7812-1115-2　C3047　　　　　　定価は表紙に表示してあります